BlessedPapers

SOPA DE LETRAS

Y

DICCIONARIO

MEDICINA

Bienvenido

Desde BookBlessed esperamos proporcionarte un entretenimiento y aprendizaje divertido y relajado. Los libros de esta colección contienen diccionarios. Aprenderás al mismo tiempo que te diviertes.

Una recomendación:

Hazlo con lápiz .
Estamos convencidos de que volverás a hacerlo, una y otra vez.

Temas:

Las sopas de letras están ordenadas por temáticas dentro del tema principal.

Diccionario:

Al final del libro dispones del diccionario con todas las palabras contenidas.

Esperamos que difrutes

BlessedPapers

Somos una editorial Joven, que intenta hacer
cosas nuevas y diferentes.
Si te gusta el libro, te divierte y te aporta algo,
sería una grandísima ayuda que nos dieras tu
opinión. Es la única manera de poder hacernos
visibles y llegar a más personas.
Sólo tardarás unos segundos escaneando el
código QR.

Muchas gracias por tu ayuda

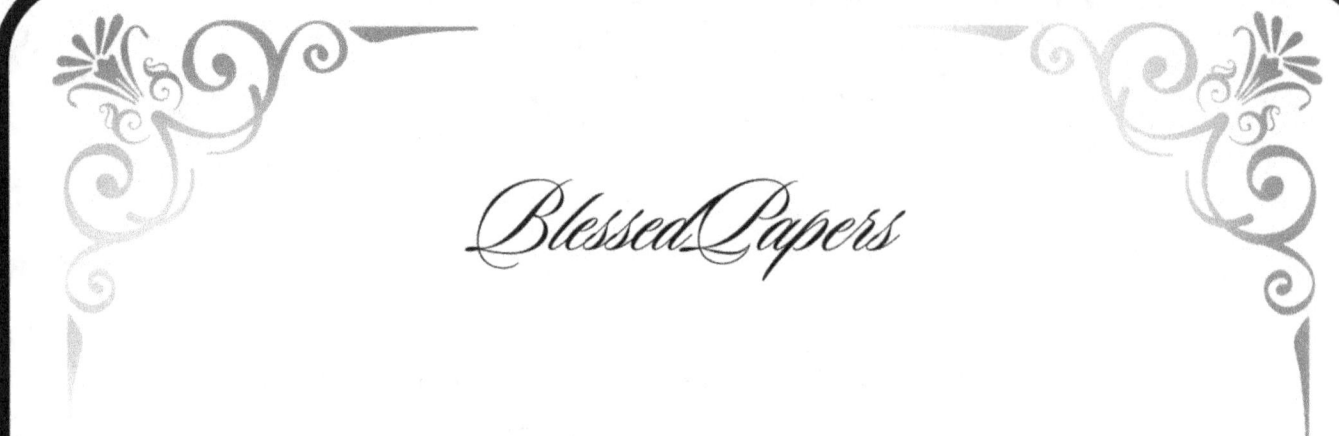

BlessedPapers

Anatomía

L	G	J	L	M	F	J	D	V	K	Y	Q	A
X	Z	S	M	L	S	H	B	S	I	X	Z	H
M	E	G	H	K	N	I	E	O	S	W	X	I
N	O	M	L	U	P	G	T	L	M	D	X	O
O	S	Q	E	T	P	A	J	Y	I	K	M	O
N	D	O	M	E	I	D	N	Q	D	A	S	G
I	Q	H	E	G	U	O	A	C	J	K	B	A
R	Z	H	E	R	Z	C	K	D	R	D	N	M
S	E	G	L	A	I	S	T	R	D	E	I	O
N	C	E	R	E	B	R	O	S	H	P	A	T
G	O	O	W	V	E	X	U	Z	A	Z	M	S
X	C	D	E	I	O	M	A	T	E	T	W	E
D	R	S	B	G	N	W	F	Q	O	B	N	Y

CORAZÓN   **HÍGADO**   **PULMÓN**
RIÑÓN   **ESTÓMAGO**   **CEREBRO**
PÁNCREAS

Especialidades

D	C	V	D	X	S	B	A	O	Z	Z	B	Y	U	W	C	K	Y	A	Y	E	G
T	Q	V	U	F	Q	H	R	V	G	E	T	V	L	K	L	N	G	B	J	I	F
H	N	X	U	F	Y	E	A	J	A	J	R	L	U	M	X	U	N	D	D	R	I
W	D	V	G	K	V	O	Q	W	S	U	F	F	S	N	U	V	Y	L	H	E	I
E	C	X	L	Q	B	A	I	R	T	A	I	D	E	P	N	G	D	X	Q	O	T
G	G	R	N	T	X	X	D	U	R	O	O	T	D	K	A	E	O	V	C	D	C
G	O	W	K	S	K	X	N	W	O	L	F	E	Z	I	R	M	Y	Z	H	N	O
S	O	H	P	D	I	L	L	W	E	C	V	T	G	M	Z	V	N	I	Z	D	B
V	F	D	Q	K	P	B	A	Y	N	M	H	O	A	H	Z	A	B	Y	B	B	A
R	Q	K	C	G	E	I	L	J	T	O	L	T	C	L	C	F	W	U	V	I	I
H	Z	O	G	A	H	P	L	W	E	O	O	N	F	F	M	R	N	O	G	Q	G
Q	B	U	P	R	L	F	G	X	R	L	K	I	A	B	T	O	V	O	W	N	O
U	F	F	J	P	X	Q	L	U	O	N	D	P	I	Z	G	E	L	G	M	M	L
Z	F	R	M	Z	L	M	E	G	L	S	G	V	W	J	D	O	R	O	Y	Q	O
D	I	F	B	R	B	N	I	S	O	W	I	Y	P	F	I	V	G	U	G	G	I
G	H	Z	O	M	G	A	K	F	G	W	B	X	E	D	X	Y	W	D	V	I	D
F	P	Y	Y	K	O	H	B	W	I	A	L	Z	R	X	J	D	F	B	K	T	A
N	X	B	L	Y	P	Z	T	G	A	F	I	A	E	J	I	Y	T	T	L	U	R
Z	P	G	M	X	X	G	R	Y	A	P	C	G	I	L	Z	E	C	X	I	X	U
U	G	W	R	G	J	M	L	E	W	T	T	A	L	R	E	Y	J	L	W	Q	B
K	C	U	Y	N	T	M	Y	J	S	Y	E	O	E	K	O	R	M	K	P	Z	J
C	Q	N	G	C	N	H	M	Z	D	E	D	I	Z	J	D	Y	P	S	U	X	H

CARDIOLOGÍA   GASTROENTEROLOGÍA   DERMATOLOGÍA

OFTALMOLOGÍA   RADIOLOGÍA   PEDIATRÍA

NEUROLOGÍA

Enfermedades

D	G	I	Y	F	U	W	S	M	Z	A	O	K	T	D	H	K
H	K	K	L	H	G	M	Q	P	Q	C	I	Y	R	X	Q	C
N	H	P	N	Q	X	S	E	J	V	S	Y	G	U	K	Q	E
I	Z	E	K	O	N	N	X	M	E	Q	H	U	H	Z	R	H
F	P	L	W	M	I	G	O	T	Q	G	R	H	H	W	A	V
F	G	M	E	W	P	S	E	G	Y	D	D	G	T	C	Y	Q
L	G	M	D	B	Q	B	N	T	N	X	I	C	X	A	O	J
O	X	P	N	B	A	Z	S	E	L	U	H	L	R	N	E	B
P	B	V	T	I	L	Z	K	Z	T	E	O	R	F	C	U	H
W	W	S	D	M	Z	I	S	K	X	R	N	M	A	E	A	C
R	U	V	S	I	H	J	O	R	J	S	E	V	A	R	V	C
R	T	N	V	K	E	Q	Q	C	Q	I	K	P	S	P	C	N
N	Y	K	E	M	I	H	A	T	R	D	W	L	I	R	T	J
V	I	M	E	Z	M	T	B	D	J	H	N	W	N	H	L	X
F	E	V	P	S	E	V	D	T	I	A	J	I	G	R	F	D
M	S	I	T	I	R	T	R	A	A	S	M	A	E	X	R	X
U	W	N	U	T	X	D	D	J	Y	B	T	B	Z	X	E	S

DIABETES　　　　**HIPERTENSIÓN**　　　　**ARTRITIS**
ASMA　　　　　　**CÁNCER**　　　　　　**SIDA**
ALZHEIMER

Farmacología

A	N	N	P	O	K	O	W	O	D	G	E	L	I	V	Z	M	J	B	E	L
L	F	U	E	A	C	R	Q	A	M	I	C	V	U	Y	K	X	L	V	U	A
A	A	G	T	J	U	T	G	N	N	D	B	B	M	H	U	O	F	I	I	Z
N	L	I	A	D	F	F	V	J	O	T	O	I	K	D	Q	W	U	H	P	M
A	L	Y	S	Y	V	X	K	U	N	G	I	Z	O	A	N	U	C	A	V	K
L	W	O	I	E	C	R	Z	J	U	P	R	D	S	C	R	K	D	W	R	B
G	U	M	A	U	T	R	H	O	O	V	O	M	E	I	B	A	O	X	U	I
E	H	A	B	L	T	S	A	F	A	O	T	M	Z	P	Z	C	E	R	J	P
S	E	Y	U	R	S	S	E	W	R	V	A	F	U	P	R	X	D	C	N	D
I	N	B	U	I	X	S	W	N	L	S	M	F	H	N	G	E	A	L	C	E
C	H	N	L	D	O	P	I	Q	A	X	A	A	X	Z	V	S	S	O	E	N
O	Y	K	Y	W	G	B	J	G	U	Z	L	Q	L	S	Q	Z	I	I	B	L
R	H	N	X	S	N	G	I	E	W	K	F	L	R	V	B	N	U	B	V	W
H	C	V	L	B	Q	I	T	C	Q	A	N	T	I	B	I	O	T	I	C	O
N	T	D	T	Q	U	H	O	G	C	H	I	L	B	X	J	B	O	Q	J	X
Z	N	M	T	S	Q	Q	E	S	K	P	I	Z	C	D	V	Q	B	B	Z	J
O	B	T	L	W	P	S	V	L	C	B	T	Q	F	P	E	V	Y	U	V	K
R	L	M	W	F	J	L	J	N	P	M	N	C	X	O	F	Q	P	P	I	G
O	S	E	A	N	T	I	H	I	S	T	A	M	I	N	I	C	O	H	K	C
L	B	F	H	V	T	D	P	S	Z	F	V	D	H	U	G	T	D	A	P	H
O	R	L	Z	Y	S	T	T	D	V	U	G	M	N	X	Q	Z	C	R	U	P

ANTIBIÓTICO
ANTIINFLAMATORIO
VACUNA

ANALGÉSICO
ANESTESIA

ANTIDEPRESIVO
ANTIHISTAMÍNICO

Instrumentos

X	U	D	J	O	Z	N	B	L	G	T	A	M	R	R	E	S	K	W	Y	D	U	Z
D	K	I	X	T	N	O	R	C	P	E	J	K	Q	I	X	O	I	E	R	G	B	B
V	Y	M	G	M	I	K	X	I	I	U	R	V	I	W	J	M	K	V	I	F	U	W
D	B	O	Y	D	G	D	G	T	Y	Y	G	F	T	Z	A	B	P	X	U	K	T	S
Z	G	Z	X	X	B	I	L	Z	E	G	C	J	B	T	Q	E	K	E	P	V	B	N
O	C	H	X	Z	O	W	X	X	M	V	E	P	H	K	U	S	M	S	C	W	Z	X
V	P	Z	Y	I	Q	D	G	F	O	O	O	B	U	P	F	T	C	F	W	U	E	G
K	C	Y	Y	Z	V	U	L	I	N	T	E	R	N	A	M	E	D	I	C	A	Z	C
R	Q	B	M	D	A	R	F	H	O	K	C	W	B	K	J	T	R	G	A	K	J	T
N	L	X	N	S	P	S	S	Y	C	X	L	C	M	D	O	H	M	V	U	Z	A	
J	Q	I	B	N	P	W	C	U	E	N	Z	A	X	K	O	S	Z	O	W	L	V	B
Q	P	M	D	P	I	O	B	F	N	D	W	B	F	V	U	C	Y	M	X	F	C	G
I	V	B	T	T	P	F	T	E	R	J	R	I	X	E	Y	O	B	A	N	R	H	J
R	C	U	O	I	Z	L	E	U	O	H	Z	A	F	U	Q	P	W	N	B	T	R	M
M	W	Q	O	O	I	P	O	C	S	O	R	C	I	M	Q	I	D	O	O	B	Z	X
F	N	S	V	X	H	P	N	B	J	C	Q	V	E	U	I	O	P	M	H	K	D	W
E	Z	Y	A	M	A	R	G	O	I	D	R	A	C	O	R	T	C	E	L	E	N	C
Y	J	Y	S	K	T	F	L	I	O	R	T	E	M	O	M	R	E	T	Z	W	P	T
B	C	U	D	S	N	S	W	L	W	I	H	Q	J	H	U	M	S	R	A	P	H	V
D	Z	S	J	F	T	C	T	S	L	U	P	S	K	B	T	N	J	O	Z	F	K	L
I	A	B	B	A	R	W	L	B	V	D	Y	U	N	P	D	F	I	Q	G	L	N	R
G	A	C	W	P	J	X	Z	T	T	C	E	B	A	F	E	L	K	D	L	F	E	E
K	J	E	R	L	C	Y	O	C	T	Q	Y	R	I	P	B	D	J	P	K	O	G	

ESTETOSCOPIO   **TERMÓMETRO**   **ESFIGMOMANÓMETRO**
OTOSCOPIO   **MICROSCOPIO**   **LINTERNAMÉDICA**
ELECTROCARDIOGRAMA

Términos Médicos

J	Z	R	N	R	H	A	U	Y	W	Z	R	U	Z	G	E	S
G	F	O	Q	O	T	I	Y	G	U	C	C	H	Z	E	S	V
P	G	M	M	Z	I	Q	D	H	A	Y	D	E	R	I	R	O
J	E	W	S	C	V	C	I	S	P	E	L	M	N	N	R	L
C	O	T	N	E	I	M	A	T	A	R	T	T	T	D	D	R
Z	N	B	S	K	Z	I	G	Z	O	X	O	D	H	J	V	K
W	C	G	A	P	P	K	N	J	I	M	D	A	Y	P	O	T
U	D	N	G	A	Y	M	O	Z	A	N	O	D	X	W	S	X
A	I	J	R	L	S	T	S	R	P	K	U	E	L	R	P	I
P	C	E	W	V	T	C	T	I	Q	L	K	M	X	H	T	Y
V	T	I	T	I	W	M	I	P	G	N	U	R	N	C	J	B
J	E	G	H	U	P	M	C	Z	J	J	A	E	Y	I	E	F
A	I	G	U	R	I	C	O	L	S	V	O	F	M	E	V	F
I	G	O	G	S	E	U	A	Y	N	Y	J	N	G	B	N	W
P	X	K	E	V	T	D	Y	F	Q	K	N	E	F	Q	A	Y
J	E	D	W	M	E	C	A	X	C	S	N	X	Y	Y	X	S
V	S	N	S	E	R	K	K	F	H	T	A	O	Q	X	N	Q

DIAGNÓSTICO   **SÍNTOMA**   **TERAPIA**
INMUNIZACIÓN   **CIRUGÍA**   **TRATAMIENTO**
ENFERMEDAD

Sistemas

F	F	V	S	O	N	E	L	R	A	H	V	Y	W	V	R	W
H	W	A	T	K	S	V	L	A	K	U	V	U	I	A	A	M
M	U	U	E	K	P	O	A	S	W	U	H	O	T	I	L	Q
F	T	R	M	S	C	J	I	V	P	D	N	T	G	I	U	V
B	L	D	E	D	L	B	F	V	L	I	R	Q	P	H	C	R
Z	E	G	I	S	A	Q	E	T	R	G	S	T	J	L	S	M
E	S	R	L	X	P	U	N	C	I	E	J	D	T	H	U	Y
N	Y	A	K	B	P	I	O	T	A	S	N	E	S	M	M	W
A	A	L	L	G	V	D	R	M	E	T	S	I	O	J	F	F
W	X	S	Q	E	N	O	O	A	C	I	M	W	A	P	O	V
J	W	L	C	E	D	Y	Y	I	T	V	R	P	R	R	X	D
E	V	N	Z	O	C	I	G	O	L	O	N	U	M	N	I	U
I	T	F	E	Y	F	U	W	K	G	G	R	H	G	T	T	A
E	L	M	I	S	T	Y	U	S	E	Z	P	I	R	D	C	U
K	T	V	A	G	V	M	O	F	S	P	X	S	O	I	I	G
C	I	R	C	U	L	A	T	O	R	I	O	K	T	O	S	B
G	F	Q	G	B	L	R	V	N	C	O	A	J	E	N	R	A

NERVIOSO	RESPIRATORIO	DIGESTIVO
CIRCULATORIO	MUSCULAR	ENDOCRINO
INMUNOLÓGICO		

Profesionales Salud

O	M	W	Z	U	H	K	U	D	O	T	I	Q	A	J	A	L
T	C	Z	V	I	O	O	Y	T	Q	I	Q	K	E	F	D	N
Y	P	I	J	D	P	N	I	W	W	E	W	J	O	D	E	Z
M	Z	A	T	O	M	G	A	P	D	N	D	D	D	Z	N	A
A	I	A	V	U	F	W	A	J	E	F	J	F	C	B	T	U
K	P	B	Z	J	E	I	S	D	U	E	L	Q	N	U	I	L
N	O	G	O	L	O	C	I	S	P	R	T	H	E	P	S	H
N	Z	K	D	N	T	L	A	B	W	M	I	P	G	B	T	C
C	I	B	B	D	A	I	J	M	E	E	A	C	S	G	A	Z
B	H	N	A	O	L	U	M	D	R	R	V	K	P	Z	Z	G
G	E	M	Q	W	L	U	I	D	E	A	A	L	Y	Q	N	O
M	V	E	S	F	X	C	R	T	R	I	F	O	M	N	T	I
A	L	Q	N	Z	O	R	V	U	S	K	N	D	S	F	G	E
U	T	W	Z	I	N	E	J	D	P	M	N	Y	Y	E	G	W
H	T	P	B	E	U	L	Y	U	U	D	T	S	M	I	X	F
T	T	C	S	N	T	R	O	V	C	L	B	I	Y	F	Z	W
U	I	Y	G	Y	A	Q	Y	F	S	C	D	J	K	G	G	Y

MÉDICO
FARMACÉUTICO
TERAPEUTA

ENFERMERA
DENTISTA

CIRUJANO
PSICÓLOGO

Órganos Sensoriales

Z	N	O	W	V	Q	X	X	Q	X	R
O	P	I	E	L	S	E	U	V	G	I
K	L	D	P	L	E	N	G	U	A	D
T	D	O	T	C	A	T	G	T	O	S
U	S	J	T	R	X	U	B	Q	E	A
R	B	O	I	S	D	Y	Y	N	W	G
P	L	Z	V	P	U	M	I	I	C	F
B	I	E	M	I	B	G	Y	V	D	S
X	J	M	L	T	K	U	G	X	X	Y
A	X	Z	Y	L	S	X	I	S	Z	B
U	D	I	R	F	G	P	Z	T	J	H

OÍDO   **NARIZ**   **OJO**
LENGUA   **PIEL**   **TACTO**
GUSTO

Procedimientos

V	R	O	M	L	C	W	G	T	C	Q	Y	K	R	O	J	M	N	J	J	Y	Y	E	R	V
T	M	R	K	B	R	A	D	I	O	T	E	R	A	P	I	A	B	Z	L	F	F	Y	G	H
E	S	C	E	V	G	M	L	U	U	S	A	O	H	Y	R	L	Z	T	E	O	W	W	K	T
U	W	H	X	A	T	L	L	J	K	L	D	A	W	H	M	K	H	M	L	E	Q	U	N	N
M	V	A	G	E	Z	R	U	W	E	U	A	G	Z	M	D	D	O	M	K	D	B	K	T	L
Z	V	U	P	S	L	Q	C	H	T	V	T	P	T	B	G	X	S	X	O	L	T	Q	B	I
T	B	M	Z	S	B	E	C	A	L	A	J	O	A	J	I	V	H	V	G	L	M	J	X	L
T	A	E	W	W	G	B	C	O	I	Z	L	Q	B	R	U	D	X	J	A	J	Q	P	D	A
C	E	R	G	V	R	P	L	T	D	P	W	H	E	M	O	D	I	A	L	I	S	I	S	J
W	Y	U	V	L	Q	L	A	G	R	Y	O	W	H	B	P	S	Y	R	V	Q	Y	U	M	F
H	E	R	P	Y	Q	H	N	J	O	O	N	C	G	P	V	P	C	R	O	E	A	T	K	X
E	X	M	W	K	R	H	G	H	T	T	E	H	S	A	Y	P	G	O	K	X	K	E	B	J
Z	N	S	F	K	P	W	I	X	P	W	D	N	Q	O	I	J	O	U	P	V	Y	D	Q	D
W	W	F	J	V	E	Q	O	B	R	R	B	X	C	M	D	D	D	M	L	I	P	D	Z	T
O	L	T	U	L	Y	K	P	P	U	I	G	I	V	E	N	N	H	E	D	B	A	Q	F	U
Q	T	N	K	N	M	N	L	O	O	U	J	L	B	Z	F	O	E	K	X	R	P	B	J	K
N	H	P	O	G	R	M	A	P	U	Y	M	P	K	H	Z	A	R	Z	E	J	N	C	N	H
E	U	T	U	Y	O	L	S	X	N	J	O	P	T	Z	B	G	L	U	E	A	D	I	D	M
X	R	H	B	S	S	I	T	V	O	U	S	G	C	F	X	A	Y	O	Q	F	L	J	O	S
S	P	I	E	H	A	B	I	G	J	Z	B	Y	T	H	F	G	S	U	G	G	W	U	K	I
D	O	Y	Y	M	H	N	A	U	T	A	Q	C	G	O	S	X	H	R	F	R	A	Q	U	C
X	I	A	C	U	E	R	H	L	J	A	A	E	M	W	U	I	T	A	M	K	A	N	Q	V
Z	V	W	N	O	D	Y	N	K	H	M	N	W	R	A	V	B	Q	Y	T	B	M	S	H
I	X	T	I	E	T	E	E	O	Z	F	A	I	J	S	S	S	Q	A	K	W	B	A	A	T
U	Q	O	W	T	K	G	D	I	B	V	P	H	A	M	X	N	F	R	E	P	L	T	S	G

BIOPSIA   **RADIOTERAPIA**   **ENDOSCOPIA**

HEMODIÁLISIS   **LAPAROSCOPIA**   **ELECTROENCEFALOGRAMA**

ANGIOPLASTIA

Sist. Reproductivo

G	Y	W	P	D	B	N	O	N	Q	Q	I	H	T	Q	B	N	R
L	K	O	H	F	U	V	V	X	L	B	G	I	K	K	Z	Z	M
F	F	Y	W	I	M	S	Q	N	Q	D	S	R	L	I	C	Y	Z
P	N	A	F	L	K	O	J	R	W	U	C	A	N	T	Z	I	N
U	J	O	C	E	U	L	I	X	D	I	M	H	B	O	U	O	D
G	U	R	Y	F	R	T	A	H	T	T	K	D	K	N	K	M	S
U	N	H	P	U	T	R	O	J	H	H	O	P	J	N	F	R	
D	O	X	O	I	R	N	I	A	G	F	K	T	M	K	O	B	V
M	O	D	M	F	P	A	H	L	N	Q	F	D	M	I	I	C	F
R	U	M	I	N	L	R	N	Q	I	T	O	G	S	O	C	X	H
L	K	Q	U	X	G	M	U	Z	E	Z	F	T	Y	I	A	O	S
J	S	Q	B	C	V	E	X	S	A	H	A	C	U	R	U	K	I
L	U	E	F	P	I	T	T	R	D	S	G	C	G	A	R	Z	N
R	T	F	E	V	H	I	A	D	L	K	O	E	I	V	T	E	H
I	X	G	L	G	C	B	H	S	F	U	T	E	R	O	S	O	G
V	E	A	B	U	M	V	M	H	F	Q	V	Q	A	P	N	L	L
I	D	T	L	E	Z	U	Y	G	E	N	I	T	A	L	E	S	T
N	T	O	A	A	X	O	O	D	Z	T	N	N	P	Z	M	H	Q

OVARIO
FERTILIZACIÓN
GENITALES

TESTÍCULO
MENSTRUACIÓN

EMBARAZO
UTERO

Salud Mental

J	Q	L	T	V	T	V	V	P	P	K	P	S	I	C	O	T	E	R	A	P	I	A	Q
P	I	P	T	V	A	U	E	P	N	D	H	A	G	P	O	M	J	X	L	D	J	I	Q
F	N	S	Y	A	W	T	D	W	H	P	A	F	P	A	S	H	B	R	D	Q	H	L	F
K	R	P	T	O	A	Y	H	D	O	Y	S	E	L	Z	P	K	H	T	M	R	Z	R	H
G	G	F	C	L	H	B	E	O	E	S	Q	U	I	Z	O	F	R	E	N	I	A	S	Q
U	F	W	X	R	I	G	L	F	C	P	S	U	B	D	G	V	P	I	W	L	W	G	P
W	O	P	F	U	B	T	W	P	U	S	R	X	N	A	Q	R	K	N	O	J	G	Y	P
N	J	U	K	I	B	M	V	N	R	F	E	E	W	D	V	V	U	P	N	G	A	S	Y
W	D	N	W	L	L	A	H	T	H	N	G	R	S	E	S	P	I	E	W	I	X	E	T
Y	C	R	F	A	N	I	S	U	S	S	W	Y	T	I	N	B	O	E	G	S	X	E	U
R	Y	G	P	D	Y	G	E	O	I	C	L	A	V	S	O	Y	G	S	W	V	B	P	N
L	J	X	G	J	C	Q	H	N	N	B	V	V	H	N	E	N	A	C	N	B	K	Y	H
R	L	E	Z	G	G	V	E	S	H	G	E	P	R	A	A	I	E	O	N	J	B	Z	K
V	T	C	O	G	N	I	T	I	V	O	C	O	N	D	U	C	T	U	A	L	G	U	Y
Q	X	W	E	H	H	G	T	J	W	V	T	F	X	X	G	P	R	G	X	W	D	Z	S
H	O	Z	V	O	N	V	C	H	D	S	Z	T	Z	I	T	A	L	L	O	G	A	O	I
P	H	O	J	P	P	F	N	D	A	I	R	S	K	I	B	E	H	W	V	M	O	U	B
Q	J	K	U	X	B	R	A	R	M	Y	Y	X	V	X	Y	G	V	Y	N	B	P	L	N
I	K	G	I	U	W	B	T	G	C	S	K	V	J	S	V	P	J	V	K	K	M	M	M
N	Q	O	D	M	X	J	V	P	B	B	T	Z	Z	E	L	R	U	H	B	V	E	L	J
T	B	S	A	J	G	Q	N	B	J	I	F	A	U	O	N	P	L	S	O	Y	E	Q	Y
O	D	Q	I	I	C	V	B	O	C	A	E	J	U	O	Z	K	W	D	T	G	B	X	H
Y	R	F	I	Y	Z	L	J	Y	L	D	K	Q	H	Q	E	X	I	F	R	U	Q	O	C
S	L	R	L	A	T	E	U	L	H	X	M	R	K	R	D	Y	Z	G	P	M	K	O	M

DEPRESIÓN   ANSIEDAD   ESQUIZOFRENIA
COGNITIVOCONDUCTUAL PSICOTERAPIA   TRASTORNOBIPOLAR
ESTRÉS

Patógenos

Y	F	B	A	C	T	E	R	I	A	E	L	X	B	N	T
N	Z	Z	T	N	E	B	I	J	K	W	H	A	W	P	L
M	N	Y	A	O	O	Z	O	T	O	R	P	T	Y	A	V
L	W	N	Y	X	B	G	X	D	H	U	F	B	H	R	K
X	E	A	D	U	V	O	K	N	B	H	V	M	N	A	G
Z	T	U	T	D	I	M	L	I	J	E	O	A	B	S	A
Y	W	V	L	E	R	R	W	I	M	F	F	N	I	I	T
S	Q	H	Y	V	U	Z	T	C	S	B	Y	P	G	T	W
M	H	P	E	L	S	Q	H	N	E	R	E	V	G	O	B
A	U	A	S	Q	E	G	O	I	Z	B	M	E	C	L	L
E	B	B	U	L	R	I	V	R	E	J	K	C	T	L	B
B	L	Z	R	C	R	B	Z	X	I	I	Y	W	U	J	T
A	P	V	X	P	X	D	O	H	E	P	J	D	O	U	X
S	K	R	B	Y	S	S	R	S	C	D	S	Y	O	W	F
T	O	N	H	C	Q	R	L	I	A	U	V	E	T	N	K
O	N	Y	O	H	A	Z	R	X	P	X	D	V	B	F	H

VIRUS   **BACTERIA**   **HONGO**
PARÁSITO   **PROTOZOO**   **PRIÓN**
ESPIROQUETA

Tecnología

V	E	E	B	Y	J	G	A	L	E	I	O	P	N	R	L	P	S	S	J
G	N	K	R	I	K	O	V	I	A	K	X	F	R	A	W	C	U	C	Z
W	H	N	M	T	D	C	N	J	F	J	N	T	M	J	F	N	E	T	R
M	A	R	C	A	P	A	S	O	S	A	G	B	L	K	M	N	C	F	R
N	E	O	G	Q	J	I	Y	T	I	C	R	K	F	G	I	A	S	U	U
M	L	D	I	R	H	D	G	C	W	U	J	G	D	G	X	S	F	B	G
S	R	A	A	L	B	R	N	Z	Q	D	L	G	O	P	K	D	H	P	C
K	G	L	R	G	X	A	Y	Z	P	L	O	I	D	C	O	Y	E	C	F
Z	S	I	Y	C	N	C	X	O	F	J	V	Q	Y	A	E	I	X	A	Y
I	P	T	X	O	W	R	V	Z	M	B	Y	K	C	V	S	S	P	S	N
I	Q	N	S	S	Z	O	A	I	E	C	I	J	Y	H	K	Y	J	A	A
D	F	E	S	S	I	T	L	E	L	N	Z	H	T	D	Q	U	J	U	C
C	R	V	V	O	C	I	G	H	R	S	L	V	G	K	R	L	B	G	O
W	J	B	N	S	Y	N	O	M	Q	W	D	H	K	P	N	O	U	W	Z
T	Z	Q	R	A	Y	O	S	X	N	U	X	O	Y	R	V	C	S	K	Y
C	X	Y	E	Z	D	M	S	T	T	E	S	Q	Z	W	M	V	F	K	U
B	C	S	M	L	Y	M	I	C	W	F	O	W	V	P	S	P	I	N	Y
Z	R	Y	U	S	C	F	U	W	Q	V	K	N	K	A	Z	L	P	Y	Z
M	B	H	U	P	U	B	F	P	N	V	C	A	Y	Y	R	L	N	V	K
L	T	O	M	O	G	R	A	F	I	A	O	J	K	M	Z	A	D	X	F

RESONANCIA   **TOMOGRAFÍA**   MONITORCARDÍACO
VENTILADOR   **RAYOSX**   ECOGRAFÍA
MARCAPASOS

Cirugía

E	X	A	Y	V	X	A	S	B	U	M	D	X	B	Q	I	D	K	K
J	B	C	A	R	D	I	O	V	A	S	C	U	L	A	R	W	E	H
Q	C	E	K	H	L	G	G	L	H	D	W	D	N	V	B	T	S	T
Y	V	I	W	E	O	U	O	R	P	H	O	W	T	P	Z	R	X	Q
P	A	C	M	T	O	R	A	C	I	C	A	H	M	L	A	W	F	Y
C	I	K	U	N	M	I	A	O	S	A	V	L	O	L	X	V	X	W
D	F	Q	Q	Y	E	C	H	L	P	L	I	T	U	L	B	Q	Y	Y
L	A	Z	O	V	Y	O	F	V	K	Z	X	C	I	H	Y	J	E	Z
W	I	G	G	S	T	R	L	S	P	K	S	M	P	T	Q	B	S	G
B	T	S	N	S	Q	U	I	G	Y	A	O	E	P	S	Y	L	Z	K
H	A	P	S	L	Y	E	R	Q	V	R	L	L	H	E	J	B	U	T
F	X	E	D	K	A	N	K	S	R	A	A	G	I	A	L	Y	Y	O
H	C	Q	P	F	T	E	L	B	T	S	T	P	H	I	I	B	U	A
H	J	T	S	D	I	O	V	G	T	G	F	V	S	D	A	H	H	N
R	Q	Z	S	O	W	Q	L	I	F	Z	J	P	D	G	Z	T	E	N
H	S	F	P	T	O	T	C	R	T	P	U	X	N	U	Z	Q	O	K
T	X	W	Q	T	K	A	L	R	E	F	X	B	J	Q	Q	D	D	O
A	I	D	E	P	O	T	R	O	N	J	L	O	Q	W	J	C	W	X
C	H	F	B	R	H	O	I	J	W	N	Z	J	H	Q	W	A	Z	N

ORTOPEDIA   NEUROCIRUGÍA   **PLÁSTICA**
VASCULAR   TORÁCICA   **ORAL**
CARDIOVASCULAR

Farmacia

K	Q	H	D	U	M	I	S	R	V	I	N	L	J	X	K	N	Z	Q	D	S	D	Q
E	A	G	X	X	Y	F	H	Q	T	U	B	K	B	M	W	J	G	Q	U	A	R	V
E	V	S	R	S	A	K	S	T	O	B	K	U	M	W	M	J	B	H	W	L	X	P
D	E	W	O	Q	M	F	Y	L	V	F	O	Y	X	Q	U	C	N	M	F	E	U	M
U	Q	P	V	I	L	J	C	K	S	F	A	E	D	L	C	B	U	P	D	F	F	S
H	P	H	X	H	R	J	I	Z	V	W	D	L	Y	D	H	G	Y	R	X	L	L	E
C	L	W	J	Q	A	A	C	J	H	L	P	R	P	H	K	K	L	F	E	Z	C	J
B	U	S	S	V	X	D	D	B	H	S	U	H	C	C	R	U	L	E	B	F	A	I
S	I	S	O	D	M	D	J	N	J	N	O	S	B	P	J	W	G	Z	B	V	C	N
P	J	G	Z	X	L	B	F	E	U	V	D	T	Y	G	C	P	E	A	Z	W	I	T
E	R	E	Y	H	W	T	I	F	U	C	M	N	N	C	Y	V	N	N	W	Y	T	E
S	A	T	I	X	L	U	T	V	V	L	E	P	X	E	S	G	E	H	Y	Y	E	R
M	I	T	P	E	R	Q	W	I	I	I	M	S	D	C	M	U	R	F	J	O	N	A
S	H	Y	E	Z	P	F	N	R	J	M	L	E	S	X	U	A	I	J	G	I	I	C
G	B	I	Q	C	F	I	U	N	Z	Q	T	Y	F	O	N	F	C	M	N	O	C	C
Q	J	H	C	M	E	P	B	N	V	A	Q	F	C	E	T	L	O	I	B	T	O	I
F	L	A	I	A	W	R	K	C	O	W	U	L	F	W	N	C	A	N	D	B	C	O
Y	Z	B	K	Y	L	N	E	B	W	O	K	D	L	X	F	F	E	A	W	E	A	N
L	E	N	Z	L	G	A	G	Z	Q	B	K	S	M	P	R	T	R	F	V	T	M	E
B	H	Z	O	A	R	J	U	X	J	P	H	Q	S	S	V	I	K	M	E	Q	R	S
H	X	V	G	A	R	A	U	P	A	K	N	S	H	N	X	H	Y	C	K	H	A	R
P	W	X	Z	E	F	L	Q	B	H	P	A	G	H	H	L	F	S	W	U	V	F	C
N	P	E	G	Y	I	M	M	G	M	Z	F	Y	C	Z	U	T	T	U	T	D	M	J

DOSIS
EFECTOSSECUNDARIOS
FARMACOCINÉTICA

RECETA
INTERACCIONES

GENÉRICO
MEDICAMENTOS

Sistema Linfático

P	X	Y	O	D	S	X	S	A	U	A	K	S	X
I	D	B	A	F	S	P	G	B	A	Z	O	W	A
P	P	Y	E	G	I	A	X	F	N	J	G	C	T
H	R	X	H	L	N	M	Y	G	O	J	R	C	O
A	G	Z	G	G	M	O	U	R	W	V	J	K	L
C	M	A	L	P	U	F	P	W	N	N	N	Q	H
Q	C	I	B	Q	N	N	U	Y	I	U	E	D	E
C	O	A	G	O	I	I	D	A	A	N	K	Q	D
V	M	X	T	D	D	L	I	V	S	D	C	W	Q
I	I	N	H	D	A	Z	J	U	K	V	G	A	C
G	T	E	U	F	D	L	U	M	R	E	W	L	C
E	T	H	V	Z	L	B	A	F	N	I	L	M	A
A	Y	X	Y	N	U	F	S	S	C	Z	A	M	E
L	V	R	N	A	L	R	G	U	W	X	G	L	J

GANGLIO   **LINFA**   **AMÍGDALAS**
BAZO   **TIMO**   **LINFOMA**
INMUNIDAD

Epidemias Pandemias

G	X	B	R	J	Z	Z	V	C	G	K	A	W	F	I	V	F
K	V	H	U	W	T	X	O	D	Q	C	N	R	S	N	M	Q
E	Z	D	Z	U	U	B	F	I	Y	X	W	I	X	C	I	H
J	A	R	B	Z	B	R	Z	X	R	Q	E	Y	A	L	W	P
E	Y	X	Q	B	E	D	I	F	J	B	J	E	H	P	F	G
E	P	C	S	M	R	R	C	N	C	W	T	K	Y	C	F	W
F	D	I	V	O	C	G	R	U	R	T	B	Z	Y	S	V	K
W	A	N	R	H	U	B	G	L	A	W	I	O	S	Q	P	A
D	J	O	K	G	L	K	F	X	P	Z	W	T	X	M	F	K
W	Q	O	L	C	O	R	M	Z	G	D	E	G	L	X	U	Z
X	Z	X	E	A	S	U	F	K	C	B	O	K	Y	H	S	H
A	R	P	C	U	I	A	R	A	O	X	O	O	P	F	N	H
G	F	D	Y	P	S	R	R	L	M	P	R	Z	V	L	K	B
O	V	O	X	E	K	U	A	S	T	S	S	H	P	V	X	H
T	U	Y	R	Y	W	X	D	L	W	Z	P	F	F	D	B	Q
P	M	D	X	A	N	Y	I	J	A	Q	Z	R	E	G	V	H
H	C	J	G	Y	W	U	S	Q	D	M	B	A	F	S	S	F

COVID   **GRIPE**   **ÉBOLA**
SIDA   **TUBERCULOSIS**   **MALARIA**
SARS

Organizaciones

L	Z	E	J	A	Q	I	N
I	S	T	S	M	O	P	F
U	Q	K	F	A	L	H	S
H	V	T	Z	C	N	L	M
D	Y	E	N	D	U	X	J
K	M	N	W	C	I	I	R
A	D	F	X	N	S	T	M
U	O	E	D	S	F	L	Z

OMS   **CDC**   **MSF**
FDA   **AMA**   **NLM**
EMA

Nuevas Tecnologías

H	V	Q	H	D	C	O	U	S	M	G	X	N	A	U	X	H	A	I	Z	D
L	W	W	Z	G	L	U	O	G	Q	H	G	Q	H	A	M	R	I	Z	M	L
C	A	Q	V	A	B	S	D	N	F	O	R	E	P	F	A	L	L	T	A	M
X	I	N	A	N	O	T	E	C	N	O	L	O	G	I	A	X	L	U	X	Q
X	N	A	O	C	I	X	I	C	K	J	R	V	C	Z	E	P	T	N	F	X
C	Q	L	I	S	S	M	H	E	D	G	Y	C	C	S	Q	R	F	A	Y	R
Z	N	J	I	B	R	A	R	S	T	T	N	U	P	W	I	S	A	N	I	A
X	O	A	I	F	C	E	U	I	C	R	L	H	B	V	K	P	S	V	F	C
V	I	E	C	N	J	X	P	Q	J	Z	N	G	D	R	B	X	U	H	D	B
C	S	A	N	I	G	D	A	A	A	J	T	A	T	O	J	S	K	S	W	R
N	E	M	Z	A	N	P	T	C	N	B	D	E	A	H	L	Y	L	X	Q	D
E	R	H	T	E	L	E	M	E	D	I	C	I	N	A	O	Q	P	A	S	P
K	P	T	A	I	C	F	G	T	L	Z	C	A	Y	Y	Q	N	Q	A	O	U
A	M	B	Q	N	X	C	G	A	F	B	W	I	Q	W	M	C	E	R	S	K
J	I	L	B	L	A	P	E	Q	I	F	G	S	D	F	F	W	H	S	O	C
S	H	F	O	M	Z	R	Y	W	I	P	S	A	N	E	X	J	Z	Z	U	P
Y	P	L	X	N	D	F	W	U	S	A	A	J	G	Z	M	J	F	L	A	M
W	J	T	L	B	M	D	M	A	R	J	I	R	O	S	X	C	Y	C	N	K
G	K	C	U	C	O	Z	B	Y	C	V	Y	C	E	D	M	Q	U	Y	S	P
N	N	U	J	I	P	R	Q	N	H	A	Z	W	L	T	X	D	D	C	L	J
J	Z	A	N	P	J	K	O	L	W	Z	M	G	V	F	G	R	K	G	E	H

TELEMEDICINA
IMPRESIÓN
REALIDADVIRTUAL

IA
NANOTECNOLOGÍA

TERAPIA GÉNICA
MEDICINAPERSONAL

Obstetricia

N	D	V	B	D	A	D	R	I	K	X	S	H	D	S	O
F	E	Y	A	P	L	A	C	E	N	T	A	S	K	M	H
D	W	O	E	E	O	T	N	O	N	A	S	R	N	L	E
P	H	H	N	X	R	N	F	B	Q	K	H	D	J	U	W
F	K	P	I	A	V	A	H	S	Z	D	L	L	O	X	M
R	V	A	R	V	T	I	S	T	T	E	K	R	X	G	N
G	Q	N	N	Z	U	O	P	E	C	J	V	M	C	X	T
N	B	Y	U	F	N	M	W	T	C	F	X	J	H	H	Y
C	R	P	U	E	R	P	E	R	I	O	Y	U	Z	L	C
Z	Z	V	K	B	T	A	H	I	J	I	N	M	J	M	Z
W	C	N	B	W	D	R	W	C	A	X	F	Y	J	B	N
V	O	T	I	Y	O	T	T	I	P	U	R	B	K	S	R
K	V	X	X	D	N	O	Z	A	P	O	R	L	W	S	V
L	R	E	M	B	A	R	A	Z	O	D	Y	D	M	L	K
O	F	I	G	I	A	U	H	A	F	L	M	U	T	N	W
P	W	I	P	G	K	E	U	O	Z	F	G	V	X	B	F

EMBARAZO　　　　**PARTO**　　　　**NEONATO**
PLACENTA　　　　**CESÁREA**　　　　**OBSTETRICIA**
PUERPERIO

Sistema Endocrino

U	A	A	Q	A	X	W	D	T	D	E	J	O	L	F	I
A	W	S	P	S	F	I	H	I	L	Y	A	K	R	T	E
G	S	S	O	A	A	H	G	G	A	U	U	L	L	R	M
W	Y	L	I	C	F	E	A	Z	A	B	H	E	N	J	L
G	S	W	O	S	U	P	R	A	R	R	E	N	A	L	Q
W	G	K	J	W	I	L	N	C	C	K	A	T	M	N	J
T	I	H	Y	H	W	F	G	A	N	T	M	J	E	U	J
H	W	Z	V	I	S	C	O	T	K	A	M	C	M	S	L
U	T	O	F	N	C	X	R	P	R	P	P	N	S	B	Y
Z	N	Y	U	T	C	S	E	D	I	O	R	I	T	C	X
W	T	B	O	Z	N	B	K	R	B	H	I	B	C	D	Q
N	C	N	T	Y	L	R	P	K	K	Y	X	M	Y	J	D
R	W	O	U	E	C	A	M	W	V	J	H	H	F	Q	D
P	D	M	A	W	W	S	O	I	N	D	B	D	V	R	V
P	D	H	O	N	S	W	Y	M	E	F	W	I	S	Q	Q
D	L	Z	K	A	N	O	M	R	O	H	K	S	D	L	M

TIROIDES   **PÁNCREAS**   **SUPRARRENAL**
HIPÓFISIS   **HORMONA**   **DIABETES**
GLUCOSA

MedicinaAlternativa

N	C	Q	N	L	U	S	H	K	I	Z	A	X	D	M	O	Q
V	O	Z	J	M	C	X	T	P	H	G	Z	N	Z	P	I	Q
R	R	I	K	S	M	C	I	W	B	S	A	D	A	Z	H	T
G	N	E	C	N	I	K	W	O	B	H	Q	X	V	C	R	O
L	U	U	F	A	A	I	P	W	X	V	U	T	D	A	X	C
T	Z	A	P	L	T	T	G	C	F	V	I	T	D	R	I	G
C	I	Y	F	Y	E	I	U	C	V	O	R	O	V	U	M	B
D	W	G	H	B	X	X	D	R	U	K	O	Z	J	T	J	K
N	L	T	I	B	L	Z	O	E	O	T	P	A	G	N	T	X
G	F	W	N	V	N	E	Y	L	M	P	R	G	Y	U	R	H
T	A	Z	G	W	X	A	V	Y	O	P	A	R	B	P	B	Z
A	I	T	A	P	O	E	M	O	H	G	X	T	I	U	G	M
C	I	V	A	X	R	Y	V	S	A	V	I	J	I	C	Q	G
H	Q	F	Z	A	D	E	V	R	U	Y	A	A	G	A	D	C
F	D	U	K	H	C	V	S	Y	G	X	G	M	F	K	T	P
N	V	S	O	T	P	G	N	X	C	Q	L	I	V	F	R	F
O	J	S	C	A	Z	H	J	P	A	Z	Y	E	H	W	F	S

ACUPUNTURA   **HOMEOPATÍA**   QUIROPRAXIA
NATUROPATÍA   **AYURVEDA**   REFLEXOLOGÍA
MEDITACIÓN

Odontología

N	S	W	K	A	P	H	R	M	D	F	O	L	B	V	M	I	G	L	C
Z	V	A	D	I	I	X	G	S	Q	E	S	Q	C	J	B	M	L	J	C
W	G	H	C	A	Z	R	K	T	P	O	B	L	O	L	Z	L	M	I	F
Q	H	C	S	S	O	S	T	S	K	T	X	J	A	C	E	A	K	D	U
T	Y	Q	K	H	V	P	A	Y	O	L	Q	D	G	P	R	H	M	G	
O	H	S	R	U	H	G	H	R	I	U	S	W	P	A	A	R	D	E	Q
D	S	I	K	O	V	Z	H	M	I	D	L	X	I	U	S	Y	R	K	A
F	S	Q	M	E	W	S	V	A	H	M	E	C	O	B	B	Q	T	N	L
E	I	B	A	O	Y	X	R	X	E	N	P	W	P	V	Q	U	C	E	
U	L	W	S	M	U	H	J	I	Y	O	X	N	O	L	N	K	E	Q	Y
V	F	G	F	M	C	B	M	L	D	Z	Q	J	L	T	P	O	N	G	Z
Q	E	J	E	X	E	A	O	O	Y	Z	T	I	W	B	N	I	D	D	G
E	M	S	E	G	F	T	T	F	V	T	F	A	G	X	V	O	O	T	Y
M	G	V	T	P	F	R	P	A	H	F	B	P	I	V	U	O	D	H	D
I	X	L	O	E	O	T	D	C	M	E	U	T	I	I	E	N	O	O	S
G	U	P	R	O	T	E	S	I	S	D	E	N	T	A	L	H	N	B	F
N	P	D	R	M	K	C	Y	A	B	R	L	S	O	Z	M	J	C	U	H
R	Q	O	L	W	V	L	A	L	L	H	M	G	X	T	R	Z	I	K	N
G	K	K	D	W	W	J	Y	R	O	J	Y	N	C	Q	C	Y	A	P	C
R	P	E	R	I	O	D	O	N	C	I	A	C	M	Z	V	M	J	J	H

ESTÉTCA   **ORTODONCIA**   **PERIODONCIA**
ENDODONCIA   **PRÓTESISDENTAL**   **ODONTOPEDIATRÍA**
MAXILOFACIAL

Métodos Diagnóstico

K	W	V	Y	A	D	M	G	B	W	M	S	B	B	P	G	E	P	A	S	Q	M	F
X	L	N	G	P	M	Z	O	K	T	N	X	E	I	O	K	Y	S	D	M	Q	Y	B
E	A	A	O	U	U	A	Q	O	Y	Q	Q	L	Z	S	K	D	T	A	G	R	B	N
G	S	T	I	S	A	N	R	K	Y	P	J	T	M	I	N	K	X	C	G	O	Y	I
J	Q	D	Z	R	W	Z	F	G	A	F	H	P	M	L	F	Y	J	M	Q	F	G	E
V	E	L	S	X	E	L	Y	Q	O	I	G	B	W	Z	K	K	I	O	B	C	E	S
T	G	S	P	N	Y	T	Y	M	L	I	F	U	P	G	X	I	H	C	D	U	L	G
O	K	G	B	T	L	S	R	O	T	V	D	A	Y	Y	M	F	D	U	K	X	T	X
W	S	I	S	I	L	A	N	A	L	Z	G	R	R	M	Q	A	J	X	V	B	L	A
B	E	J	J	A	O	T	C	E	N	V	O	W	A	G	C	U	N	Y	N	O	S	D
P	L	D	B	B	X	P	G	Y	Y	O	K	P	A	C	O	B	V	F	T	P	V	T
J	Q	A	S	Z	O	D	S	A	Y	O	I	F	L	D	O	M	N	M	M	S	H	T
D	J	L	J	X	L	R	X	I	E	P	D	S	Y	L	X	R	O	X	T	U	C	Z
C	N	O	T	Z	E	E	M	J	A	P	E	X	E	Q	Z	O	T	T	M	F	R	X
N	T	O	S	X	W	S	F	V	X	S	Y	U	X	R	V	A	W	C	A	Q	K	N
A	I	F	A	R	G	O	I	D	R	A	C	O	C	E	P	L	D	R	E	S	T	A
Z	D	Y	J	Y	P	N	S	B	U	S	P	Y	U	L	T	Z	T	X	U	L	F	E
N	P	B	X	D	K	A	S	H	W	E	B	J	T	H	K	F	L	Q	H	U	E	J
P	B	J	P	M	F	N	X	E	U	X	W	C	I	R	S	Q	I	Z	L	A	T	M
G	Q	K	R	Q	F	C	T	F	P	E	E	P	A	Z	S	J	O	Q	D	P	H	E
G	W	U	I	Y	J	I	Z	T	Y	F	Z	I	B	R	D	J	S	T	Y	F	N	G
H	A	H	W	C	O	A	I	D	T	O	W	G	O	R	V	X	I	M	X	F	Z	H
L	P	N	N	S	C	W	G	H	Q	X	K	Z	L	I	O	Z	W	R	I	U	H	J

RESONANCIA   **TOMOGRAFÍA**   **ELECTROCARDIOGRAMA**
ECOCARDIOGRAFÍA   **PRESIÓNARTERIAL**   **BIOPSIA**
ANÁLISIS

Psiquiatría

C	U	U	Q	W	G	E	B	A	H	K	M	U	H	I	O	P	W	D	R	A	Y	C	V
Y	L	L	O	E	D	R	J	C	V	A	V	F	U	R	H	X	E	X	C	D	N	Y	O
R	M	T	G	C	R	E	G	N	P	I	N	E	A	E	O	L	B	P	E	D	H	M	L
Q	Y	B	G	T	I	E	S	G	I	A	J	R	X	G	B	Y	M	P	I	T	W	W	S
L	O	J	F	H	R	T	Q	X	N	T	F	B	M	A	S	Y	R	M	J	A	L	P	L
N	B	O	M	D	N	Q	A	S	Y	B	Z	H	R	Y	E	E	G	A	X	E	O	T	D
Q	B	M	L	P	F	W	I	M	B	F	W	O	I	M	S	S	P	I	K	O	M	R	H
H	D	T	V	I	A	E	J	E	U	O	S	E	D	I	I	Z	T	A	O	A	X	V	H
H	K	L	V	R	D	R	G	B	V	A	U	A	O	S	V	V	X	A	J	I	G	N	V
T	L	W	H	A	F	E	L	B	V	K	R	N	W	F	O	G	T	T	T	N	Q	Q	B
D	C	P	D	Z	Z	Q	J	P	S	L	M	T	W	H	C	C	L	P	Z	E	T	M	X
X	S	Q	H	A	R	K	K	E	W	A	J	X	S	I	O	T	P	W	L	R	V	M	S
N	G	N	A	E	D	L	S	Y	Y	H	G	R	R	O	M	Z	W	H	G	F	E	M	Q
Q	Q	R	O	I	I	I	R	O	G	H	Y	A	F	J	P	N	H	K	K	O	J	G	A
O	G	A	F	U	S	D	R	G	F	E	E	E	T	W	U	S	I	X	B	Z	F	C	G
E	S	O	B	L	H	L	G	A	E	I	J	O	G	W	L	E	E	B	F	I	O	V	L
H	H	C	D	P	V	I	A	U	L	N	E	E	L	G	S	K	Y	R	I	U	G	J	F
I	P	Z	T	T	M	T	G	T	O	D	G	F	N	I	P	W	C	T	Q	B	U	O
V	Q	N	M	F	H	M	P	I	J	A	P	U	M	Y	V	L	G	K	H	S	T	J	U
B	P	X	N	M	V	V	V	S	E	L	F	I	C	O	O	L	X	V	K	E	E	M	D
R	O	A	A	K	A	S	M	M	D	L	F	Q	B	P	L	Y	B	S	H	O	C	R	W
L	O	B	W	M	T	J	C	O	Y	V	M	Q	V	N	T	C	N	W	O	F	T	N	I
F	L	T	Z	L	I	F	U	U	U	Z	L	I	H	B	W	W	F	F	K	G	L	Q	O
M	Y	F	W	F	L	P	I	D	D	J	J	N	R	Y	B	I	E	L	G	N	U	F	L

ESQUIZOFRENIA   BIPOLARIDAD   ANSIEDAD

ESTRÉSPOSTRAUMÁTICODEPRESIÓNMAYOR   OBSESIVOCOMPULSIVO

AUTISMO

Sist. Respiratorio

X	E	J	T	G	O	A	V	S	O	F	N	B	W	H	L	L	S	R	P	Y
W	B	Q	E	F	H	S	J	U	T	L	N	I	O	B	N	R	I	Q	O	L
Z	X	O	B	X	I	U	K	Y	Y	F	A	J	O	M	G	P	S	G	M	H
H	Y	R	M	X	Y	B	S	H	S	L	B	W	B	E	X	Y	O	M	M	M
G	U	L	C	M	W	K	R	S	A	X	X	B	Y	Y	P	Z	L	O	W	H
B	T	Z	R	F	X	D	Z	O	R	M	H	H	T	I	F	O	U	N	Y	K
X	U	L	W	J	T	R	I	J	S	G	E	Z	D	Z	O	T	C	F	H	J
T	W	J	W	T	Z	P	U	V	W	I	J	S	N	I	H	D	R	X	K	F
W	Z	T	Y	F	B	J	R	G	O	W	S	D	I	N	Q	J	E	E	Q	F
W	M	T	H	D	E	N	X	E	B	V	P	V	F	Y	F	B	N	S	P
A	I	S	I	T	I	U	Q	N	O	R	B	W	U	Y	N	Y	U	W	N	R
M	J	E	Z	Q	X	X	J	O	E	D	D	T	Z	L	F	E	T	S	K	L
F	O	A	Q	N	Q	N	F	Y	G	U	C	X	P	K	M	Y	D	U	K	X
R	W	P	J	K	T	U	F	C	H	U	M	A	D	U	Z	O	E	E	V	U
D	Y	W	L	V	H	T	Q	A	X	P	U	O	M	S	M	G	N	V	H	B
Z	J	A	E	C	S	O	V	Q	F	L	O	V	N	D	A	U	D	A	N	P
H	Y	S	W	R	V	Q	V	D	W	T	G	H	Y	I	I	Z	W	O	R	D
C	C	J	G	B	U	H	K	D	Y	T	N	A	M	S	A	W	I	K	A	C
Z	S	P	C	R	A	K	V	J	E	N	S	I	Q	L	K	D	X	M	E	Q
T	B	Z	L	T	R	G	V	O	U	R	A	K	H	U	V	F	X	W	C	X
R	N	I	P	K	J	U	S	P	L	Y	S	V	C	D	P	B	J	U	S	N

ASMA   **BRONQUITIS**   **ENFISEMA**
FIBROSISPULMONAR   **NEUMONÍA**   **TUBERCULOSIS**
EPOC

Enfermería

C	E	N	F	E	R	M	E	R	I	A	H	P	M	N	O	N	B
G	U	O	X	T	W	Z	E	F	W	N	K	B	Z	M	K	S	C
Y	M	I	T	I	U	O	R	P	B	E	K	V	B	Q	G	Z	J
C	S	C	V	E	H	I	O	X	U	I	E	K	E	A	I	F	L
A	Z	I	Z	U	J	H	L	V	G	Q	Z	C	B	H	T	M	N
O	U	R	H	K	Z	A	O	H	N	R	W	B	E	P	Z	X	W
E	J	T	U	V	F	C	D	M	D	S	P	M	G	V	I	M	Z
L	G	U	N	Y	H	U	E	N	O	G	O	F	A	R	R	X	D
L	K	N	E	N	S	D	D	D	E	D	R	R	P	N	K	R	A
G	S	R	P	W	P	F	A	P	I	V	O	Z	I	L	Q	Q	R
B	G	B	J	I	J	D	L	N	P	M	O	B	W	H	I	S	H
W	E	X	E	L	I	P	A	C	I	E	N	T	E	X	H	H	G
R	N	F	J	U	L	M	C	Q	V	E	S	P	C	E	M	R	P
M	M	C	C	D	I	C	S	P	E	Q	T	U	Z	I	D	H	P
Z	Y	N	K	C	O	B	E	Y	T	E	S	E	T	C	I	V	P
G	Q	T	A	R	F	I	S	U	K	Z	U	T	E	Z	Q	E	S
A	P	Q	T	Q	C	W	S	B	B	D	S	R	N	L	F	R	G
P	M	A	S	E	X	X	F	X	U	U	C	R	Q	B	J	A	R

ENFERMERÍA   PACIENTE   CUIDADOS
HEMODINÁMICA   ESCALADEDOLOR   VENDAJE
NUTRICIÓN

Medicina Interna

G	Y	V	D	K	J	W	B	A	D	B	A	U	K	F	Y	K	B	L	I	X	M
O	B	N	B	T	M	W	E	O	K	E	I	W	D	F	I	J	Q	Z	V	W	Y
X	V	K	T	A	B	A	K	S	W	A	G	X	V	Y	I	X	D	U	V	L	Q
T	I	C	A	Y	I	I	S	Q	I	O	O	B	Z	J	T	A	I	B	F	J	D
V	J	P	L	U	H	G	L	G	B	E	L	T	P	L	W	Y	C	M	L	F	N
W	P	Y	Q	D	C	O	O	R	C	D	O	J	C	H	R	F	V	Q	T	E	A
C	B	L	S	U	C	L	Z	L	E	T	T	E	S	I	P	M	R	X	W	O	N
P	F	V	E	W	O	O	O	Q	O	A	A	P	I	B	Y	K	O	X	W	C	S
Z	I	H	K	M	S	N	I	D	S	R	M	B	Z	Y	N	D	K	X	A	A	R
O	U	I	U	E	M	I	G	R	Y	T	E	P	G	M	Z	L	N	R	N	I	E
H	H	E	I	P	P	R	V	M	O	D	H	T	A	W	G	M	D	E	R	G	F
O	N	R	J	Q	U	C	V	J	X	S	Z	J	N	V	I	I	B	M	N	O	J
I	Q	Z	Q	G	U	O	A	H	A	D	M	K	C	E	O	X	R	L	C	L	D
Z	I	P	A	D	F	D	R	E	U	M	A	T	O	L	O	G	I	A	V	O	K
H	T	S	S	K	R	N	I	M	L	N	X	T	O	L	R	R	S	D	S	R	E
H	Y	P	B	J	L	E	Q	O	U	A	F	G	F	M	Y	J	T	I	L	F	O
A	O	T	D	N	N	N	O	M	F	X	I	C	R	S	D	C	A	S	D	E	K
D	K	W	U	R	G	Q	V	Q	T	A	A	D	N	W	X	E	T	N	A	N	R
W	D	C	L	X	C	E	L	L	Y	S	S	P	V	B	J	X	L	D	P	G	O
U	V	Q	C	Z	Q	Q	Q	R	D	P	L	I	B	Y	G	T	Y	S	K	L	T
U	B	P	E	Y	V	C	V	Z	U	O	I	U	Q	T	Q	K	A	O	B	V	M
I	H	K	P	D	X	G	O	T	E	Y	Z	M	Y	O	A	N	P	A	M	T	Z

CARDIOLOGÍA   NEUMOLOGÍA   NEFROLOGÍA
REUMATOLOGÍA   GASTROENTEROLOGÍA   ENDOCRINOLOGÍA
HEMATOLOGÍA

Salud Pública

X	W	Z	U	A	A	D	K	Y	X	I	X	E	O	I	U	D	W	K	O	P
N	S	S	M	Y	X	K	M	F	J	T	A	T	K	T	B	L	I	B	A	I
R	T	N	A	Z	Z	L	S	H	S	T	V	S	Y	O	C	V	T	Y	K	S
D	F	X	P	L	D	W	C	O	E	A	S	T	Q	E	I	S	N	X	F	U
M	O	F	R	H	U	E	M	T	C	N	V	P	H	Z	N	N	M	Q	F	G
W	I	L	H	C	L	D	P	C	D	R	G	D	J	Q	U	V	I	W	P	Z
M	H	M	W	N	A	U	C	I	P	R	E	V	E	N	C	I	O	N	I	J
Q	V	B	B	O	S	R	U	O	D	Q	K	S	Q	T	S	O	O	W	L	H
T	U	G	B	I	E	G	H	B	M	E	N	S	X	A	T	Y	X	G	X	B
J	O	D	M	C	D	Q	D	K	W	U	M	T	X	N	K	O	U	E	D	A
X	L	F	Z	A	A	A	E	S	Z	A	N	I	E	V	O	B	H	Y	T	R
N	F	A	R	N	C	P	R	O	M	O	C	I	O	N	S	A	L	U	D	L
X	C	K	N	U	I	K	Y	P	W	T	M	C	T	L	Q	U	W	F	S	M
I	C	I	U	C	T	R	Y	J	G	A	W	N	S	A	O	G	A	X	Z	L
N	B	C	T	A	I	K	X	M	E	X	G	A	K	V	R	G	J	J	B	H
O	P	Y	F	V	L	J	W	N	Z	Z	M	S	Z	B	I	I	I	I	H	G
I	V	V	K	X	O	C	A	R	J	X	Q	R	E	J	R	V	A	A	W	O
L	S	D	K	L	P	S	H	C	Y	V	V	G	W	F	I	S	A	C	Y	K
W	J	U	C	W	H	F	Y	D	N	A	L	F	T	Y	F	X	I	K	D	B
R	S	J	D	Z	K	V	M	R	Z	A	Q	U	P	V	U	I	O	W	A	Z
I	F	F	L	R	A	B	Q	X	J	S	N	N	R	Q	K	G	J	T	V	K

EPIDEMIOLOGÍA VACUNACIÓN SANEAMIENTO
PREVENCIÓN SALUDCOMUNITARIA POLÍTICADESALUD
PROMOCIÓNSALUD

Esp. Veterinarias

G	X	O	R	A	B	W	T	L	Q	X	A	C	S	N	G	T
W	H	Z	F	N	N	Y	V	H	H	R	G	I	D	Z	M	O
Y	N	R	V	T	E	Y	J	E	J	Y	U	R	F	F	J	E
A	W	L	J	B	A	U	A	Q	U	T	W	U	W	Y	I	E
A	O	H	I	D	P	L	R	P	N	Q	Q	G	U	F	W	L
W	G	Q	L	H	D	D	M	O	M	L	X	I	D	K	A	Y
Z	N	T	P	C	D	N	V	O	L	W	C	A	N	U	L	M
K	O	M	H	V	D	G	E	Y	L	O	G	J	B	J	G	B
J	U	D	E	R	M	A	T	O	L	O	G	I	A	I	Z	O
Q	Y	Y	R	M	O	R	E	P	X	M	G	I	O	J	R	W
B	A	S	Y	G	R	I	R	U	P	N	G	I	A	G	G	Y
J	B	U	M	Q	O	X	I	F	L	E	W	K	A	V	X	Y
A	I	G	O	L	O	C	N	O	D	Y	X	N	D	E	A	D
T	C	L	J	U	H	G	A	R	T	V	I	P	O	N	N	J
R	C	S	O	W	X	G	R	S	S	D	Z	K	K	L	G	G
E	R	K	C	U	D	A	I	G	O	L	O	I	D	R	A	C
Z	W	E	S	G	Q	U	O	X	M	G	M	P	A	P	O	F

VETERINARIO   DERMATOLOGÍA   CIRUGÍA
CARDIOLOGÍA   OFTALMOLOGÍA   NEUROLOGÍA
ONCOLOGÍA

TrastornoAlimentario

E	F	H	B	D	L	V	Z	Z	M	N	K	Y	U
R	K	H	Y	A	M	E	M	U	D	L	O	I	U
Q	U	D	C	M	B	A	F	X	R	E	U	X	Q
E	F	M	J	A	I	Q	A	Y	A	D	N	I	E
E	M	B	I	B	I	V	I	U	T	G	O	F	Y
W	A	O	H	A	U	X	X	I	R	F	J	J	L
V	K	T	A	E	C	L	E	I	A	Z	A	P	S
V	S	C	A	B	W	I	R	R	C	F	Y	F	X
W	I	S	K	X	U	X	O	C	O	C	N	W	W
P	D	T	V	A	X	L	G	N	N	T	L	Q	E
O	A	N	O	R	E	X	I	A	S	S	R	N	Y
G	Z	L	Z	O	T	B	V	M	H	I	L	O	Z
P	S	T	P	O	S	Q	C	Z	I	L	K	X	N
P	U	R	B	U	P	S	N	Q	E	A	M	I	N

ANOREXIA   **BULIMIA**   **ATRACÓN**
ORTOREXIA   **VIGOREXIA**   **PICA**
RUMIACIÓN

Enf. Infecciosas

X	J	W	K	E	M	Q	F	K	G	B	D	E	Y	H	H	O
D	V	H	Z	D	T	R	U	K	A	B	C	G	A	K	V	T
H	O	O	O	T	M	A	O	Q	R	Z	N	F	L	Q	L	M
M	P	A	H	D	G	V	A	Y	Y	C	J	K	E	R	A	K
C	T	U	B	E	R	C	U	L	O	S	I	S	C	I	L	J
U	V	X	H	N	X	H	E	P	A	T	I	T	I	S	R	R
F	J	O	B	G	S	H	F	J	I	T	V	Q	R	P	I	P
K	M	G	Y	U	F	A	N	G	I	C	W	T	A	L	L	M
K	N	J	U	E	N	P	R	G	U	X	X	X	V	I	O	U
C	M	W	N	N	T	Q	N	A	Q	N	L	E	C	J	A	T
J	O	K	S	J	J	I	F	N	M	L	D	A	V	A	X	X
S	U	L	L	F	N	G	E	E	N	P	R	Q	B	K	O	Q
Q	S	J	R	E	R	F	P	I	A	K	I	Z	B	Z	B	Z
H	H	E	M	B	J	Z	F	M	L	P	C	O	O	F	K	S
A	T	T	F	C	Y	W	V	H	T	T	T	J	N	X	Z	D
H	H	L	H	U	U	S	Q	S	R	Q	K	K	S	S	F	R
P	P	M	L	D	G	X	D	N	O	C	Y	Y	V	B	W	K

SARAMPIÓN   **HEPATITIS**   **VARICELA**
MENINGITIS   **TUBERCULOSIS**   **DENGUE**
ZIKA

Patologías Cardíacas

X	Z	F	R	C	K	V	K	M	V	T	B	E	H	O	V	W	V
C	K	X	A	C	C	M	V	B	I	L	C	O	F	N	N	V	X
A	M	S	I	R	U	E	N	A	I	M	K	L	A	O	C	Z	N
B	I	G	Q	J	M	Y	O	O	D	C	I	R	W	C	J	S	R
L	A	C	W	I	A	G	C	H	A	S	T	Y	Q	U	R	G	V
S	C	I	N	O	Y	K	O	J	I	U	F	W	E	D	C	M	B
Z	M	F	M	E	T	X	B	T	D	O	B	T	Z	F	T	Z	Y
K	O	S	W	T	I	K	U	R	R	A	B	N	R	M	E	K	V
E	Z	R	B	K	I	C	I	D	A	A	X	Y	H	F	K	O	M
R	X	O	X	J	B	R	I	F	C	D	F	D	E	Z	O	O	E
T	I	P	Y	L	D	X	R	F	I	P	I	N	R	Q	H	V	Q
S	K	T	Q	U	V	M	G	A	U	D	Z	C	I	L	Q	W	P
W	G	X	F	O	H	A	Y	E	Q	S	H	Q	A	W	M	J	R
H	S	B	M	F	Q	N	N	X	A	L	N	N	J	R	S	O	Z
F	F	R	G	L	Q	A	C	F	T	P	G	I	Y	A	D	A	C
H	L	B	S	V	L	B	P	R	G	I	V	H	B	Q	E	I	K
Q	P	K	D	M	V	C	Z	B	N	J	Y	C	T	S	J	T	A
O	Z	E	B	P	L	W	S	A	E	Q	Y	C	L	D	E	S	E

ARRITMIA   **INFARTO**   **ANGINA**
INSUFICIENCIA   **ANEURISMA**   **TAQUICARDIA**
BRADICARDIA

Radiología

H	J	Y	K	W	E	T	S	A	R	T	N	O	C	S	L	C	S	Z	K	Z
Q	P	S	U	C	L	O	M	I	A	Q	U	H	S	T	G	Z	I	E	J	Y
Q	R	E	B	V	M	U	O	F	Y	P	R	D	G	Q	M	A	C	Y	N	R
Q	F	E	V	E	R	X	L	A	O	C	M	K	J	B	A	R	J	V	O	K
H	S	R	L	O	A	K	L	R	S	X	S	R	K	O	M	P	T	Y	Q	K
E	V	N	Y	P	Y	G	J	G	X	F	W	Z	I	T	O	P	E	T	P	P
V	O	Q	J	B	P	N	H	O	J	C	Q	V	O	Q	G	Y	R	L	Z	M
N	L	W	G	A	I	O	R	I	Z	K	L	M	A	U	R	G	W	Z	D	G
I	Z	G	N	M	Y	S	D	D	R	Z	O	T	L	Q	A	A	S	C	F	C
S	P	S	B	P	B	E	T	A	L	S	Z	W	B	T	F	G	U	Z	W	R
F	L	Z	S	H	S	Y	V	R	I	N	J	R	L	K	I	L	H	T	K	J
J	D	S	J	K	I	G	O	N	K	F	V	E	H	G	A	S	J	W	I	X
U	E	N	G	B	F	L	T	I	M	Y	A	F	I	M	D	O	W	B	H	D
X	M	Z	X	G	O	E	X	N	R	O	L	R	D	X	G	F	I	H	H	U
W	R	A	I	K	S	M	W	W	O	N	N	A	G	B	Q	F	K	U	K	N
A	S	A	L	I	K	W	F	I	M	A	G	E	N	O	L	O	G	I	A	W
S	T	U	S	J	F	I	D	Q	R	P	Q	L	H	R	C	E	L	N	S	F
H	U	K	E	O	U	R	H	K	P	E	T	A	Z	P	F	E	M	H	L	Y
E	O	T	B	H	A	G	O	Z	J	X	P	Z	Q	H	S	G	P	H	A	F
L	P	G	Z	Q	S	O	L	B	L	R	E	J	W	A	D	P	I	V	W	K
W	J	W	B	U	W	X	L	B	J	W	E	N	F	G	S	T	Q	Y	B	L

RADIOGRAFÍA   CONTRASTE   TOMOSÍNTESIS

RAYOSX   IMAGENOLOGÍA   MAMOGRAFÍA

ECOGRAFÍADOPPLER

Gastrointestinal

C	P	U	D	Y	O	G	A	F	O	S	E	C	I	E	P	L	T	V
D	L	D	G	L	A	R	J	M	B	H	S	J	J	M	O	Z	I	H
K	R	N	I	B	N	N	U	R	U	R	M	P	A	Z	O	S	Z	
R	L	O	V	Q	F	P	E	Q	S	C	F	C	A	C	M	M	F	O
B	B	E	E	V	Z	A	J	H	B	Z	N	I	L	P	P	J	I	C
M	H	L	S	N	K	P	R	R	P	G	Y	O	N	P	S	G	W	K
U	W	I	I	X	O	E	F	P	W	D	B	X	M	S	A	T	S	R
H	K	A	C	H	W	T	V	X	I	A	A	A	C	W	F	U	Z	O
W	I	K	U	M	N	J	I	A	A	H	H	N	Z	M	B	I	X	P
F	C	X	L	X	B	U	Z	R	P	U	B	P	L	V	E	L	G	E
R	E	I	A	W	N	S	O	H	E	A	W	X	G	Q	G	A	Z	C
P	J	U	B	Z	K	O	D	J	N	P	K	W	J	T	S	S	L	U
L	F	U	I	Q	A	D	L	K	D	V	G	L	V	Z	K	Q	I	T
R	E	F	L	U	J	O	X	O	I	L	H	G	Z	J	E	W	Z	T
G	X	I	I	W	K	V	G	U	C	T	U	B	Z	C	N	W	I	G
A	K	R	A	I	F	C	M	S	E	K	U	V	D	I	X	X	B	R
R	V	T	R	S	P	B	S	I	T	Q	U	J	S	Z	V	W	H	O
L	P	L	A	A	Z	D	J	X	C	E	P	Y	B	T	X	O	K	S
Y	I	F	W	U	V	X	B	R	Q	H	B	D	T	V	B	P	A	W

COLON   **VESÍCULABILIAR**   **ESÓFAGO**
ÍLEON   **APÉNDICE**   **PERITONEO**
REFLUJO

Herramienta Cirugía

Z	F	F	B	B	Q	Z	X	B	H	F	B	W	G	Y	E	V	I	Y	L	C
P	Z	U	I	S	K	E	C	H	B	R	H	K	F	S	P	N	M	U	E	E
T	L	S	I	T	H	S	E	Z	L	A	W	R	Y	J	O	B	V	A	U	W
L	T	C	U	Q	Y	W	F	A	T	H	F	Y	F	U	M	P	D	D	B	F
Z	M	C	T	T	F	Y	L	B	I	O	X	K	R	N	E	T	W	K	G	K
P	E	U	C	T	U	F	W	U	J	A	M	E	Q	Q	Y	R	H	P	E	F
O	S	F	Y	E	N	R	S	G	E	L	V	S	F	J	I	W	I	L	S	V
A	K	Y	Q	L	I	T	A	T	R	O	P	G	U	Z	Y	N	S	B	P	G
O	K	L	O	E	A	B	Z	Z	A	G	S	S	O	Z	Z	F	C	I	D	H
U	A	O	A	C	I	T	A	T	S	O	M	E	H	A	Z	N	I	P	A	Q
L	J	A	S	T	G	S	B	D	S	V	B	S	O	Q	H	M	H	U	L	Q
Y	S	Y	I	R	S	R	Z	G	T	J	Y	D	C	L	R	M	M	M	V	P
O	A	K	T	O	W	H	R	D	S	E	M	X	Y	U	B	Q	I	L	S	E
P	O	I	Y	C	M	B	I	K	X	N	B	B	O	Z	K	U	I	D	N	P
X	T	I	Q	A	V	O	N	F	O	C	M	U	F	R	M	Y	C	B	Q	B
R	N	D	L	U	L	U	H	B	A	O	L	A	O	Q	T	H	V	J	X	A
S	U	K	R	T	A	Q	Y	I	P	E	L	R	L	I	T	S	A	L	D	O
F	T	S	Z	E	Q	Y	K	L	T	D	Y	H	I	A	W	X	U	B	M	E
L	Q	J	U	R	P	N	C	A	D	T	J	Z	E	U	M	V	N	Y	K	Q
E	D	P	K	I	N	G	A	J	B	Z	I	W	T	R	O	C	A	R	R	X
Y	U	H	K	O	E	R	H	T	E	R	A	H	T	L	I	Y	D	U	W	W

PINZA   **TIJERA**   **SUTURA**
ELECTROCAUTERIO **PINZAHEMOSTÁTICA** **TROCAR**
PORTATIL

Farmacología

X	L	V	R	P	U	H	P	K	H	Q	O	H	P	P	A	P	A	H
X	N	S	V	E	O	H	Y	F	J	F	F	B	S	V	I	K	C	M
C	Y	T	E	F	U	O	C	I	T	U	E	C	A	M	R	A	F	P
C	O	P	N	A	E	M	K	E	Y	H	H	A	U	P	T	F	I	H
G	H	M	C	R	C	V	O	Q	W	F	O	P	L	J	E	A	D	D
G	F	S	P	M	K	D	E	R	N	A	O	X	T	A	D	V	P	C
X	E	X	H	A	R	O	U	W	I	C	N	K	Y	I	M	K	O	W
O	W	N	D	C	T	S	G	Q	W	G	E	K	Z	O	W	R	B	U
G	U	I	E	O	F	I	I	U	A	W	H	H	Z	E	T	K	E	P
J	F	E	R	R	N	F	B	Z	F	N	L	P	R	W	U	Y	C	G
A	B	K	Y	C	I	I	M	I	D	S	W	E	C	S	R	L	A	F
P	Z	J	O	P	A	C	R	B	L	K	H	S	G	H	P	I	L	T
A	G	V	J	F	D	A	O	M	U	I	A	M	F	I	I	L	P	Q
P	Y	K	W	C	T	C	O	A	S	I	D	O	R	I	W	V	W	D
A	Y	P	W	E	U	I	S	A	J	M	F	A	N	P	Z	X	O	F
H	F	A	C	A	P	O	Y	A	T	N	J	C	D	V	I	Y	O	S
Q	G	E	J	S	X	N	R	O	J	V	Y	S	L	Q	R	B	L	J
F	R	J	W	L	I	W	V	Z	E	D	R	T	A	I	D	V	W	D
R	C	I	O	W	T	J	I	U	S	Z	Q	Y	W	B	D	S	R	A

RECETAR   DOSIFICACIÓN   FARMACÉUTICO
FÁRMACO   COMPATIBILIDAD   GENÉRICO
PLACEBO

Fisioterapia

B	T	I	M	Q	A	T	M	O	S	J	V	Q	D	N	K	V	C	H
M	Y	F	M	T	K	I	M	F	A	O	S	F	X	G	G	F	G	L
Y	O	Z	V	J	A	U	S	B	Y	P	Y	Y	L	G	S	A	S	K
F	D	A	B	H	X	I	H	M	P	J	N	Y	K	J	V	N	J	P
O	U	B	E	R	Y	V	P	K	C	U	O	Z	Q	P	Y	O	F	M
F	V	L	H	L	S	P	O	A	E	C	I	S	J	Y	O	I	U	U
N	H	X	U	K	S	A	D	V	R	J	C	R	R	D	D	C	D	T
L	Q	J	J	Q	T	C	O	B	W	E	A	Y	R	W	Q	A	U	E
I	Y	B	K	D	R	T	C	Z	U	H	T	E	G	C	Q	Z	S	R
W	R	W	B	V	O	N	F	M	D	P	I	O	P	A	O	I	M	M
R	U	A	V	B	K	R	T	W	B	H	L	C	I	S	B	L	Z	O
F	Y	B	N	D	Y	V	M	O	E	V	I	S	H	R	P	I	Y	T
B	F	U	L	D	B	N	S	Q	Q	L	B	M	C	J	C	V	H	E
Q	H	L	X	V	I	B	P	S	M	H	A	Q	A	J	D	O	E	R
C	Y	W	X	K	I	P	D	M	Z	M	H	C	Q	S	T	M	G	A
W	P	K	C	I	O	I	C	I	C	R	E	J	E	Q	A	X	Q	P
X	P	K	X	I	C	F	E	T	P	T	R	U	J	R	B	J	K	I
T	C	G	A	N	P	W	L	W	I	D	U	A	A	A	N	A	E	A
B	S	E	S	T	I	R	A	M	I	E	N	T	O	S	Q	L	K	H

REHABILITACIÓN   **EJERCICIO**   **MASAJE**
ESTIRAMIENTOS   **MOVILIZACIÓN**   **TERMOTERAPIA**
CRIOTERAPIA

Diagnóstico Imagen

Q	S	D	N	W	Y	R	Q	C	O	V	J	V	U	B	U	S	J	A	Q	M	E	U
Q	T	G	V	P	W	B	E	W	C	U	H	D	O	K	I	N	U	I	N	E	C	L
G	S	A	I	F	A	R	G	O	I	G	N	A	I	F	A	R	G	O	M	A	M	G
S	R	X	I	S	L	P	M	F	M	L	L	Z	G	U	G	I	P	J	Y	N	A	K
L	T	B	U	D	W	B	Z	F	G	V	A	J	E	Y	L	S	B	K	O	Q	Y	Q
K	V	S	K	Y	W	W	V	V	U	L	R	B	N	R	G	D	Z	H	E	F	N	C
O	T	J	M	Y	A	R	B	E	A	N	E	Y	S	V	G	H	L	U	T	S	H	D
J	P	G	O	B	I	K	P	V	R	X	C	U	T	F	B	F	Z	Q	D	V	B	B
W	T	E	M	B	P	E	K	I	J	X	L	I	I	Y	O	A	D	T	L	I	P	J
T	V	F	X	E	O	R	I	Q	G	J	T	L	O	B	N	M	U	A	N	M	T	Q
I	A	T	T	J	C	S	T	F	L	I	G	P	L	N	Q	J	T	F	U	M	F	N
G	P	B	E	K	S	R	C	O	N	K	G	X	P	G	A	L	N	G	H	E	X	V
R	E	L	P	P	O	D	O	D	I	N	O	S	A	R	T	L	U	O	F	X	A	Y
K	C	Y	I	W	R	I	X	A	E	P	Q	O	M	E	R	P	K	U	W	T	Z	G
O	E	J	G	F	O	M	T	J	V	P	G	L	R	W	Q	I	B	T	H	H	E	D
N	U	C	E	N	U	J	F	S	D	M	E	M	W	N	G	C	V	D	S	O	Z	L
E	T	I	F	X	L	W	W	U	M	M	O	M	S	X	D	T	X	I	J	T	Q	Y
U	Q	I	I	S	F	J	R	T	U	G	Q	R	L	D	W	Q	I	D	H	B	V	H
X	T	R	Z	K	X	X	D	Z	R	E	Y	K	Z	J	I	I	R	T	P	G	W	T
D	Z	O	E	S	Q	X	Z	A	G	S	J	D	I	V	W	K	F	Q	U	A	E	B
U	V	T	O	E	N	W	F	V	A	S	K	Q	K	I	D	W	V	X	N	V	W	E
E	E	W	W	X	J	I	T	C	I	Y	T	D	O	E	W	E	H	E	W	T	J	P
M	Z	Z	K	X	A	U	M	S	T	T	K	C	D	H	N	T	D	B	R	D	E	G

RMFUNCIONAL **PET** ULTRASONIDODOPPLER

ANGIOGRAFÍA **TERMOGRAFÍA** MAMOGRAFÍA

FLUOROSCOPIA

Nutrición

I	N	G	H	A	U	M	V	A	H	M	I	P	F	A	O	O
Z	F	G	I	F	K	I	Y	M	W	L	D	Y	P	A	L	L
N	P	Z	B	G	O	J	N	Y	I	S	K	F	W	V	Z	A
Z	C	B	C	R	W	W	F	B	H	T	B	B	G	J	I	N
E	H	O	M	A	U	K	I	W	A	S	B	R	F	R	X	K
A	O	Q	J	S	R	U	T	O	P	H	D	X	O	O	J	X
Z	P	O	C	A	X	B	L	W	R	D	E	L	E	I	L	B
U	X	C	A	N	T	I	O	X	I	D	A	N	T	E	Q	V
S	N	V	H	I	M	Z	F	H	C	C	E	V	B	U	V	Q
I	Q	X	H	E	E	T	N	E	I	R	T	U	N	W	T	O
Y	E	T	A	T	F	Y	C	C	R	D	N	W	O	Y	L	W
D	M	N	Z	O	K	U	C	B	N	H	R	X	K	K	P	W
O	S	E	A	R	B	I	F	X	H	X	D	A	N	W	B	C
X	C	R	P	P	V	K	X	G	W	R	L	W	T	S	J	B
M	O	T	F	E	T	R	Z	L	U	R	H	L	E	O	Y	N
B	V	V	A	E	T	L	C	G	L	U	J	L	J	G	H	T
I	F	F	R	G	B	T	D	D	R	A	K	S	H	W	M	L

NUTRIENTE   CALORÍA   **ANTIOXIDANTE**
PROTEÍNA   CARBOHIDRATO   **GRASA**
FIBRA

Enf. Sist. Inmune

O	S	J	Y	V	Z	G	R	E	W	R	Q	H	F	Y	V	J	N	F	W	K	C	Z
Z	K	X	V	M	D	O	J	T	H	C	I	W	G	M	J	O	I	I	J	R	S	A
F	P	M	Q	B	C	X	O	Q	M	U	H	J	C	P	G	F	E	P	S	X	P	W
D	S	B	R	X	Q	U	N	P	K	V	V	L	L	S	M	L	N	I	J	G	C	U
T	Z	L	X	C	S	S	L	D	K	U	Q	D	C	X	A	T	O	Y	D	Z	I	N
I	H	X	Z	P	Q	C	P	L	Y	V	T	H	G	U	X	N	X	S	S	H	H	J
V	V	S	W	U	Z	T	Z	P	Z	T	O	H	J	D	M	C	T	N	B	I	B	S
H	C	S	N	G	D	B	S	U	S	C	P	F	C	P	Z	Y	V	S	K	A	S	N
R	G	C	Y	E	E	O	I	P	H	Z	I	B	A	R	M	M	I	X	Y	D	H	H
V	C	Z	O	K	R	L	O	A	L	S	O	C	X	F	Z	E	I	W	A	N	F	R
M	D	N	P	I	M	G	A	J	U	E	T	B	W	S	O	G	D	B	D	N	U	T
U	H	X	A	A	A	E	O	Q	P	B	P	T	V	Y	Q	O	D	L	X	P	W	E
N	R	S	Y	F	T	O	A	J	U	V	T	B	T	O	X	Y	Q	K	O	Y	O	E
M	I	C	N	J	O	I	C	N	S	L	R	S	W	N	L	Q	P	D	O	W	Q	D
S	Y	X	X	S	M	N	P	P	S	E	S	X	Y	K	C	N	Q	M	A	V	Y	W
M	E	N	P	J	I	L	P	V	I	D	M	V	F	I	H	S	A	D	H	J	P	J
B	Z	K	L	Y	O	N	N	F	D	J	Y	O	R	O	O	V	X	X	N	E	S	W
I	A	R	H	E	S	X	P	M	K	H	X	Y	R	F	Y	J	S	R	O	W	Q	G
Q	U	O	E	S	I	J	Z	E	A	P	C	C	S	D	G	C	K	L	B	R	Z	B
X	X	J	X	T	T	E	M	Q	E	G	A	C	C	P	N	G	L	U	Q	J	A	G
B	F	A	E	D	I	O	T	A	M	U	E	R	S	I	T	I	R	T	R	A	K	N
N	T	Y	Z	I	S	R	I	N	H	V	K	R	L	M	S	R	S	E	A	W	B	E
K	H	B	Y	A	R	A	M	O	Z	G	X	Q	J	Q	X	Q	L	I	X	O	D	K

LUPUS
PSORIASIS
DERMATOMIOSITIS

ARTRITISREUMATOIDE
SÍNDROMESJÖGREN

ELA
CROHN

Trat. Alternativos

D	C	F	D	V	B	G	M	D	I	T	C	F	H	K	C	L	Q
S	B	D	U	X	Q	P	T	K	W	I	B	G	N	X	X	A	X
X	S	M	C	B	S	X	R	S	E	J	K	I	C	O	N	D	A
Z	I	N	R	T	B	J	Y	L	J	F	V	O	T	W	L	E	C
K	P	J	A	G	D	X	L	X	S	P	J	D	F	K	M	O	U
N	A	M	Y	T	A	C	G	B	T	W	D	B	E	H	D	K	P
Z	M	D	R	Q	L	A	C	I	V	G	B	O	G	B	O	U	R
V	S	N	R	G	L	R	G	M	Z	Y	D	I	W	O	M	P	E
Y	N	M	N	D	V	O	Q	N	G	O	T	H	A	P	E	R	S
B	F	C	N	C	Q	M	B	C	T	L	M	C	A	X	V	X	I
I	A	E	A	I	P	A	R	E	T	O	C	I	S	U	M	K	O
K	C	R	O	M	O	T	E	R	A	P	I	A	A	R	I	C	N
E	V	M	Z	J	E	E	K	J	F	F	P	T	K	E	E	A	P
Q	U	I	R	O	P	R	A	X	I	A	L	O	R	M	Q	B	O
P	A	B	O	R	J	A	W	J	D	R	G	F	L	I	D	N	L
Q	O	Y	F	Y	R	P	Y	M	I	A	P	O	K	K	J	G	H
Y	A	M	I	C	O	I	I	A	Z	C	J	H	I	U	O	W	J
A	X	X	P	H	W	A	Q	E	P	T	I	O	N	A	P	V	I

ACUPRESIÓN   AROMATERAPIA   REIKI
CROMOTERAPIA   MUSICOTERAPIA   QUIROPRAXIA
TAI CHI

Sistema Renal

I	W	U	A	X	I	O	S	O	Y	J	B	G	J	Y	T	D	R
Q	K	Y	M	I	M	Y	D	K	R	J	F	C	S	J	Z	N	O
Q	G	N	P	C	C	V	Q	R	U	D	R	L	S	F	S	A	Z
S	K	Y	S	E	M	N	O	R	F	E	N	A	N	U	N	L	Y
T	A	I	W	V	G	P	E	Q	X	E	F	N	K	E	L	M	E
Q	M	L	H	M	G	L	C	I	P	N	P	E	R	H	U	Y	U
F	Z	E	K	G	U	D	O	D	C	T	P	R	L	O	Y	E	A
H	C	N	H	L	Y	L	K	M	D	I	B	O	G	D	R	U	F
S	T	G	W	X	G	T	P	V	E	C	F	L	X	S	P	I	K
D	B	T	V	V	C	Q	Q	R	I	R	Q	U	Y	D	L	Y	Y
B	X	A	W	N	Q	J	E	V	N	D	U	C	S	T	R	H	D
H	Q	C	R	C	J	N	J	S	Z	I	P	L	R	N	E	E	O
Y	H	E	U	T	D	O	T	I	W	A	R	A	O	I	I	U	U
K	G	V	T	G	E	Q	F	W	L	L	C	C	H	B	E	V	K
P	W	Y	K	U	N	R	L	J	X	I	H	Y	I	X	V	G	R
Q	Y	T	Z	T	C	R	U	R	O	S	D	T	O	K	J	S	Y
V	R	J	K	I	K	T	Z	N	S	I	H	S	F	S	P	I	R
R	T	S	W	M	M	I	X	Q	Y	S	D	R	F	Z	B	K	T

NEFRÓN   URETRA   GLOMÉRULO
CÁLCULORENAL   INSUFICIENCIA   DIÁLISIS
FILTRACIÓN

Investigación

P	O	U	Y	C	D	M	P	I	Y	N	R	D	P	P	J	W	N	F	K	Q	R
A	H	B	K	A	Z	G	S	T	D	A	W	O	U	A	E	U	U	Q	X	A	H
F	C	W	N	N	V	C	V	K	H	O	U	U	B	U	L	Y	A	J	O	N	W
F	Y	I	K	U	O	S	D	Q	I	T	C	C	L	M	B	F	E	V	H	X	U
M	E	M	T	P	A	Q	Y	I	O	E	X	L	I	H	U	N	V	C	F	K	H
O	Z	E	Y	E	Y	Q	O	E	L	R	G	C	C	R	F	I	R	S	B	H	D
M	O	D	E	L	O	A	N	I	M	A	L	S	A	O	Y	U	R	R	Z	B	Q
Y	K	I	I	G	T	I	O	I	T	P	N	Y	C	D	X	L	B	N	V	J	J
X	H	C	E	R	D	I	B	W	U	I	E	X	I	B	P	D	L	O	H	K	P
G	L	I	U	I	H	I	T	Y	U	A	C	T	O	E	W	W	B	D	W	A	P
B	Y	N	K	P	A	R	I	F	A	G	A	C	N	B	H	X	C	R	Y	H	A
X	X	A	U	E	T	Y	P	T	U	E	I	P	G	U	C	M	X	K	V	T	C
Z	V	P	L	V	F	Z	P	X	I	N	I	P	T	E	W	M	N	N	R	H	U
O	J	R	Y	Q	M	Z	G	U	I	I	D	E	J	N	N	B	N	E	C	Y	M
L	E	E	P	Q	Q	P	Y	L	C	C	J	A	O	I	J	O	B	Q	Z	Y	B
K	E	C	C	Q	Y	I	C	H	V	A	S	K	J	V	M	J	M	C	I	V	A
F	R	I	X	M	C	O	G	M	C	I	C	S	O	I	K	Z	I	I	W	I	E
V	U	S	J	L	Y	U	M	O	T	V	S	H	V	J	D	U	I	E	C	Z	U
D	M	I	I	A	B	X	F	P	E	T	Z	R	O	D	O	I	W	Q	M	A	L
N	Z	O	S	G	Z	A	P	X	H	E	D	Q	J	I	K	B	G	C	C	Y	V
U	S	N	Z	W	V	W	Y	M	S	X	S	H	A	O	F	R	Z	N	Q	Q	V
Q	E	R	B	D	I	V	B	M	J	G	R	O	R	E	W	V	Z	I	N	U	I

ENSAYOCLÍNICO   PUBLICACIÓN   MODELOANIMAL
BIOÉTICA   GENÓMICA   TERAPIAGÉNICA
MEDICINAPRECISIÓN

Geriatría

B	D	C	J	F	B	Y	M	B	A	F	Y	A	D	R	E	O	W	H
P	H	K	U	I	K	B	T	O	I	V	C	S	A	A	U	L	J	Y
V	H	I	S	R	Z	F	R	A	G	I	L	I	D	A	D	A	E	V
X	L	B	S	D	F	R	M	H	O	V	I	N	A	G	H	P	E	D
I	D	R	F	E	V	E	B	W	L	O	S	R	I	V	F	K	O	P
Z	J	T	B	B	Q	I	I	Z	O	F	P	E	C	H	V	T	O	O
F	F	T	O	J	Z	Y	N	S	T	D	P	B	N	S	A	A	L	L
J	H	Q	M	I	X	H	C	R	N	V	H	Z	E	L	M	D	K	I
Q	I	B	N	L	R	M	O	L	O	T	Q	O	M	I	H	W	U	F
Q	N	R	Z	B	E	B	N	W	R	T	Z	K	E	K	Z	T	F	A
R	C	G	G	I	S	Z	T	N	E	H	D	V	D	C	C	X	J	R
Y	L	S	K	V	I	I	I	M	G	J	Z	K	I	S	L	S	N	M
Q	R	C	E	F	D	O	N	W	Y	D	L	P	G	O	T	K	R	A
I	K	X	W	K	E	Q	E	W	Z	O	Y	R	J	W	D	B	F	C
R	Y	G	R	W	N	Q	N	S	B	R	B	E	M	F	K	Y	R	I
C	S	G	D	U	C	T	C	P	Z	R	C	T	L	T	I	X	P	A
E	O	T	N	E	I	M	I	C	E	J	E	V	N	E	W	R	I	I
I	L	J	W	E	A	A	A	J	D	R	S	I	I	P	Z	R	L	E
G	B	B	E	X	Z	N	L	N	X	Y	Y	L	B	D	N	S	Y	A

GERONTOLOGÍA   **DEMENCIA**   **POLIFARMACIA**
INCONTINENCIA   **FRAGILIDAD**   **RESIDENCIA**
ENVEJECIMIENTO

Oftalmológia

Q	N	K	J	W	H	D	R	O	R	O	Z	H	V	C	Y	O	J
G	T	Q	C	U	F	H	F	B	H	M	K	U	T	V	C	Z	E
G	W	P	Y	Y	W	W	S	C	B	K	V	P	M	A	I	B	E
P	P	Q	Y	P	A	H	J	B	B	E	H	U	T	V	X	H	S
R	Y	Y	R	B	V	N	H	K	I	A	A	V	Q	I	U	F
E	B	L	E	F	A	R	I	T	I	S	R	H	F	T	A	Y	L
I	O	G	S	A	K	B	I	Z	R	A	F	H	D	Q	N	M	Z
M	J	W	T	I	J	S	J	Y	T	X	T	M	U	N	U	U	X
X	R	J	R	M	K	H	T	A	O	L	E	D	Q	F	A	J	A
A	X	L	A	K	U	T	S	T	I	N	I	M	F	J	A	A	Z
R	R	Z	B	X	N	W	M	Y	K	A	L	K	O	B	M	C	E
L	J	R	I	D	R	E	X	U	Y	O	F	J	P	Z	O	K	U
K	O	U	S	I	T	I	V	I	T	N	U	J	N	O	C	O	C
I	X	Q	M	A	X	W	C	I	Q	U	Z	L	C	R	U	I	Y
A	I	P	O	I	M	C	O	M	U	I	B	W	N	G	A	D	K
W	N	X	Z	Y	N	O	B	I	M	H	D	G	U	D	L	H	D
K	I	J	N	I	H	V	U	K	H	Z	S	X	E	N	G	Y	V
B	A	R	V	F	R	Z	F	L	C	N	F	J	F	I	T	A	H

CATARATAS   **GLAUCOMA**   **MIOPÍA**
CONJUNTIVITIS   **ESTRABISMO**   **BLEFARITIS**
UVEÍTIS

Cánceres Comunes

W	I	V	U	V	R	J	B	D	N	P	Z	K
J	B	F	T	H	A	Y	U	F	R	H	S	C
N	J	L	T	Q	S	J	L	J	E	A	O	H
T	L	W	I	N	G	D	P	A	E	T	L	H
P	N	C	K	O	Z	I	I	R	D	A	G	X
H	K	N	Y	M	E	K	C	Z	A	T	L	J
O	U	N	I	L	M	N	X	M	H	S	Y	Z
B	G	O	M	U	A	T	T	I	T	O	Q	X
Y	G	L	Y	P	H	X	O	V	A	R	I	O
T	H	O	C	J	T	M	I	T	N	P	R	W
X	I	C	T	V	X	A	M	A	M	B	F	I
G	K	E	M	K	J	S	V	F	T	F	G	U
Q	E	A	X	G	A	I	E	G	H	R	B	H

MAMA   **PRÓSTATA**   **PULMÓN**
COLON   **OVARIO**   **PIEL**
PÁNCREAS

Medicina Deportiva

I	U	K	T	P	K	S	A	V	B	Q	E	Z	L	I	H	U	L	B	U	O	U
S	X	I	V	R	G	H	C	A	I	N	R	D	T	S	S	D	I	Z	K	K	G
N	O	I	S	E	L	I	J	C	K	K	Z	E	X	X	P	Z	J	U	N	S	O
A	Q	N	V	P	S	W	X	Y	S	R	H	J	S	C	G	T	Z	N	Y	L	M
V	D	U	C	A	U	G	H	U	K	I	W	A	S	I	Q	R	W	E	U	K	U
C	G	U	G	R	R	U	T	D	C	Z	J	P	P	M	S	D	G	L	B	Y	O
X	I	X	X	A	G	L	A	O	D	W	H	O	X	N	L	T	D	D	W	I	W
M	E	D	S	C	Q	K	T	B	Q	M	Q	D	O	X	T	Y	E	V	F	Z	T
F	U	B	S	I	F	Z	B	E	E	C	E	I	M	M	W	B	J	N	H	R	K
T	F	J	T	O	K	E	I	L	J	L	C	L	K	H	N	H	C	Y	C	T	U
A	T	V	Z	N	B	N	U	N	Y	A	I	P	A	R	E	T	O	I	S	I	F
E	L	N	B	F	P	O	S	H	T	D	I	E	R	V	C	N	K	E	M	G	A
X	L	Q	D	I	W	I	S	I	P	B	Q	A	S	Y	Z	O	P	I	Z	T	Y
F	M	T	W	S	S	C	L	F	J	C	C	E	B	O	F	Y	F	C	I	P	J
Y	T	W	J	I	D	I	R	F	J	K	X	U	Z	E	A	W	M	B	M	Q	Y
F	Q	N	W	C	B	R	S	L	J	O	F	U	R	H	K	E	P	Q	L	N	R
B	A	I	B	A	Y	T	V	F	D	Z	H	H	P	R	O	I	O	S	H	A	L
W	S	O	H	O	V	U	A	B	Q	G	G	L	M	A	F	D	I	D	I	E	X
I	T	E	K	E	A	N	D	C	B	T	O	B	K	D	M	S	D	F	I	X	R
H	R	D	V	N	B	H	L	U	O	M	N	S	M	L	V	D	H	F	C	L	A
C	D	W	M	B	I	X	Q	R	D	C	B	L	W	W	H	M	O	B	H	K	I
C	E	R	U	T	B	Y	E	J	W	E	M	J	O	T	H	S	X	S	E	L	P

LESIÓN
DOPAJE
RESISTENCIA

REHABILITACIÓN
PREPARACIÓNFÍSICA

FISIOTERAPIA
NUTRICIÓN

Cardiología

Y	V	G	M	J	H	J	W	W	Y	Q	H	R	B	I	R	J	Z	Z	K	M	S	X	C
P	L	I	X	Z	K	P	X	L	K	M	P	G	V	Q	P	I	H	Q	Q	O	Q	N	W
G	F	E	T	E	L	J	X	Z	E	I	E	S	T	U	W	O	H	J	J	S	G	Q	S
O	C	X	C	C	L	X	U	O	X	E	L	K	T	M	L	X	N	O	J	V	V	E	N
E	J	U	N	B	V	E	V	J	N	U	J	K	N	T	V	P	I	F	B	W	W	W	D
J	Z	S	C	G	B	P	C	C	S	E	S	T	E	N	O	S	I	S	X	T	J	N	I
W	F	B	O	D	I	N	H	T	M	Q	F	R	Z	K	G	S	Y	K	P	O	F	J	K
F	I	C	S	K	T	O	C	M	R	W	E	Q	W	V	J	J	R	W	J	A	O	G	G
F	J	P	A	O	A	R	V	D	L	O	A	S	B	T	D	R	W	D	Q	W	U	T	T
L	R	J	M	T	Q	S	A	V	A	U	C	M	W	H	S	V	H	B	A	Y	V	Y	R
B	F	I	B	E	U	R	S	I	V	U	I	A	G	C	L	K	B	L	A	W	U	C	C
G	K	X	B	J	I	J	L	W	T	T	X	H	R	Z	B	A	V	M	O	Y	U	M	S
H	U	K	K	F	C	X	D	Y	F	S	R	F	M	D	J	A	O	I	A	L	W	P	N
C	N	U	K	Q	A	U	M	O	G	L	A	F	I	L	I	J	F	O	J	A	Y	C	S
B	H	W	T	F	R	O	T	F	C	R	Z	L	F	E	K	O	E	C	Y	O	P	Y	G
S	L	H	P	R	D	J	E	C	L	K	N	L	P	H	S	G	G	A	E	G	S	J	Y
J	S	A	E	K	I	H	Y	Z	A	L	M	M	Z	O	I	P	R	R	F	S	M	F	T
S	V	X	B	T	A	H	D	S	W	B	M	L	W	W	I	M	R	D	A	N	Q	N	X
T	H	X	L	X	I	P	V	E	U	C	P	S	L	I	M	G	B	I	G	F	P	D	U
U	U	T	X	Q	N	O	R	G	O	K	R	P	U	V	V	C	N	O	F	C	I	Z	X
Z	E	Y	Z	N	B	B	C	C	K	L	B	Y	L	R	U	D	C	A	U	P	G	A	E
D	D	T	K	C	E	N	I	M	I	U	Z	J	S	K	M	F	T	G	Z	U	B	M	T
N	W	E	H	C	A	Z	E	M	R	I	N	S	U	F	I	C	I	E	N	C	I	A	D
J	N	A	U	M	V	P	A	T	U	E	F	T	E	W	D	K	V	S	G	P	U	P	G

Electrocardiografía   **Miocardio**   **Taquicardia**
Insuficiencia   **Estenosis**   **Holter**
Angioplastia

Patologías Sangre

Q	R	Y	O	S	E	A	R	U	P	R	U	P	N	P	P	V	L	M	J
J	A	N	I	O	L	K	B	W	O	I	D	X	E	N	A	R	N	Z	I
T	X	T	T	R	L	I	G	S	L	O	O	F	Y	Z	T	L	Z	L	B
O	S	M	R	B	R	E	I	E	I	J	L	K	O	M	D	P	X	G	K
S	M	C	U	O	L	R	V	M	C	U	B	H	G	H	O	L	V	J	U
Z	J	Z	H	G	M	G	F	B	I	X	D	C	K	J	Q	T	X	Y	A
A	R	V	F	L	N	B	D	C	T	E	X	V	L	B	L	Z	T	M	A
F	Y	X	O	Y	D	O	O	H	E	K	H	S	C	A	M	A	N	I	C
A	U	X	D	T	Y	H	I	C	M	B	X	C	Z	I	I	H	Q	D	K
M	T	D	N	M	G	I	N	C	I	Y	U	E	V	M	U	E	I	R	W
J	L	P	C	G	Y	D	O	J	A	T	R	H	E	E	O	M	C	S	T
O	X	B	X	J	L	H	O	U	Q	L	O	C	O	N	H	O	Q	S	C
T	F	C	M	O	A	A	T	U	Q	N	U	P	W	A	U	F	G	K	S
X	Z	I	D	M	P	H	X	K	Y	E	X	G	E	P	K	I	Y	R	H
Y	C	F	H	W	O	J	Y	X	L	A	W	M	A	N	E	L	W	H	L
R	A	C	K	V	R	J	W	C	W	K	K	D	V	O	I	I	R	W	I
Q	B	S	Y	E	J	S	U	O	Q	G	U	R	D	D	C	A	W	L	H
A	P	D	U	Y	Y	E	G	K	V	G	F	C	W	J	E	D	V	L	P
P	N	U	D	X	E	F	Z	O	T	U	U	S	A	I	L	A	V	Z	B
K	A	G	C	X	F	D	A	Q	T	C	F	H	G	F	P	J	O	X	D

Anemia   **Leucemia**   **Trombocitopenia**
Hemofilia **Púrpura**   **Policitemia**
Coagulación

Traumatología

F	E	R	U	L	A	I	P	O	C	S	O	R	T	R	A	P
K	P	Z	E	N	B	K	O	U	E	T	X	U	L	O	H	E
K	W	T	L	R	P	I	S	J	F	L	Z	E	V	O	D	P
E	T	M	B	L	F	U	T	R	U	E	X	X	N	P	A	E
S	P	M	I	Y	J	L	E	O	F	Y	O	O	R	K	Q	I
F	V	B	S	E	S	F	O	P	G	A	I	F	L	F	Y	J
D	N	P	Q	H	H	N	P	A	S	C	X	R	L	R	G	X
D	A	R	A	R	J	H	O	P	A	U	L	A	K	F	I	W
N	K	U	O	X	V	Y	R	C	E	E	U	C	O	V	D	H
O	W	E	B	B	M	K	O	G	G	M	W	T	L	N	T	L
Z	H	D	W	P	K	L	S	A	X	R	N	U	K	N	Z	W
I	Y	Z	Y	E	S	O	I	Z	G	E	T	R	J	N	P	Y
G	Y	D	I	I	X	U	S	P	M	S	N	A	A	V	Q	I
W	O	F	D	S	O	W	D	A	Z	B	P	T	L	H	U	C
O	R	T	E	S	I	S	G	Y	X	V	B	N	H	L	M	P
R	J	C	J	H	S	I	M	F	C	C	Z	C	Y	I	G	H
R	Z	W	Z	Z	L	Y	S	U	X	I	R	M	Y	J	A	M

Fractura   Dislocación   Férula
Osteoporosis   Artroscopia   Ligamento
Ortesis

Cirugía Bariátrica:

O	C	P	B	L	Q	I	M	M	Y	F	S	D	X	D	O	N	T	R
B	T	J	A	N	A	X	D	E	Z	G	Y	T	U	E	U	A	D	R
T	I	T	U	I	N	P	F	I	C	C	W	J	N	R	S	J	U	B
T	R	D	R	K	M	B	A	H	V	C	Q	N	Z	E	K	I	V	I
N	I	Z	L	A	F	O	U	R	I	B	P	W	X	V	Q	S	H	A
Y	W	O	N	C	Y	X	T	N	O	G	Y	M	A	I	L	M	V	L
F	H	W	T	I	Y	P	W	C	S	S	V	J	K	S	Z	M	Y	Q
F	M	E	W	R	X	H	H	U	E	T	C	J	R	I	T	X	V	N
Z	E	K	V	T	A	M	W	X	P	R	I	O	J	O	G	M	N	E
Q	T	I	S	S	F	G	Y	U	E	F	T	F	P	N	F	X	T	V
N	A	C	Z	A	Z	A	Q	T	D	X	D	S	Y	I	Q	B	K	T
R	B	E	Z	G	T	U	U	Q	A	F	Y	J	A	N	C	Y	D	X
X	O	W	X	A	I	X	J	G	D	A	C	K	K	G	Q	A	R	D
V	L	X	F	G	H	G	G	A	I	B	Q	B	R	K	B	X	K	S
O	I	J	B	N	U	W	T	W	D	L	D	S	B	P	A	Q	C	Z
B	C	F	C	A	X	Y	Z	U	R	R	I	W	T	S	T	M	S	F
W	A	L	G	M	N	E	R	Y	E	P	A	C	A	T	E	E	N	F
O	T	Y	Y	W	L	W	P	R	P	U	P	Y	Y	B	P	A	B	N
K	Z	M	J	O	C	I	R	T	S	A	G	S	S	A	P	Y	B	X

BypassGástrico   MangaGástrica   Gastrectomía
DeRevisión   Metabólica   Laparoscópica
PérdidaDePeso

Dermatología

R	S	F	P	K	W	V	X	I	S	O	N	M	O	F	Y	I	H
L	K	W	V	M	B	C	W	M	S	E	N	L	T	B	A	U	P
M	L	S	Y	G	A	M	M	M	I	G	T	L	L	N	L	L	Q
J	I	O	N	S	Z	E	W	Q	S	Y	T	T	W	W	E	H	M
Y	S	F	T	P	Q	Y	N	S	O	A	I	A	J	S	Q	L	R
U	R	I	W	Y	M	I	N	C	T	R	M	K	I	C	P	D	R
E	Y	K	T	Y	M	F	E	B	A	J	V	O	B	B	I	A	G
R	V	P	H	I	W	N	H	J	R	B	N	I	N	A	H	P	G
X	K	I	N	Z	T	J	M	L	E	C	B	J	J	A	X	S	C
D	J	J	U	F	A	A	F	R	U	L	N	P	M	P	L	C	K
E	N	E	Q	P	O	K	M	T	Q	N	L	E	Y	D	Y	E	W
H	C	Y	T	Z	T	R	A	R	A	P	C	E	M	A	T	V	M
V	K	J	P	L	E	N	M	H	E	C	G	H	R	W	T	I	M
X	Z	O	X	N	E	T	L	S	E	D	K	H	M	M	I	Y	E
C	E	Q	S	A	G	M	S	H	Y	H	U	W	H	Z	W	Q	C
I	P	P	H	M	L	W	C	K	U	U	C	O	I	T	V	B	K
P	N	S	D	F	R	J	T	B	O	Z	L	M	V	L	H	G	W
K	O	A	I	R	A	C	I	T	R	U	O	E	Z	O	D	O	P

Melanoma   **Eccema**   **Urticaria**
Queratosis   **Acné**   **Dermatitis**
Lesión Cutánea

Efectos del Estrés

S	E	U	W	J	U	E	U	I	A	T	Q	R	R	M	C	V	N	W	Y	G
O	P	R	F	C	F	L	S	T	P	H	Y	A	H	B	X	G	I	Y	V	O
E	Y	M	V	Z	E	R	V	T	V	M	W	K	S	H	C	G	E	N	G	O
E	Q	K	M	J	T	P	P	P	M	H	X	I	D	I	A	B	Q	R	B	J
Z	N	Q	G	T	I	R	P	H	V	R	B	D	H	I	C	X	F	M	D	S
E	I	R	U	H	X	Q	Q	T	I	K	A	O	N	R	V	Q	U	F	I	P
F	V	N	O	I	S	E	R	P	E	D	U	L	J	B	L	G	P	G	C	R
L	K	J	S	L	T	V	N	U	K	Q	J	O	X	Z	G	Q	M	I	L	C
E	I	V	R	O	X	Q	A	U	R	P	U	R	Q	Y	H	J	J	U	C	H
F	N	I	A	E	M	X	G	M	M	G	Y	D	L	Q	E	V	R	M	W	I
C	M	X	O	A	G	N	Y	I	P	N	S	E	L	B	K	K	R	U	P
J	Q	H	N	S	N	V	I	M	Y	S	I	C	Y	S	G	E	T	Y	W	E
Z	W	Z	Q	H	L	S	B	O	I	A	S	A	E	G	S	D	N	H	C	R
Y	U	U	M	S	G	W	I	U	J	N	U	B	M	X	O	O	Y	N	G	T
Q	L	O	Z	C	C	J	C	E	D	S	V	E	M	E	B	L	N	C	Z	E
F	C	L	Y	V	F	E	W	E	D	S	T	Z	E	R	T	X	Z	C	W	N
Y	R	A	K	V	Z	A	B	Q	A	A	Y	A	E	F	X	S	X	P	J	S
D	Q	G	W	Z	A	F	O	Z	X	F	D	K	T	B	Y	P	I	G	Y	I
R	L	Y	U	L	C	E	R	A	S	G	A	S	T	R	I	C	A	S	F	O
G	I	E	D	B	N	N	K	Z	U	U	T	L	M	X	D	O	X	O	O	N
U	R	D	C	G	T	K	L	D	X	M	A	E	F	I	H	I	K	F	N	F

Hipertensión   Insomnio   ÚlcerasGástricas
Depresión   Ansiedad   SistemaInmune
DolorDeCabeza

Cirugía Plástica:

F	R	Q	P	A	Y	X	P	J	U	Z	J	U	F	J	J	U	D	N	N	L	A
B	G	U	U	L	R	F	C	U	E	G	V	X	G	Z	C	M	Y	F	L	K	H
S	L	R	V	T	I	C	D	M	X	N	C	Q	D	M	X	U	Q	U	F	E	R
E	O	E	N	F	C	P	I	L	M	R	N	B	L	K	E	N	J	C	N	Q	V
R	M	E	F	Y	J	D	O	M	D	Y	B	J	K	R	L	X	L	Y	N	T	R
E	A	U	I	A	X	Y	E	S	H	K	S	B	C	J	A	S	I	Q	F	V	K
P	A	Z	Y	H	R	O	P	N	U	O	X	Y	V	B	Z	P	F	I	Z	R	D
V	Y	C	D	R	U	O	C	S	U	C	L	Y	D	T	T	U	T	J	O	Y	H
M	D	W	A	Z	K	Y	P	R	U	M	C	O	U	N	P	M	I	I	Z	R	Q
L	H	N	Z	F	S	S	A	L	X	J	M	I	P	R	D	E	N	L	A	J	H
P	O	K	V	T	L	Z	P	K	A	I	U	W	O	U	I	A	G	X	B	C	L
P	S	J	Y	Z	V	Q	T	F	N	S	A	O	Z	N	G	A	F	U	A	D	I
U	C	K	P	Y	W	M	H	O	V	L	T	Y	M	V	W	P	A	V	I	L	C
T	T	K	C	Q	F	L	P	Z	J	P	B	I	C	N	V	V	C	Y	T	U	V
S	W	D	I	M	P	L	A	N	T	E	S	M	A	M	A	R	I	O	S	E	S
J	J	F	B	J	A	W	K	B	Z	O	P	P	Y	Z	E	Q	A	N	A	Q	M
F	A	I	T	S	A	L	P	O	N	I	R	C	A	I	T	U	L	K	L	H	K
H	X	E	T	R	X	O	V	W	D	O	M	L	L	S	W	P	F	T	P	K	H
X	S	I	Q	O	P	D	R	S	A	T	S	W	P	Q	Y	W	S	N	O	G	C
Q	A	B	T	W	K	U	M	F	B	H	T	N	M	D	V	F	G	I	T	B	D
E	G	R	H	C	M	O	C	S	G	Y	F	D	Y	L	I	Q	P	M	O	J	T
O	N	W	B	S	Y	A	G	T	U	W	R	P	B	I	N	Q	Z	F	K	Q	L

Rinoplastia   LiftingFacial   Abdominoplastia
Liposucción   ImplantesMamarios   Blefaroplastia
Otoplastia

Sist.Tegumentario:

Y	A	W	G	J	V	K	E	L	Q	O	T	D	T	Y	G	P	W	S	O
E	A	G	O	L	Z	E	B	J	T	U	Z	H	E	B	X	M	J	P	K
F	F	U	S	W	A	S	C	S	D	T	X	G	F	R	W	U	X	C	H
N	Q	Z	O	H	J	N	W	T	W	L	V	I	X	F	M	G	I	K	C
Y	G	N	L	H	Z	U	D	A	C	F	H	W	Z	N	B	I	L	T	Y
X	M	E	I	R	N	Z	F	U	J	G	K	B	C	Z	K	B	S	C	H
S	W	O	P	Y	B	S	B	Q	L	V	X	Z	J	F	D	C	B	L	I
V	S	H	O	I	K	O	V	D	E	A	N	T	H	O	J	V	D	A	D
Z	D	S	L	R	D	H	L	S	C	M	S	X	L	Y	I	C	T	S	N
F	U	L	M	S	E	V	B	M	P	A	E	V	J	P	L	G	Z	V
S	N	Y	C	D	T	V	R	O	C	C	P	E	B	R	Z	G	Y	S	K
Q	A	N	I	N	A	L	E	M	I	A	I	H	W	A	U	Z	S	E	Z
T	W	H	L	Y	B	Q	J	H	I	O	V	L	W	T	C	C	K	Z	M
H	I	O	O	E	R	Y	Z	C	W	S	F	O	E	G	Y	E	S	H	J
Y	P	J	F	L	Z	E	F	U	Z	C	L	Z	A	Y	B	H	A	T	O
I	D	U	Z	D	K	Z	F	D	Z	D	E	S	V	Q	P	Y	S	B	E
A	G	E	Q	C	S	X	C	S	B	T	D	E	Y	V	Y	E	F	X	H
A	R	G	L	J	K	Y	G	H	S	V	Z	V	V	G	V	X	T	F	Y
E	U	W	U	C	V	U	A	N	R	I	L	K	U	A	D	X	U	R	K
A	H	V	M	O	J	E	B	L	C	R	T	D	B	J	L	S	R	X	Q

Epidermis   **Dermis**   **FolículoPiloso**
GlándulaSebácea   **Melanina**   **Pelo**
Una

Medicina Emergencia

C	T	Y	C	F	X	A	W	T	Y	R	C	P	R	K	C	J	B	P	Q	B
O	O	F	U	S	L	E	P	W	W	Z	M	B	H	W	G	P	V	R	E	W
N	Q	O	F	V	J	L	G	N	E	C	T	O	N	T	C	Z	F	O	S	I
X	E	N	X	A	C	I	D	E	M	A	I	C	N	E	G	R	E	M	E	H
M	M	R	I	S	Q	W	H	T	W	M	D	A	Q	S	S	J	S	K	Q	P
I	R	R	W	E	O	A	E	R	E	A	A	I	V	F	B	B	C	O	O	D
H	T	Q	H	O	X	Q	Y	P	U	C	M	D	C	N	P	W	O	Q	R	X
E	Y	R	L	Q	U	R	V	X	P	H	D	R	G	K	G	K	A	T	L	G
T	V	R	M	G	R	S	R	T	N	R	K	A	U	Z	N	Z	C	C	T	Q
X	C	Q	Y	T	U	E	D	B	Y	P	K	C	E	P	W	W	F	D	X	W
C	B	V	Y	Z	Q	X	N	X	C	P	T	O	O	C	S	N	E	Y	T	K
A	D	Y	L	T	Y	Y	H	N	S	W	Q	R	E	H	F	X	H	D	P	R
G	D	B	S	M	I	B	I	Z	I	Q	Z	A	A	E	S	A	M	J	L	E
L	F	M	H	M	L	H	C	C	N	Q	P	P	P	U	V	Z	A	M	T	A
C	U	B	R	Z	L	W	Q	W	M	S	Q	B	U	C	M	W	N	R	Z	P
T	H	J	U	F	X	M	O	R	T	P	O	L	L	I	A	B	T	Q	E
G	D	Z	O	M	K	F	G	T	A	O	H	M	V	M	I	H	J	Y	O	X
L	S	P	Y	G	Q	X	D	T	Q	E	M	T	S	I	Y	B	Y	O	Z	B
M	S	E	F	V	D	W	Q	Q	E	L	X	A	Q	M	T	H	T	K	J
V	K	Y	P	A	T	P	M	M	R	J	S	P	S	J	Z	C	D	T	N	P
J	M	W	C	S	E	P	N	R	F	E	K	O	V	C	T	H	O	W	V	T

RCP   **Trauma**   Shock
Triaje   **VíaAérea**   ParoCardíaco
EmergenciaMédica

Analgésicos

B	L	A	C	O	L	G	Q	A	T	G	D	O	I	B	H
S	D	E	W	W	S	B	W	E	A	R	Z	O	I	Y	J
B	X	G	H	R	E	L	Z	X	E	D	X	Z	F	L	B
E	F	L	J	S	T	Z	A	Y	Q	N	O	B	R	E	W
O	F	E	N	T	A	N	I	L	O	W	C	X	R	A	J
A	N	B	K	U	S	L	H	T	M	P	A	S	R	N	X
O	G	E	A	M	P	O	R	B	N	I	L	V	J	I	A
V	X	I	F	B	E	A	H	D	N	A	O	L	W	E	N
L	Z	Q	L	O	M	A	T	E	C	A	R	A	P	D	I
Y	P	W	H	A	R	P	Z	D	P	P	O	B	Z	O	F
M	B	P	D	M	H	P	A	R	U	V	T	L	C	C	R
C	P	O	N	L	X	W	U	E	P	V	E	O	V	H	O
K	L	H	F	O	L	T	S	B	S	I	K	E	S	V	M
X	H	Y	R	G	M	G	N	G	I	O	Z	D	X	K	S
Z	L	C	N	L	T	B	W	I	K	C	M	R	M	J	X
L	G	B	P	N	Q	P	S	A	N	F	J	H	J	U	R

Morfina   **Paracetamol**   **Ibuprofeno**
Codeína   **Fentanilo**   **Tramadol**
Ketorolaco

Alergología

J	Z	L	A	N	T	I	H	I	S	T	A	M	I	N	I	C	O	I	M
L	U	L	K	R	Q	T	I	Q	S	U	W	U	E	O	D	Z	N	D	Q
R	M	J	B	L	C	R	G	H	T	R	U	W	P	X	I	F	Q	V	Q
Z	I	G	E	G	Q	Q	B	E	D	E	K	U	S	B	T	D	U	Q	J
P	Y	N	V	U	R	T	I	C	A	R	I	A	I	U	A	T	V	Z	V
W	T	P	I	I	Q	D	O	D	L	N	K	O	S	K	S	C	S	F	Q
R	L	W	A	T	N	L	R	K	E	F	I	L	D	Y	N	I	J	V	L
P	W	B	Z	C	I	P	E	W	R	E	L	M	S	Y	S	O	G	C	D
I	A	U	B	O	B	S	K	G	G	J	Q	I	A	V	J	S	L	N	S
F	B	H	M	M	X	B	A	L	O	G	W	B	W	T	S	A	O	T	R
H	F	R	F	O	J	Q	L	L	G	R	Y	Z	R	D	S	Y	L	X	V
W	B	B	U	S	J	T	L	Y	E	X	A	C	W	F	N	I	Q	K	M
K	V	S	D	A	S	O	T	P	N	R	O	M	W	X	H	U	H	A	L
W	C	T	J	M	D	L	I	E	O	H	G	C	M	K	T	C	T	S	U
M	K	F	I	S	D	S	V	V	C	L	J	I	N	V	T	K	X	Z	H
O	V	N	V	A	B	T	Z	Q	J	N	I	P	C	C	K	G	N	I	B
C	J	T	F	W	D	T	R	K	F	B	P	P	R	A	L	A	V	Z	G
Q	L	B	W	J	D	F	C	S	O	B	H	Z	H	E	N	I	G	V	N
F	I	Q	A	N	A	F	I	L	A	X	I	A	K	Z	Y	C	G	H	E
Q	M	R	E	N	G	D	L	J	V	Y	D	X	O	G	V	H	R	X	C

Alergógeno	Histamina	Anafilaxia
Antihistamínico	Urticaria	RinitisAlérgica
Asma		

Neurociencia

D	N	K	Y	M	J	F	A	S	V	N	E	I	R	L	P	W	U	S	T	O	W
W	R	G	W	U	I	K	M	C	F	J	N	Z	T	G	I	Z	A	M	U	S	C
D	P	O	N	X	A	N	S	R	N	H	W	W	L	F	Z	G	Y	F	I	F	C
L	M	G	I	Y	W	H	D	H	R	E	I	P	K	P	D	I	X	S	P	Z	P
B	I	W	S	C	D	D	P	K	R	H	G	T	O	M	B	X	P	P	Z	W	D
Z	C	U	O	M	X	M	A	F	V	G	B	A	Q	G	Q	A	N	D	G	R	Q
L	N	H	R	U	X	N	N	D	M	J	F	Q	M	Q	N	N	D	T	V	Y	R
E	R	U	U	M	U	J	N	Q	I	P	I	Z	F	I	V	C	P	C	B	J	P
B	F	B	H	L	N	B	A	O	B	C	R	L	S	J	O	Q	I	Z	K	Z	X
N	E	U	R	O	T	R	A	N	S	M	I	S	O	R	K	R	H	C	C	E	N
H	L	C	U	R	C	G	U	T	F	D	O	T	R	T	B	X	U	K	O	I	F
F	A	C	A	H	L	J	I	H	N	L	D	R	S	S	G	D	G	E	A	U	C
J	H	I	P	O	T	E	N	C	I	A	L	D	E	A	C	C	I	O	N	C	T
G	R	H	R	C	U	T	O	H	O	V	O	O	L	I	L	H	A	G	J	A	V
O	A	H	T	K	Q	Y	L	D	K	O	W	G	V	F	C	P	R	G	K	U	F
J	O	Y	S	P	O	Z	O	S	R	W	K	W	T	Y	W	D	O	H	R	R	N
H	C	A	O	O	B	T	A	V	L	T	D	Y	D	R	L	O	M	R	I	Q	J
E	V	Q	I	W	B	N	K	T	X	R	J	V	N	V	M	O	Q	O	U	R	Z
J	K	C	I	G	L	W	T	R	C	V	T	S	K	P	F	O	R	R	I	E	P
S	T	P	N	T	Y	Z	S	F	L	B	W	C	J	M	G	N	Y	C	M	I	N
I	K	Z	N	M	Q	K	A	N	G	N	C	D	G	N	Q	L	B	E	W	M	Z
C	Z	M	E	S	O	H	H	L	U	R	H	A	Z	Q	X	G	M	R	Z	V	S

Neuroplasticidad   **Sinapsis**   PotencialDeAcción
Neurotransmisor   **MRI**   Neuroimagen

Salud Global:

U	X	Z	F	A	G	U	A	P	O	T	A	B	L	E	K	Q	W
O	U	O	F	P	Y	C	F	D	P	K	B	S	Z	G	D	L	V
K	E	U	Q	R	Z	D	D	D	T	D	U	L	S	N	V	M	K
S	M	A	L	I	M	E	N	T	A	C	I	O	N	U	T	W	A
S	Z	Q	E	C	Z	K	P	H	W	E	A	L	M	A	F	P	F
S	Q	N	R	H	G	M	V	H	H	Z	O	M	M	I	M	R	B
K	I	I	R	N	R	E	C	U	C	C	V	R	U	G	J	J	J
K	X	Y	A	V	O	D	B	N	I	U	K	T	K	O	M	M	L
W	A	S	D	S	R	I	K	L	S	T	O	X	L	L	H	X	V
D	A	C	I	I	N	C	C	G	P	N	K	C	B	O	T	P	O
Z	K	M	C	M	S	A	W	I	U	K	T	J	J	I	M	X	M
G	G	I	A	U	E	M	P	T	R	H	G	O	W	M	A	H	G
Q	E	K	C	S	U	E	O	M	G	T	D	N	M	E	J	N	G
J	N	O	I	C	A	N	U	C	A	V	U	P	S	D	Z	X	D
W	T	E	O	J	K	T	G	Z	T	E	N	W	I	P	C	T
N	A	O	N	J	X	O	V	U	G	D	Y	S	S	P	K	W	A
P	L	C	P	V	L	S	C	F	C	L	N	Z	T	E	U	C	J
O	V	O	P	A	C	T	A	K	F	A	O	O	W	P	D	Q	P

Desnutrición	AguaPotable	Erradicación
Epidemiología	Medicamentos	Vacunación
Alimentación		

Neumo. Pediátrica

E	H	N	L	I	T	N	A	F	N	I	A	M	S	A	J	M	B	E	X	Q
R	G	O	R	P	Q	T	K	S	D	S	J	J	E	H	P	Z	X	Q	E	D
Q	K	W	A	T	G	J	V	G	E	Y	F	Q	Y	N	V	P	X	V	E	S
A	Y	M	Q	K	P	L	E	S	K	G	E	N	O	H	B	S	L	R	M	Z
A	C	K	B	S	R	P	L	F	B	R	P	R	B	R	N	Y	Y	V	B	U
X	S	I	A	D	B	O	R	O	D	A	Z	I	L	U	B	E	N	J	U	G
T	F	E	T	M	T	L	B	U	Q	H	L	D	P	A	J	S	H	S	O	N
L	D	H	X	S	I	A	S	M	W	Z	V	U	O	U	D	Z	Y	N	A	M
C	R	E	E	A	I	S	I	T	I	L	O	I	U	Q	N	O	R	B	K	V
T	J	T	S	I	J	U	U	Y	C	M	A	Q	Q	P	B	L	F	S	A	X
N	G	K	C	P	Z	O	Q	T	U	A	B	A	P	J	T	B	E	D	G	N
I	I	M	M	O	I	P	Y	S	N	Z	C	E	D	P	Y	G	B	A	K	K
R	L	O	Z	C	H	R	P	O	I	B	X	P	L	X	B	P	C	H	D	D
X	Y	Z	R	S	R	J	O	T	P	S	C	Z	D	F	Y	J	E	D	C	K
V	Q	Q	A	O	N	N	D	M	C	B	O	Y	I	M	D	Q	D	E	O	Q
G	Y	V	N	C	D	T	U	S	E	S	D	R	L	I	T	Y	D	A	B	V
W	P	K	Y	N	E	V	X	E	Z	T	E	R	B	V	K	B	N	G	J	C
F	N	A	K	O	A	P	C	G	S	K	R	T	I	I	L	J	U	A	Y	R
U	A	S	U	R	K	N	S	K	Y	Q	M	I	L	B	F	B	X	T	E	C
S	V	T	X	B	M	A	O	B	F	R	Y	S	A	N	V	Z	J	N	U	J
D	S	A	J	G	F	B	X	U	P	O	I	M	G	P	H	W	K	E	M	G

Bronquiolitis   AsmaInfantil   FibrosisQuística
SDR   Nebulizador   Espirometría
Broncoscopia

Tecnología Cirugía

I	V	J	T	R	E	G	L	M	H	W	V	E	L	I	A	O	H	M	K	L	T	N
E	C	J	M	D	J	E	L	W	K	A	K	D	B	D	G	N	Z	A	I	R	G	K
A	Z	I	V	B	D	M	L	M	H	V	H	X	Q	R	Z	V	D	R	B	Q	Z	C
P	A	P	R	E	I	U	R	K	O	G	K	A	C	Z	E	D	F	G	R	S	H	G
K	A	L	O	U	N	H	J	G	H	N	Q	J	K	J	K	B	S	X	U	G	H	K
D	E	F	A	V	G	D	X	C	R	R	A	U	I	U	M	K	R	L	F	G	Y	Q
D	P	O	V	P	O	I	O	L	W	H	J	J	O	F	R	P	T	J	S	Q	E	Z
P	F	O	I	Q	A	V	A	S	N	R	G	M	U	Q	W	M	F	L	H	A	J	E
P	T	Y	S	L	M	R	J	L	C	A	P	Q	I	R	D	S	A	R	D	R	R	F
M	F	V	A	C	S	T	O	V	A	O	R	L	J	C	I	L	S	E	J	W	S	D
B	V	S	V	Z	L	P	Y	S	P	A	P	R	L	C	A	N	K	H	O	M		
E	T	E	N	E	U	F	M	Q	C	L	E	I	P	A	D	Y	T	V	A	A	Q	X
B	A	L	I	Y	E	G	B	M	H	O	L	R	A	I	P	P	H	O	Q	Z	L	U
Y	T	X	O	X	X	L	C	D	T	H	P	X	T	R	H	M	B	R	B	P	P	B
Q	N	O	N	T	N	W	T	K	E	M	G	I	T	W	O	N	D	L	Q	O	A	Z
V	N	T	A	D	G	H	H	S	L	M	H	G	A	B	Z	B	X	Z	Y	S	R	B
J	H	E	I	W	Z	N	G	Q	E	R	Y	X	L	H	P	T	O	S	Y	F	K	K
M	B	G	G	Q	M	X	M	F	S	S	S	B	J	E	J	V	M	T	G	W	N	W
X	L	S	U	I	C	N	I	V	A	D	A	I	G	U	R	I	C	D	I	N	W	J
U	L	A	R	O	I	L	J	A	L	T	K	J	D	R	X	R	L	A	C	C	G	D
U	Z	J	I	O	K	K	U	T	U	E	K	G	R	K	O	N	H	H	N	P	A	T
L	J	P	C	R	Q	W	M	X	D	L	I	O	O	T	D	M	W	N	Y	V	R	C
V	S	E	J	R	V	I	U	Y	G	S	D	Q	L	E	G	X	Z	D	A	I	W	O

RobotCirujano   CirugíaLáser   EndoscopiaRobótica
CirugíaNoInvasiva   Laparoscopia   CirugíaDaVinci
Telesalud

Terminología de Reumatología:

X	N	S	I	T	I	L	I	D	N	O	P	S	E	V	X	T	H
S	M	E	A	G	N	T	L	R	Y	V	M	N	B	F	N	H	E
A	U	R	O	M	C	E	A	N	F	U	B	X	K	V	B	K	M
K	P	D	X	S	Q	R	S	E	C	V	L	A	U	D	K	S	Q
Q	A	E	A	N	T	P	M	A	P	T	H	X	W	M	I	T	A
J	E	T	G	R	O	E	G	R	R	D	I	I	B	E	A	A	H
T	G	Z	I	P	B	O	O	F	C	H	W	A	S	T	P	D	G
S	I	T	I	S	R	U	B	A	X	D	S	I	O	V	K	D	D
G	I	G	L	M	U	J	Z	E	R	T	G	G	X	A	B	B	H
S	X	V	E	G	B	N	T	V	Q	T	G	L	O	B	Q	S	K
N	Q	I	L	P	M	X	X	R	A	R	R	A	K	H	L	I	E
J	F	U	O	I	M	S	J	Y	K	U	R	I	J	S	U	S	O
W	D	G	P	P	M	M	F	R	Z	Y	J	M	T	C	P	S	U
Q	D	W	R	K	O	P	X	Y	E	L	T	O	Q	I	U	X	Y
G	P	V	D	I	I	L	O	K	O	U	E	R	G	O	S	R	K
Y	Z	Y	W	W	J	A	C	D	S	U	V	B	Y	Q	O	H	C
Y	W	C	H	S	J	U	D	X	M	U	M	I	V	B	U	D	B
Q	U	Z	M	I	Y	P	B	H	C	Q	F	F	N	D	N	B	L

Artritis   **Lupus**   **Espondilitis**
Fibromialgia **Osteoartritis**   **Gota**
Bursitis

Cirugía Vascular:

E	U	K	F	L	Y	M	N	A	Q	T	F	L	A	H	U	B	D	F	P	R	W	P	S
X	C	R	T	E	D	T	A	R	U	O	X	F	I	N	R	E	J	O	B	E	K	I	M
B	V	M	Z	W	I	U	N	A	P	K	C	C	W	Q	H	Y	I	D	D	I	U	T	O
T	K	P	T	H	T	D	E	L	N	C	D	X	W	R	T	R	B	L	I	X	T	S	S
C	F	A	T	M	Q	Z	U	U	P	I	T	Y	Y	C	N	Q	R	E	E	D	V	E	A
U	P	J	F	A	H	P	R	C	Y	K	L	L	P	T	S	E	Y	N	V	D	H	X	I
E	V	A	R	U	L	A	I	S	M	C	Y	U	L	E	V	Y	U	Q	Q	S	C	F	N
F	Z	F	L	B	L	D	S	A	A	F	Z	T	F	A	F	U	M	J	B	K	B	C	S
P	W	R	B	K	N	W	M	V	J	X	C	F	S	L	W	Q	Q	L	P	Q	X	D	U
D	C	V	G	D	Z	K	A	A	W	A	S	C	E	K	E	J	F	P	O	O	J	L	F
Y	X	L	C	X	X	S	A	I	D	Z	U	B	Q	A	R	B	X	Y	Y	V	M	W	I
Y	M	S	Q	A	S	C	O	F	P	L	L	J	E	J	U	N	E	H	S	S	X	Q	C
E	W	M	L	K	G	R	A	A	W	Y	T	S	L	H	C	Z	C	P	P	F	E	I
V	Y	T	O	E	O	H	T	R	O	M	B	O	S	I	S	H	F	C	T	D	W	T	E
N	F	V	V	X	C	S	I	G	T	C	Z	J	F	L	W	C	E	D	Y	O	M	D	N
M	V	U	Y	W	R	Z	C	O	O	X	R	H	I	M	E	J	P	D	O	B	M	K	C
T	Z	D	W	L	A	L	O	I	L	A	V	J	R	U	Z	A	X	F	M	D	G	I	I
P	E	E	S	C	X	M	C	G	Y	P	T	R	I	Q	W	P	C	A	Z	R	O	Z	A
T	Z	Q	I	U	P	R	D	N	N	M	I	Z	O	W	I	M	U	S	F	Y	W	B	K
X	C	O	Y	O	H	M	A	A	Q	E	L	W	D	X	M	T	Z	P	D	H	F	V	Y
G	N	A	O	H	A	U	N	K	Y	G	D	E	E	B	D	Q	Y	U	F	I	U	I	P
B	C	I	P	M	D	U	E	J	R	E	V	R	T	L	U	C	I	J	K	I	Y	L	K
U	B	N	H	C	G	L	D	S	E	S	Z	I	C	O	U	E	D	J	P	G	B	H	S
B	F	P	O	J	K	A	C	Q	H	S	L	L	Z	E	A	V	C	M	Q	I	L	C	O

AneurismaAórtico	**Trombosis**	**Revascularización**
Flebectomía	**AngiografíaVascular**	**Raynaud**
Insuficiencia		

NefrologíaPediátrica

Z	C	B	I	D	I	A	L	I	S	I	S	P	E	R	I	T	O	N	E	A	L	Y	V
Z	E	T	M	Z	V	G	L	S	L	I	R	J	L	Z	F	N	U	X	R	K	E	L	D
K	V	R	T	H	R	P	R	L	V	D	R	Z	A	K	W	C	O	F	F	D	G	L	S
V	A	A	C	D	P	I	Y	G	L	Q	S	H	U	I	J	X	N	S	Q	N	K	F	R
T	W	L	F	T	O	Z	O	W	O	P	H	H	Z	V	K	W	V	N	F	L	I	Z	S
W	U	U	G	L	O	M	E	R	U	L	O	N	E	F	R	I	T	I	S	I	V	J	U
I	L	C	C	M	P	W	X	U	C	E	S	L	I	I	O	U	F	S	F	B	L	H	F
V	U	S	J	U	W	Q	O	E	W	M	G	H	I	S	E	M	F	G	F	R	C	W	G
T	R	A	D	Y	K	A	H	D	A	G	S	I	B	Q	I	U	V	K	M	E	U	D	A
Z	J	V	S	E	L	Q	I	L	R	F	R	C	J	O	U	B	E	I	Z	R	B	B	T
A	R	O	B	X	U	Q	C	T	X	S	Z	Z	S	D	A	I	J	Z	B	W	N	E	O
R	Y	N	B	J	V	C	K	D	A	M	C	E	I	Q	T	U	S	T	A	H	A	T	N
W	A	E	X	V	W	E	U	L	F	G	K	O	S	Q	K	O	R	T	W	M	P	N	Y
R	L	R	J	O	O	Y	A	J	C	W	E	Z	A	C	T	P	S	M	O	Y	S	A	F
Q	N	N	Q	V	B	R	T	J	A	W	J	W	W	Q	U	I	T	X	O	S	Z	L	U
I	O	O	B	O	I	Z	K	V	P	S	Y	U	J	I	N	H	C	P	I	Q	I	P	M
P	G	I	D	X	E	U	V	E	S	P	G	H	N	R	U	P	H	U	E	B	Q	S	X
I	K	S	S	M	H	J	X	Y	F	G	A	Z	G	C	U	K	Q	P	L	B	P	A	S
T	O	N	J	Q	M	S	Z	Z	U	Y	I	Y	C	Y	J	E	U	U	K	E	X	R	T
G	S	E	S	Z	B	Q	R	I	S	J	I	S	V	B	U	F	Z	P	H	O	T	T	J
O	C	T	T	Y	R	Z	O	Z	Y	Z	B	E	F	H	D	O	J	E	U	R	B	O	C
E	Y	U	G	R	L	M	L	F	Q	V	D	A	E	N	I	E	U	M	G	J	W	K	R
P	M	B	T	U	M	S	X	M	K	F	O	D	G	M	U	J	Q	B	V	U	T	M	O
I	R	E	R	I	Y	Y	B	D	E	X	O	W	I	A	Z	D	U	Z	J	G	L	B	V

ERC   DialisísPeritoneal   Trasplante
SHU   TensiónRenovascular   Glomerulonefritis
Poliquistosis

Medicina Nuclear

I	E	Z	I	X	Q	A	U	F	Q	J	C	X	U	Z	X	T	R	Z	E	W	O	X	W
I	G	Z	U	G	H	C	U	O	H	P	M	T	W	F	N	E	M	K	C	C	C	K	P
S	R	K	S	S	Z	H	I	O	O	X	Z	A	I	F	A	R	G	A	M	M	A	G	Q
H	F	C	P	O	I	O	Z	C	Z	Y	F	C	K	V	Z	M	T	W	N	V	P	U	Q
R	V	R	E	P	V	S	N	D	W	H	P	U	F	O	H	T	A	C	G	H	A	D	I
O	V	W	C	O	A	I	F	A	R	G	I	T	N	I	C	S	E	K	E	R	W	V	H
V	X	P	T	T	M	N	T	N	Q	K	T	P	T	K	Z	M	U	R	J	C	S	K	F
A	J	E	J	O	P	Y	T	C	V	J	V	J	B	L	I	A	Z	Z	B	G	T	O	I
R	W	S	T	S	M	A	N	W	A	F	M	G	P	E	D	C	A	N	Y	W	B	F	V
X	V	X	B	I	D	L	T	X	U	I	S	Y	H	L	T	I	H	V	J	O	B	T	A
Q	F	U	D	O	H	C	Q	V	A	F	D	K	D	Q	F	V	U	T	W	Z	T	J	T
N	E	N	Z	I	E	A	E	I	T	Z	E	A	M	A	P	H	Y	P	V	E	G	Q	E
O	L	V	V	D	V	V	G	B	O	E	N	H	R	T	C	V	A	P	H	D	C	H	F
A	H	K	X	A	L	C	Z	H	V	D	W	G	B	S	K	S	T	K	A	N	H	R	Q
L	D	H	R	R	Z	M	B	O	Y	M	O	K	Z	E	O	T	Y	M	V	T	A	K	L
H	O	S	O	T	R	P	G	Z	T	E	V	T	R	G	S	P	E	M	J	F	R	S	D
D	S	H	X	M	T	V	D	U	L	G	V	O	E	H	R	S	O	I	V	B	C	R	R
C	Y	K	N	L	N	F	Q	L	U	I	V	M	H	R	D	K	Y	T	Y	H	V	X	U
Y	Q	M	C	O	Y	P	E	Y	O	Y	L	E	Q	N	A	M	G	T	O	D	T	F	R
A	S	T	W	W	R	T	B	J	C	N	G	W	O	O	K	P	M	R	B	S	F	E	T
O	Y	C	K	K	N	J	Z	X	B	Q	Y	H	P	S	L	Z	I	U	X	E	I	E	Z
R	P	T	I	E	T	U	Q	Y	X	F	M	F	T	R	O	U	W	A	I	M	T	O	D
V	I	T	C	D	V	I	Y	J	O	T	B	B	U	F	A	G	E	Q	B	J	R	B	F
A	N	K	M	D	C	C	S	N	E	E	U	Z	D	F	D	B	J	R	J	P	G	Y	U

Gammagrafía   Escintigrafía   Radioisótopos
SPECT   Centelleografía   Iodoterapia
IsótoposRadiactivos

Neonatal

D	N	U	S	W	A	N	U	K	O	N	P	N	B	M	C	U	I	J	V	A	G	E
T	B	G	F	B	M	U	L	E	F	F	O	B	X	M	J	J	G	D	L	Q	E	I
H	E	I	T	H	Y	I	B	L	A	C	T	A	N	C	I	A	C	D	Z	I	Q	D
O	D	B	Q	Y	E	K	Y	J	P	Q	Y	H	N	J	S	J	D	S	C	Q	Y	F
G	Y	F	B	V	E	T	H	E	A	T	M	P	R	X	C	B	N	P	V	A	I	E
Y	K	I	E	O	H	I	V	P	J	E	R	G	A	L	P	V	I	C	Q	U	A	Q
T	L	A	F	F	H	K	R	T	A	E	A	I	P	A	R	E	T	O	T	O	F	M
L	X	G	I	R	Z	B	H	Y	M	F	G	L	L	R	J	A	B	E	J	K	F	I
N	F	W	P	C	U	I	D	A	D	O	S	I	N	T	E	N	S	I	V	O	S	X
L	N	U	F	P	U	Z	T	K	L	Q	K	T	C	R	K	V	B	L	A	J	I	B
V	I	V	O	Y	G	U	I	O	Y	K	H	P	D	X	G	U	X	H	Y	X	F	H
V	T	C	T	Q	R	N	T	N	S	O	N	V	B	V	Y	S	V	D	J	Q	T	F
F	Y	F	O	O	Q	A	E	D	C	W	W	U	M	Y	K	D	U	C	S	X	W	B
L	A	N	V	G	N	P	S	M	F	U	Z	B	S	W	C	P	S	X	Q	M	F	N
Q	H	Q	H	O	V	K	J	N	Z	Y	B	G	Q	K	M	R	R	Z	L	B	E	V
K	U	R	E	A	V	D	K	M	X	U	F	A	U	P	Q	Z	X	J	X	G	N	M
M	A	N	I	P	V	D	S	Z	N	M	E	S	D	T	S	E	Z	L	V	E	G	E
N	R	P	A	U	J	X	F	K	N	E	V	M	O	O	D	C	S	R	F	S	M	F
L	X	X	N	F	B	H	M	F	L	Z	Z	X	T	G	R	K	O	M	Z	R	G	N
J	F	X	T	A	K	R	D	E	D	G	Y	Z	X	N	W	A	S	Q	Z	U	O	E
Y	F	V	X	Q	K	R	K	K	H	J	S	X	Z	S	M	A	G	P	L	O	H	F
O	U	N	P	O	V	K	I	H	C	W	H	H	W	Y	Z	B	Y	V	X	Y	R	Y
E	P	E	N	V	N	O	A	T	H	M	A	K	I	Z	F	A	M	I	Q	W	Z	P

Incubadora   **Prematuro**   Neonatología
Lactancia   **SDR**   Fototerapia
CuidadosIntensivos

Deporte:

Z	L	Z	T	K	N	K	B	M	N	B	T	Y	T	M	D	W	B	E
G	D	Z	Q	H	U	M	M	C	X	T	K	B	M	J	E	A	A	A
F	O	G	B	F	T	T	E	S	I	R	U	N	V	T	F	W	K	S
S	P	E	N	T	R	E	N	A	D	O	R	Q	F	G	R	V	W	C
N	I	U	N	J	I	J	M	W	S	B	H	I	T	J	E	P	R	I
Q	N	H	L	O	C	F	E	A	K	W	U	X	X	D	N	M	Y	O
E	G	R	U	S	I	F	I	Q	C	M	W	U	N	X	X	J	A	Q
X	O	Y	W	Y	O	C	S	S	E	I	I	C	Y	K	C	L	Z	S
C	D	A	D	A	N	M	A	R	I	I	X	B	W	W	E	R	U	A
L	B	W	T	T	I	L	E	T	H	O	Q	N	Y	B	J	H	A	V
K	C	N	O	I	S	E	L	T	I	R	T	F	J	J	Z	D	H	A
Q	I	C	W	B	T	N	R	G	R	L	Z	E	H	O	M	V	W	A
T	X	M	Y	Z	A	B	A	U	B	O	I	L	R	K	V	H	F	B
C	Z	W	W	F	V	F	G	O	Q	C	Y	B	O	A	C	H	E	Z
U	Z	C	M	C	G	N	R	Q	M	J	Y	X	A	F	P	Z	W	R
S	R	Y	A	I	F	E	S	H	E	J	U	E	B	H	S	I	Y	E
Y	D	F	S	Y	G	V	M	Y	Q	D	G	A	G	H	E	C	A	N
A	T	E	H	G	C	Q	E	H	O	T	F	A	X	C	G	R	I	Q
C	I	G	U	W	M	L	R	W	I	N	L	P	P	W	I	Z	H	R

Lesión   Fisioterapia   Entrenador

Nutricionista   Pulsómetro   Rehabilitación

Doping

Otorrino

D	R	K	L	S	B	O	Y	H	T	H	N	C	I	F	M	Q	Z	I
Q	F	Z	A	A	L	Q	G	F	O	A	O	X	R	O	Z	X	Z	S
N	H	L	O	M	B	P	V	X	N	N	H	W	W	G	R	W	A	M
V	E	X	I	U	I	E	T	O	W	J	O	D	A	F	L	I	D	H
X	N	N	D	U	K	G	R	P	A	H	D	J	N	S	S	I	Y	R
P	H	W	E	C	Q	Q	D	I	K	T	W	J	Y	W	K	P	G	I
L	S	N	M	N	V	E	K	A	N	S	I	X	K	R	K	Z	F	N
U	G	Z	O	U	A	B	C	J	L	T	A	N	E	Y	T	P	Q	O
Z	J	S	D	Q	V	R	K	E	S	E	I	G	N	H	A	I	V	F
I	I	R	I	A	J	J	S	W	G	W	C	T	Q	I	W	X	G	A
B	C	N	O	D	F	W	X	T	R	M	C	T	I	Y	T	T	I	R
I	E	X	Z	A	D	X	P	O	T	A	A	E	O	S	F	U	I	I
N	C	C	X	U	W	N	N	P	M	G	D	J	D	M	Q	M	S	N
L	E	D	G	G	Q	Q	G	M	W	A	X	X	U	L	I	X	J	G
E	Y	M	A	F	U	W	H	E	G	L	P	B	L	R	N	A	E	I
C	L	A	R	I	N	G	O	S	C	O	P	I	O	F	H	J	V	T
J	V	X	D	I	B	N	C	V	W	C	L	T	J	J	M	B	W	I
Y	M	O	W	L	B	U	Y	I	N	B	T	R	I	P	S	Y	P	S
W	S	L	K	H	R	C	T	E	U	M	R	B	M	N	T	N	S	Z

Amigdalectomía   Ronquidos   OídoMedio
Laberintitis   Tinnitus   Laringoscopio
Rinofaringitis

Inmunoprevenibles

J	C	P	H	T	J	B	Z	Q	D	S	K	Z	E	L
Y	S	O	F	K	H	O	V	Q	V	R	I	I	E	B
Y	P	L	L	M	N	N	T	P	V	M	J	A	Q	W
F	S	I	S	G	E	B	F	U	A	K	Z	Y	G	S
O	A	O	B	P	H	N	O	R	A	V	F	T	Y	G
Z	R	F	N	C	E	B	I	N	D	C	V	G	W	L
Q	A	D	N	A	I	Z	I	N	P	U	X	B	X	L
P	M	Y	V	N	T	R	Q	K	G	F	P	L	V	L
Q	P	L	E	R	E	E	C	S	G	I	L	X	W	K
O	I	M	B	F	N	U	T	F	D	E	T	J	X	W
A	O	H	S	N	X	R	M	B	F	T	J	I	H	B
Q	N	O	D	Q	D	A	L	O	E	B	U	R	S	T
M	T	W	C	P	G	T	A	I	N	M	G	C	Z	D
P	I	P	W	W	P	U	U	F	H	I	F	E	R	S
A	G	V	N	M	R	L	U	T	A	S	A	T	K	V

Rubéola	Tétanos	Polio
Sarampión	Tosferina	Meningitis
Neumonía		

Geriátría

V	O	I	Z	Z	U	M	F	Y	I	D	E	E	I	P	O	Z	R	C	C	U	X	F
V	S	O	B	S	V	O	L	S	W	F	G	U	J	P	G	V	A	V	Q	J	F	Q
U	U	V	R	U	M	N	C	R	R	E	N	W	Q	Z	C	G	O	V	P	C	D	B
O	P	V	E	H	Q	S	F	G	R	M	C	V	V	L	B	E	D	M	C	I	M	H
F	Q	Z	A	I	C	A	M	R	A	F	I	L	O	P	U	S	K	Y	S	G	B	R
D	B	Z	T	L	P	A	K	X	D	C	U	O	G	B	W	Y	F	O	X	P	G	A
M	I	P	D	Q	O	F	J	B	K	B	Q	E	A	D	Q	R	K	S	U	D	G	Y
L	Q	F	C	Y	J	R	P	X	Z	W	Y	D	I	M	Q	N	N	I	I	U	O	R
P	M	R	G	I	S	N	A	B	X	Y	E	V	S	V	H	B	M	Y	T	E	U	P
P	Z	D	B	D	C	T	L	C	O	L	D	G	F	J	V	Q	O	L	H	P	I	P
K	D	L	D	S	V	B	I	R	I	N	I	J	D	D	S	D	Z	M	E	L	I	J
Y	P	F	V	W	X	Q	R	R	Z	O	G	N	E	V	Y	U	P	P	Q	S	Z	V
Y	H	D	L	K	D	Z	I	Z	J	Q	N	M	M	F	M	X	F	W	O	K	B	H
S	O	D	A	D	I	U	C	H	Y	U	V	I	E	O	N	P	R	Y	E	X	O	A
Q	Z	O	M	Q	M	T	A	T	K	H	S	O	N	E	V	L	G	V	R	U	T	N
K	X	M	H	C	S	P	I	J	K	K	Q	E	C	T	W	I	D	P	K	X	B	U
Q	J	W	F	W	T	R	D	U	G	V	U	O	I	Q	E	L	L	G	U	S	E	U
B	S	G	L	Y	S	T	A	J	T	R	H	E	A	V	R	G	E	I	M	Z	B	Y
T	K	I	P	K	Z	U	S	U	N	B	F	P	S	X	L	I	R	L	D	K	T	L
M	N	N	N	H	I	D	I	O	V	J	T	T	E	S	B	L	H	A	E	A	Z	B
V	P	E	Q	T	D	N	J	C	A	W	I	W	N	W	Y	M	Y	D	L	C	D	J
S	D	D	A	W	V	L	Z	Y	T	O	T	P	I	K	K	G	H	E	U	Z	U	Y
G	H	S	P	Y	L	Q	K	S	T	D	V	O	L	N	J	I	M	J	P	X	K	W

Demencia Senil   Inmovilidad   Caídas
Polifarmacia   Delirium   ValoraciónIntegral
Cuidados

Cirugía Pediátrica:

X	R	J	W	Z	S	X	H	M	Z	R	F	A	X	J	V	L	L	O	X	P	L	F
H	B	R	Y	W	U	G	O	B	X	T	I	S	L	A	T	D	R	A	H	I	C	R
D	G	I	P	I	P	L	K	I	I	E	R	B	Y	J	E	J	S	G	E	Y	W	T
Y	E	V	H	K	W	D	M	I	Q	I	V	B	M	V	R	T	N	C	N	M	U	E
V	Q	H	V	T	V	F	M	C	T	Z	F	M	A	F	R	J	L	M	N	C	G	T
W	H	Q	V	L	D	E	F	H	Q	T	V	I	X	K	A	D	A	H	G	L	G	R
Y	S	R	Q	B	J	G	A	I	L	A	F	E	C	O	R	D	I	H	A	L	B	A
K	D	X	T	I	T	O	A	T	M	U	G	F	T	C	T	N	Y	G	R	X	C	L
C	N	K	S	N	W	F	Y	C	T	O	E	L	F	G	K	F	Y	N	U	I	Q	O
W	L	E	C	C	O	X	V	X	I	X	S	B	Z	A	V	A	M	W	R	V	D	G
D	O	F	K	W	J	C	G	U	A	G	V	I	H	S	P	T	K	O	N	L	R	I
F	G	G	I	B	I	N	Q	T	Z	M	A	Q	S	T	J	H	L	C	A	J	J	A
U	B	S	C	L	I	G	O	J	H	G	G	F	J	R	N	I	J	T	X	H	J	D
V	G	L	A	D	U	D	O	F	H	Q	P	W	O	O	P	U	A	K	W	C	N	E
V	D	R	J	O	M	J	C	C	G	J	L	M	I	S	V	Q	C	C	Q	F	A	F
R	F	J	E	N	C	P	O	B	J	F	U	C	I	Q	E	P	R	T	V	H	A	A
Q	K	D	B	I	P	Q	Y	A	G	N	A	S	M	U	E	A	U	Y	W	Z	N	L
P	L	Y	F	C	H	Y	B	J	E	T	O	N	X	I	D	X	I	D	Q	P	L	L
G	A	C	Q	A	H	S	P	G	O	N	P	B	C	S	B	G	C	S	E	I	F	O
B	R	C	N	B	F	N	G	R	E	V	Z	X	Q	I	M	E	Y	O	E	K	R	T
I	G	F	A	S	K	Y	L	T	R	L	R	B	Q	S	A	E	H	L	H	R	Z	X
R	Q	F	B	A	E	A	S	T	S	X	O	D	I	Z	C	A	H	M	B	V	T	U
D	U	R	C	S	M	E	U	E	X	A	U	L	D	V	H	Y	K	O	F	L	N	A

Hidrocefalia   AtresiaEsofágica   Gastrosquisis
Fimosis   TetralogíaDeFallot   Malrotación
EstenosisPilórica

Medicina Forense:

U	D	N	X	T	O	J	P	V	J	O	U	W	B	B	Y	L	C	K	K	D	O
Z	E	V	T	T	B	Q	F	N	Q	J	P	D	D	L	K	O	E	C	X	B	Y
X	T	V	G	O	A	N	V	D	E	H	M	M	Q	S	D	F	G	Y	U	A	G
Q	H	X	Q	C	O	Z	Q	X	B	S	H	C	G	L	Z	T	M	Y	O	I	K
D	M	X	E	P	C	Z	A	Y	S	B	A	W	L	X	H	O	M	V	T	G	D
P	A	A	T	Q	A	K	S	X	Y	I	X	X	M	V	Z	V	B	H	N	O	I
P	N	I	Y	L	I	A	S	D	W	B	N	O	P	I	S	I	I	Y	U	L	I
V	T	S	K	Z	G	V	L	I	V	I	D	E	C	E	S	O	V	S	H	O	K
B	R	P	O	J	A	G	W	L	J	O	Q	W	I	W	D	L	V	C	Q	C	J
U	O	O	K	Q	W	I	D	L	N	A	D	J	L	D	W	V	J	X	C	I	Q
O	P	T	V	Z	F	L	F	T	I	B	C	N	C	I	T	I	I	A	I	X	D
L	O	U	X	C	X	N	O	A	C	C	P	T	M	C	X	R	D	J	Q	O	M
S	L	A	Z	S	M	L	D	E	Q	U	C	K	A	E	S	A	M	Y	B	T	Z
U	O	S	Y	F	O	V	S	L	U	H	B	V	S	L	V	G	K	U	W	C	L
C	G	T	Y	G	P	U	X	H	K	D	J	B	Y	E	Y	K	T	H	A	X	H
R	I	G	I	D	E	Z	C	A	D	A	V	E	R	I	C	A	I	M	N	M	C
Q	A	A	X	D	N	C	Q	I	Y	L	X	Z	X	R	U	W	I	F	M	Q	G
C	F	W	P	Y	A	H	L	Y	Z	B	O	M	Q	U	U	N	F	U	T	Z	J
X	H	W	N	F	Z	O	B	Z	W	K	T	L	E	R	S	J	P	V	R	W	Q
I	G	O	W	C	W	O	B	U	R	T	D	K	I	S	Q	E	B	B	Y	N	G
G	I	P	H	M	I	L	K	N	U	G	V	S	Q	X	M	D	O	N	M	H	Y
W	Q	I	V	Y	E	K	J	T	D	V	P	O	L	M	A	K	N	O	J	N	O

Autopsia
Livideces
Odontología

Cadáver
Antropología

RigidezCadavérica
Toxicología

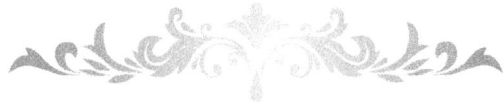

Endocrino Pediátrica

P	U	H	K	B	P	Z	N	H	F	G	J	V	H	X	R	O	T	E	F	O	Z	M	C
U	X	X	P	C	X	Z	J	A	I	H	O	W	N	X	B	H	L	I	E	S	C	K	A
B	C	U	C	Z	R	G	S	K	B	P	P	V	W	S	Y	T	X	Z	M	D	W	J	X
E	N	F	E	R	N	E	D	A	D	C	O	N	G	E	N	I	T	A	X	H	H	D	C
R	X	N	S	G	R	K	C	B	I	K	W	T	U	E	M	L	R	V	P	K	Z	O	J
T	U	Q	Z	J	H	E	T	I	A	L	X	A	I	Y	K	F	V	W	L	R	W	O	S
A	N	L	T	Z	A	Q	N	Y	M	I	H	Z	L	R	R	U	U	G	Z	H	H	V	Z
D	W	V	N	S	J	C	X	R	D	I	Q	Y	L	I	O	F	A	C	N	O	B	H	F
P	J	U	U	F	L	B	C	A	U	O	E	Y	J	X	Z	I	G	I	S	F	L	B	I
R	P	M	D	X	I	T	X	P	W	T	X	N	Z	O	U	T	D	O	P	G	C	N	D
E	X	T	J	I	X	C	V	I	E	Y	E	B	T	Q	Y	T	S	I	N	V	W	G	Q
C	F	Q	L	L	N	P	G	P	I	V	T	M	R	O	S	G	O	J	S	A	C	C	C
O	Z	C	J	F	S	E	Q	C	C	S	U	A	O	Q	B	A	O	F	H	M	K	A	B
Z	K	W	S	R	P	S	B	M	S	Q	N	Y	N	R	N	Y	H	Q	B	I	O	L	V
P	Z	H	E	R	E	Y	E	W	E	E	T	O	G	M	D	I	Y	L	J	N	O	I	A
F	I	O	E	J	S	R	F	B	R	W	U	R	X	N	B	N	C	K	V	K	A	L	B
L	Z	P	T	H	H	Z	W	D	Q	S	K	U	S	Z	H	J	I	W	X	A	K	Y	T
C	J	E	S	V	D	I	A	B	E	T	E	S	A	P	R	F	Z	S	W	A	W	Y	C
E	C	Q	O	G	W	Y	F	Y	O	L	Q	A	A	S	U	I	S	X	K	C	W	B	M
Q	P	Q	Z	E	R	W	H	F	Q	Q	O	U	M	D	O	V	S	B	K	O	G	B	I
E	C	G	C	V	F	W	Z	F	B	D	X	E	L	Z	O	B	L	U	W	L	W	G	F
T	Q	T	V	U	B	M	R	L	P	T	P	Z	X	P	G	L	E	I	X	M	N	Q	Z
E	X	H	W	G	X	O	L	I	A	X	X	L	B	O	P	D	V	I	A	G	X	N	L
T	T	G	I	Q	U	E	J	E	H	R	T	I	U	P	U	Q	W	C	A	X	Z	C	B

Crecimiento   Hipotiroidismo   Diabetes
PubertadPrecoz   SíndromeTurner   Adrenarquia
EnfernedadCongénita

Salud Reproductiva

K	B	R	V	U	C	R	U	P	C	C	S	O	J	B	C	H	C	T	Q
A	J	C	W	F	A	I	S	U	A	P	O	N	E	M	S	N	K	N	W
K	M	I	S	S	C	R	A	Z	I	Z	R	H	M	J	Z	E	B	O	P
K	V	M	P	O	N	J	J	A	G	K	A	N	R	T	E	I	K	I	B
Q	I	U	H	D	V	J	S	S	O	U	Y	L	G	B	D	T	J	C	I
K	D	A	B	I	M	I	D	I	L	I	Y	W	X	B	C	H	S	A	D
U	P	I	G	S	E	A	T	P	O	O	O	L	Z	O	Z	E	O	Z	F
B	U	G	C	W	Y	C	C	P	C	Q	X	N	Y	D	Q	D	K	I	U
L	N	O	S	Y	P	C	L	A	E	A	C	A	P	F	K	Q	A	L	O
W	J	L	K	M	Q	D	F	J	N	C	U	Y	B	C	U	Y	U	I	X
Z	D	O	H	B	A	L	Y	G	I	A	N	Z	U	L	X	Q	V	R	H
J	O	R	U	Z	U	R	E	W	G	Q	T	O	G	S	L	X	T	E	H
E	G	D	U	T	P	R	A	M	Q	F	O	A	C	Y	F	B	B	T	M
V	N	N	H	I	G	J	W	K	O	B	L	R	L	I	L	W	P	S	Z
U	L	A	L	X	U	Y	C	K	H	U	O	F	T	I	T	M	L	E	K
J	G	H	Z	C	I	Q	C	U	N	R	G	R	R	I	D	N	S	W	M
D	O	B	W	D	W	Q	S	R	V	A	S	R	G	C	V	A	A	U	N
V	P	B	Q	N	Q	E	R	P	L	B	N	L	F	A	O	N	D	E	S
E	C	F	X	Z	N	H	H	Z	J	C	E	Y	H	P	Q	Q	I	O	Y
M	X	Q	R	P	E	C	P	N	O	E	T	L	J	F	K	F	R	W	P

Anticonceptivos   InVitro   Natalidad
Esterilización   Ginecología   Andrología
Menopausia

Microorganismos:

J	P	P	A	R	A	S	I	T	O	S	G	Y	Q
Q	N	R	M	S	Z	F	O	I	G	I	U	B	C
Q	Z	O	I	I	Y	U	B	F	C	N	E	W	Z
T	W	T	W	O	L	U	D	N	G	J	S	J	K
I	C	O	J	M	N	U	T	E	L	Y	P	M	U
V	R	Z	X	X	G	E	U	I	K	D	O	H	C
N	S	O	X	W	F	M	S	O	X	D	R	M	K
H	K	O	S	B	A	I	R	E	T	C	A	B	E
A	S	S	G	G	C	T	A	S	S	B	S	J	B
L	E	Z	J	N	P	H	A	L	U	V	F	W	G
O	B	U	L	O	O	F	X	P	E	R	I	Y	Z
N	U	A	X	Q	S	H	X	C	R	U	I	M	A
O	K	C	S	X	V	S	B	F	D	V	Q	V	X
Q	Q	N	D	Q	U	G	F	G	S	X	L	M	W

Virus	Bacteria	**Hongos**
Parásitos	Protozoos	**Priones**
Esporas		

Cánceres Comunes:

K	N	B	O	Y	H	S	O	Q	X	I	A	L
M	L	H	M	U	F	Z	G	T	S	P	I	X
D	U	F	M	E	O	V	A	R	I	O	M	W
D	T	K	C	N	I	M	C	Y	C	P	E	C
V	W	M	A	O	A	L	I	P	E	G	C	Z
G	C	Y	X	M	L	O	R	U	R	I	U	P
Y	P	E	P	V	J	O	I	L	V	L	E	V
B	Y	M	T	Y	S	D	N	M	I	Z	L	A
A	I	R	Y	T	C	U	N	O	X	Q	T	A
E	K	P	A	O	Y	F	A	N	J	Z	M	M
U	U	T	U	W	U	U	N	V	R	R	Q	Z
J	A	K	H	Q	F	P	A	B	B	E	J	J
W	G	G	I	K	G	X	X	V	T	N	B	K

Mama   Colon   Próstata
Pulmón   Ovario   Cervix
Leucemia

Sistema Cardio:

O	M	L	A	O	P	Z	P	H	B	R	C	M
Z	L	C	U	E	Y	G	D	Q	V	A	A	O
D	E	O	G	O	B	A	E	B	N	R	F	T
N	X	K	D	V	O	E	K	U	I	T	Z	K
E	D	E	R	L	L	K	E	E	P	E	Q	T
L	L	L	I	E	B	A	Z	A	X	R	F	S
N	B	O	C	I	T	X	O	N	I	I	Z	M
P	N	T	T	L	F	A	O	D	T	A	Y	G
E	R	S	R	S	J	Z	N	F	Y	T	M	G
O	G	I	M	A	A	P	L	E	U	R	A	T
A	B	S	L	R	Y	I	F	W	V	O	B	H
Q	N	W	O	Z	B	Y	D	Y	K	A	B	R
F	G	C	W	I	Q	A	L	J	E	T	Z	F

Corazón   **Aorta**   **Vena**
Sístole   **Diástole**   **Arteria**
Electro

Medicina Global:

H	E	Y	K	D	M	L	I	K	R	F	K
C	J	B	T	V	X	T	C	E	W	P	G
B	S	M	O	L	Q	S	C	X	P	L	Z
W	F	P	F	L	Z	C	F	D	V	G	H
G	S	A	Y	G	A	Q	R	E	B	P	L
T	J	I	F	P	R	I	N	N	G	H	W
B	Y	V	D	D	E	X	G	G	T	O	Z
P	A	I	R	A	L	A	M	U	U	Z	V
M	W	T	L	Q	O	Z	E	E	X	S	K
Y	T	O	P	M	R	E	U	G	F	H	O
Z	B	W	F	Q	B	A	K	I	Z	P	F
E	A	Z	B	N	B	M	V	L	Q	H	T

OMS   **Ebola**   **SIDA**
Malaria   **Zika**   **Dengue**
Ébola

Sist. Respiratorio

O	W	B	V	N	N	R	V	K	A	D	W
W	I	H	Y	X	B	H	X	S	Y	K	Z
Z	Z	O	Q	T	P	D	J	Z	J	D	F
M	T	X	V	B	Q	U	L	F	S	K	M
B	F	I	E	Y	V	W	L	T	R	L	H
P	N	G	V	E	B	G	T	M	Z	R	K
Z	A	E	U	Q	A	R	T	S	O	R	N
O	R	N	T	S	K	L	O	I	J	N	B
M	I	O	E	Z	U	T	F	N	S	O	P
M	Z	S	G	K	K	O	J	U	C	Y	M
S	A	P	V	Q	R	R	I	L	K	O	N
W	B	F	M	B	L	I	A	G	H	C	K

Pulmón	Bronco	Tráquea
Oxígeno	Tos	Gases
Nariz		

Aparatos Médicos

U	L	M	A	S	B	U	D	M	R	P	Z
Y	I	E	F	N	J	I	G	F	H	T	V
R	Y	S	I	T	T	R	X	C	A	R	B
D	K	C	B	B	F	W	C	Q	W	P	C
A	T	A	R	U	T	U	S	Y	X	K	G
Q	B	N	A	J	A	X	O	O	N	B	H
H	W	E	D	M	G	S	I	W	N	E	U
A	S	R	U	Z	D	F	D	D	A	D	J
U	X	D	M	R	E	S	A	L	Q	K	A
V	N	N	S	T	P	R	R	F	R	D	X
N	W	I	S	X	K	Z	I	I	P	N	U
C	I	P	X	Y	K	E	J	X	J	M	N

Sonda	**Prueba**	**Escáner**
Láser	**Sutura**	**Radios**
Fibra		

Cirugía Plástica:

T	A	Z	O	S	R	F	U	S	W	V	P	X	Y	B	P
L	H	I	M	B	B	Y	V	C	A	P	U	G	B	K	T
O	A	J	T	Q	N	L	S	X	U	J	C	M	I	X	E
D	Q	I	L	S	P	N	X	Q	S	L	E	C	U	Q	G
A	O	N	H	E	A	B	Y	O	R	N	C	R	F	B	R
P	Q	T	I	L	E	L	S	C	T	U	R	A	O	U	S
R	B	A	Z	H	Z	T	P	O	S	O	J	K	F	D	R
A	E	A	U	S	Y	Q	N	O	Q	R	B	Z	R	L	U
P	H	F	Y	X	T	B	P	O	N	Q	Q	Z	P	J	G
T	V	L	I	F	T	I	N	G	U	I	A	C	L	H	K
W	U	Q	A	Z	L	A	C	U	G	E	R	G	G	N	J
J	V	D	M	H	J	B	S	W	U	V	U	R	I	F	W
C	B	H	Y	H	W	M	X	B	D	N	A	G	A	W	Q
J	E	B	L	N	C	F	L	Q	S	M	H	C	Y	M	N
T	N	D	S	R	B	W	Z	R	N	J	N	N	U	W	F
O	A	R	J	S	W	M	O	G	W	H	M	Y	R	Y	P

Rinoplastia   **Lifting**   **Liposucci**
Botox   **Párpado**   **Orejas**
Mentón

Enfermedades:

F	E	P	I	L	E	P	S	I	A	P	N	U	K
F	T	B	G	H	C	J	P	W	N	W	E	W	Q
K	N	H	A	T	A	B	A	Z	W	F	S	T	A
C	O	J	E	H	B	R	B	D	L	N	S	E	D
Y	S	R	Q	P	R	I	T	B	P	Q	I	I	Y
Z	N	E	W	Y	A	L	C	R	I	B	A	C	T
U	I	H	W	D	H	T	S	O	I	B	Z	G	Q
S	K	X	Z	G	E	K	I	E	E	T	V	A	N
O	R	S	O	G	I	L	I	T	I	V	I	Y	A
A	A	I	I	O	D	D	E	C	I	M	Y	S	C
F	P	Y	M	Q	I	S	Q	A	E	S	W	O	B
C	C	D	L	C	R	T	A	N	F	E	E	P	G
T	M	X	Y	Y	R	C	A	V	Q	E	S	G	P
V	A	J	Q	A	H	B	K	Q	F	I	Q	E	Z

Artritis   **Diabetes**   **Parkinson**
Hepatitis   **Epilepsia**   **Anemia**
Vitiligo

Órganos Sensoriales:

L	G	L	V	Q	P	I	X	J	H	Y
Q	O	V	P	V	A	V	L	A	K	C
Q	X	S	N	N	R	J	N	P	V	A
N	U	S	T	O	C	A	J	H	M	O
J	C	K	V	G	R	H	G	V	E	J
A	R	L	E	I	P	I	U	B	C	O
B	E	L	Z	N	S	C	S	A	I	R
K	N	D	C	S	S	I	T	D	A	V
M	D	X	T	A	C	T	O	A	C	O
Z	P	Y	C	Z	Y	Y	W	N	Z	K
J	O	S	G	E	V	O	I	L	C	W

Oído   **Ojo**   **Piel**
Nariz   **Tacto**   **Gusto**
Visión

Cirugía Vascular:

L	O	D	L	Q	T	I	T	R	T	L	P	U	X	J	B
A	V	D	Q	W	Z	A	P	H	S	B	K	J	V	D	W
M	H	S	K	Q	N	U	B	Z	I	E	H	W	D	R	J
K	A	X	A	N	E	U	R	I	S	M	A	V	F	E	A
V	G	N	I	F	G	V	R	S	O	U	M	R	E	T	G
I	Y	T	G	O	M	U	Q	Q	B	R	S	A	N	E	V
V	N	V	U	I	X	Y	C	Y	M	M	N	O	O	T	J
W	O	S	R	R	O	O	U	Q	O	I	A	A	U	A	B
G	X	P	I	Z	A	G	C	C	R	V	F	P	X	C	P
Q	M	H	C	S	S	O	R	K	T	I	A	N	Z	E	Y
E	W	Y	X	S	E	Q	G	A	R	T	E	R	I	A	S
T	W	P	W	H	L	Z	O	K	F	F	H	N	C	W	E
K	O	X	T	S	S	K	U	X	M	I	D	W	A	L	L
X	M	T	E	Q	E	V	Z	B	W	S	A	Z	J	N	H
T	S	W	F	V	W	R	Y	C	P	U	A	Z	G	V	F
M	B	S	D	T	F	H	Q	S	W	R	C	L	H	Y	G

Aneurisma   Trombosis   Venas
Arterias   Cirugía   Catéter
Angiografía

Sistema Digestivo:

K	O	W	Y	S	Y	H	E	M	R	T	T	A	P
V	N	G	K	J	A	U	F	H	T	A	F	J	M
H	I	S	A	U	W	T	T	P	A	U	A	S	O
N	T	O	G	M	A	U	P	B	L	P	M	O	L
L	S	N	L	N	O	D	A	G	I	H	P	J	M
U	E	T	T	Q	P	T	Y	Y	Q	T	D	D	R
L	T	C	O	Y	V	E	S	I	C	U	L	A	Z
X	N	O	D	F	E	V	A	E	P	N	F	D	S
N	I	A	S	V	C	V	M	U	T	E	B	G	Q
Y	F	K	I	J	B	T	I	J	X	N	B	F	P
U	N	W	V	V	Q	W	Z	F	T	F	E	G	T
Z	S	E	U	S	U	M	N	U	Z	M	V	I	Z
I	O	A	U	H	I	J	E	E	L	G	A	N	D
G	Z	W	J	L	N	E	M	P	K	W	I	E	T

Estómago	**Hígado**	Intestino
Vesícula	**Enzimas**	Lengua
Dientes		

Sistema Linfático:

T	G	Y	R	V	E	V	Z	A	B	L	Z	F	N
M	Z	D	H	T	J	C	D	L	K	B	N	N	U
H	Y	A	I	I	O	G	K	A	R	S	A	M	G
A	T	D	N	M	C	N	U	D	H	F	P	U	F
D	Z	I	S	O	Z	K	S	G	N	G	C	P	G
Y	C	N	H	A	P	B	K	I	I	Q	Y	Q	A
A	V	U	L	F	L	F	L	M	L	U	P	M	N
D	A	M	B	E	Z	U	I	A	Q	A	D	Z	G
Q	W	N	R	H	C	N	V	Q	J	U	S	L	L
E	Q	I	F	W	H	T	Q	L	T	K	E	T	I
T	O	R	W	L	C	F	X	Y	A	I	K	I	O
K	W	X	K	Y	Y	H	F	B	B	V	W	U	E
R	P	M	B	Q	Y	R	F	U	M	C	T	B	F
Y	D	X	V	H	T	H	I	G	O	I	X	C	Q

Linfa   Ganglio   **Tonsilas**
Timo   Amígdala   **Válvulas**
Inmunidad

Cirugía Oral:

I	S	W	X	K	Z	E	G	P	I	G	A	E	A
W	R	Z	S	A	C	V	W	R	H	Z	K	O	G
A	E	L	E	V	A	C	I	O	N	Y	C	V	I
D	R	N	C	N	I	Z	B	T	E	C	S	P	N
Q	J	D	C	N	Z	N	C	E	G	C	V	R	L
C	X	E	D	I	J	X	C	S	J	T	X	X	D
I	Q	N	T	I	A	C	H	I	S	D	A	G	J
U	O	Z	W	N	W	S	V	S	S	Z	I	E	K
E	N	P	A	L	A	D	A	R	T	I	E	P	U
M	U	E	L	A	S	L	B	H	W	L	O	Z	M
Q	C	V	O	R	E	G	P	T	I	I	F	N	O
W	P	T	K	T	R	K	P	M	V	R	G	E	N
Y	H	O	T	N	Q	R	N	C	I	M	D	W	C
D	H	I	P	S	F	Q	M	F	E	K	M	N	I

Muelas   Encías   Prótesis

Elevación   Implante   Paladar

Incisión

Pediátrica

D	K	V	K	D	B	F	Y	R	E	A	Q	K	L
D	G	P	E	O	R	V	X	Z	X	L	J	D	W
R	N	J	R	J	C	A	G	A	R	A	D	H	F
W	C	R	R	N	E	X	J	L	L	M	R	U	E
S	N	K	E	S	K	Y	S	A	I	A	H	T	N
O	J	B	O	U	L	Q	C	Z	I	I	X	C	R
F	C	D	T	W	D	T	U	K	E	C	V	X	S
M	A	R	Y	P	A	J	N	U	N	N	L	L	B
W	R	A	T	N	A	M	A	M	A	A	I	G	R
M	X	W	T	S	M	J	Q	J	B	F	R	N	L
P	K	E	B	N	W	T	Y	J	E	N	L	Z	J
R	S	R	B	D	L	F	I	X	B	I	Z	A	X
R	C	B	S	T	H	S	O	G	E	U	J	J	R
O	P	B	B	U	V	H	T	B	S	P	V	E	P

Amamantar   **Lactante**   **Cuna**
Juegos   **Bebés**   **Niñez**
Infancia

Especialidades

I	Y	B	P	X	N	J	O	M	E	Y	J	D	Q	C	U	G	O
E	E	P	C	C	R	M	O	G	N	I	S	R	O	Y	E	I	N
K	Y	X	A	H	Y	N	C	M	O	O	U	S	V	Y	B	F	P
N	T	S	Q	R	Q	P	S	T	H	K	P	U	N	S	A	E	Y
Y	C	W	T	Q	T	I	G	D	G	P	J	S	W	T	N	O	N
N	T	P	U	H	X	A	Y	D	O	U	Z	M	S	D	Y	G	U
E	T	O	H	O	L	B	I	U	B	V	P	I	O	C	L	O	A
W	T	G	C	Z	G	K	I	U	E	M	D	C	O	G	E	L	R
M	X	O	G	X	Y	O	P	T	Q	E	R	C	L	P	S	O	T
A	G	L	T	P	Y	P	L	K	P	I	B	P	U	U	V	I	A
V	F	O	Z	X	K	P	U	O	N	W	S	D	Q	E	P	D	I
C	F	R	Y	F	U	B	T	O	T	F	D	P	B	O	N	R	D
X	E	U	Z	M	E	R	L	X	F	A	F	H	H	J	T	A	E
C	M	E	Y	L	O	O	Y	X	G	T	M	T	Z	J	J	C	P
I	F	N	T	J	G	D	W	T	K	N	K	R	P	M	F	Q	D
I	Y	E	S	O	J	A	Y	G	K	N	M	U	E	K	D	K	D
F	Z	G	P	E	J	U	V	C	C	W	L	E	E	D	M	T	W
V	E	J	Q	S	U	D	B	Q	Z	H	N	M	G	Z	B	E	W

Cardiólogo   Neurólogo   Dermatólogo

Psiquiatra   Endocrinólogo   Ortopedista

Pediatra

Salud Mental:

C	A	I	P	A	R	E	T	C	T	V	L	N	I
B	R	W	L	H	Y	W	U	O	F	D	T	Q	N
M	P	O	W	O	J	V	G	M	A	M	K	M	M
P	J	N	P	Z	K	J	V	D	L	N	Q	B	G
O	B	R	O	H	Q	Q	E	M	Q	I	D	I	H
D	I	O	Y	I	S	I	S	O	C	I	S	P	C
Y	F	T	O	L	S	V	M	N	E	G	S	O	L
P	Z	S	Q	N	Y	E	L	L	N	T	K	L	C
V	X	A	A	L	T	E	R	W	Y	K	R	A	S
S	E	R	T	S	E	I	R	P	U	K	N	R	D
V	U	T	J	A	P	W	J	F	E	G	S	R	W
O	I	F	C	M	G	U	W	E	Y	D	X	P	D
F	G	W	F	W	H	O	N	D	U	N	Y	K	Y
Z	N	B	W	U	K	Q	M	T	O	M	J	P	X

Estrés	Ansiedad	Depresión
Terapia	Bipolar	Psicosis
Trastorno		

Rehabilitación:

E	Y	O	J	U	V	M	D	K	B	V	J	B	W	A	U	U
T	F	Q	T	W	L	I	J	W	Q	C	B	E	P	F	I	P
A	B	X	I	K	Y	I	E	R	A	J	Z	Z	W	H	U	B
C	J	S	I	W	C	K	H	V	P	R	M	H	A	D	U	O
X	V	C	F	O	X	M	J	L	W	C	S	I	W	J	W	Z
Y	U	R	P	L	X	S	A	F	O	R	P	J	U	M	K	M
W	E	F	M	O	V	I	L	I	D	A	D	S	T	H	A	X
H	F	U	T	T	T	U	M	J	R	T	O	U	Z	R	U	F
Z	H	J	Q	Z	X	M	H	E	E	I	O	S	Z	A	Z	B
A	T	T	W	K	B	C	T	K	C	L	V	M	W	R	R	Q
H	X	X	E	L	W	O	W	I	E	I	A	E	S	E	T	Q
D	K	B	N	R	I	A	C	N	L	B	H	L	A	P	H	J
I	Y	G	C	S	A	R	C	G	A	A	F	G	C	U	N	Z
U	W	N	I	M	E	P	C	T	T	H	C	L	Q	C	G	D
D	D	F	N	J	R	W	I	P	R	E	W	T	T	E	R	L
O	Z	E	E	D	R	E	J	A	O	R	A	Y	S	R	Z	V
A	I	D	V	U	M	O	C	H	F	K	V	C	Y	Y	K	Y

Terapia   Ejercicios   Movilidad
Fisioterapia   Recuperar   Fortalecer
Rehabilitar

Microbiología:

G	Q	W	U	D	E	G	R	C	J	J	Y	G	F	F	W	J	A	D
T	T	Q	Z	P	V	Q	G	Z	P	S	C	B	A	Y	I	N	A	B
B	P	M	A	Z	M	V	M	P	E	U	O	O	H	P	C	Y	Q	J
F	W	D	Z	I	T	V	U	A	L	M	R	Q	H	X	E	E	E	M
D	T	R	M	L	Z	Q	I	T	A	F	G	H	B	O	A	C	I	M
N	Z	X	O	I	J	P	I	O	Q	O	B	J	Z	K	V	K	B	S
Z	Q	Y	B	B	C	V	T	G	J	O	Q	O	S	G	V	X	A	I
F	D	E	S	F	O	R	E	E	G	O	Z	U	Y	R	W	I	C	G
X	V	Z	E	Z	Q	X	O	N	K	A	Y	J	B	D	R	A	F	Z
F	F	Y	R	Q	K	O	O	O	Z	U	R	H	G	E	V	P	Z	V
E	M	X	O	A	H	H	V	W	R	E	L	U	T	T	G	Y	B	K
Z	F	L	L	Y	V	Y	J	K	O	G	K	C	Q	X	F	Q	K	L
N	O	B	O	E	X	U	U	E	O	E	A	N	D	P	L	R	R	J
O	P	E	G	X	B	U	P	Y	L	B	B	N	V	D	N	X	M	T
X	Z	C	I	S	Z	H	C	R	F	O	J	Y	I	X	L	X	A	P
P	F	P	A	V	F	Z	X	E	B	V	I	R	U	S	H	E	N	N
N	S	Y	F	Y	M	W	F	B	Q	R	W	T	Q	U	M	E	F	F
Z	J	S	P	L	L	U	L	G	L	I	B	D	A	K	S	O	U	V
N	Q	X	X	J	L	I	G	P	E	T	W	A	O	D	C	P	R	R

Cultivo   **Patógeno**   Microorganismo
Bacterias   **Virus**   Hongo
Serología

Hematología

Z	J	D	Z	Q	M	V	U	E	M	F	T	W	D	L	U
K	O	A	A	D	C	P	Y	A	S	Y	U	L	M	S	B
P	L	I	E	A	B	V	O	S	G	P	X	O	K	B	M
X	Y	M	Y	A	I	W	Y	C	O	P	Z	Q	O	G	W
Y	D	C	P	P	N	L	H	O	E	A	T	G	R	Z	W
K	J	I	O	L	U	E	E	F	H	T	I	T	O	Z	L
A	N	E	K	A	Q	K	M	J	E	Q	H	L	L	J	C
G	R	K	R	Q	G	R	O	I	M	Q	F	E	G	P	A
Z	G	Y	M	U	D	U	G	O	A	U	U	P	R	V	Q
X	Z	G	N	E	F	G	L	D	T	C	B	R	D	O	B
X	Y	E	X	T	H	E	O	A	O	T	C	V	O	L	B
O	S	H	D	A	Z	I	B	C	C	Z	P	H	W	S	G
Y	J	E	J	S	P	V	I	U	R	I	T	R	B	P	Q
Y	U	N	O	Q	M	T	N	F	I	Z	O	Z	E	J	M
K	X	Q	F	Z	O	P	A	S	T	R	Y	N	O	I	L
T	R	O	M	B	O	C	I	T	O	W	I	O	N	Y	H

Hemoglobina   Coagulación   Anemia
Plaquetas   Hematocrito   Leucocito
Trombocito

Traumatología

S	N	K	H	F	F	S	E	F	S	G	O	O	Q	S	E	S
N	J	O	I	R	H	O	E	B	X	G	M	D	A	I	W	S
F	J	D	I	A	R	R	I	V	A	U	H	T	S	V	Z	E
D	A	T	L	C	R	R	S	C	F	A	S	D	Y	O	F	Q
F	F	B	C	T	A	T	E	N	D	I	N	I	T	I	S	B
W	R	E	Y	U	U	L	N	E	D	P	T	S	Z	U	M	I
M	X	F	S	R	E	Q	U	E	I	A	W	K	X	B	I	P
R	T	T	R	A	K	S	P	C	U	R	J	R	W	V	M	N
L	X	B	V	J	L	O	C	I	I	E	A	D	P	Y	M	H
C	E	Z	A	P	T	U	W	O	K	T	O	A	W	F	J	U
U	E	P	S	R	R	S	X	J	L	O	R	L	U	J	R	Y
B	V	G	O	C	E	W	G	A	J	I	D	A	I	D	W	R
V	M	A	U	H	C	U	O	V	C	S	O	Q	Y	E	D	V
Z	D	U	R	E	J	P	M	X	A	I	Y	S	X	F	J	H
I	P	A	I	P	O	T	H	I	R	F	O	F	I	D	Y	O
U	G	W	I	O	G	I	G	R	S	O	U	N	Q	S	N	Y
L	G	U	K	U	C	O	K	H	M	N	A	Y	A	O	X	L

Fractura   Articulación   Luxación
Fisioterapia   Escoliosis   Ortopedista
Tendinitis

Farmacología

F	P	M	Q	Q	C	O	D	Z	D	V	F	Q	A	W	N	Q
G	V	N	I	Z	F	G	A	H	M	G	Y	F	F	Q	L	A
J	N	X	Z	U	I	O	H	Z	B	B	Z	Q	J	H	I	L
A	Q	S	Q	M	L	D	B	P	N	X	B	Y	L	F	X	N
K	F	Z	S	N	A	H	S	W	P	V	I	L	G	G	W	I
R	A	J	O	T	O	D	I	T	N	A	T	X	A	S	I	A
M	E	E	T	J	T	F	J	T	H	W	E	G	D	R	C	U
H	X	C	C	D	N	A	B	N	O	X	E	R	E	L	H	S
A	C	G	E	N	E	R	I	C	O	H	I	R	H	K	R	K
D	S	S	F	T	M	M	Q	A	K	K	E	A	D	Z	M	Q
T	K	N	E	N	A	A	L	F	N	D	T	J	V	F	R	Z
H	V	Y	J	Q	C	C	T	H	C	E	N	V	J	A	Q	G
H	I	X	E	G	I	I	G	V	X	S	N	D	W	J	G	S
N	F	Q	P	S	D	A	A	M	R	W	V	O	K	M	X	G
W	O	G	P	R	E	S	C	R	I	P	C	I	O	N	V	D
W	Z	X	E	N	M	I	X	Z	V	R	P	I	C	Y	L	H
K	M	B	E	C	L	S	N	F	N	W	A	V	J	B	G	D

Receta	Medicamento	Genérico
Farmacia	Efectos	Antídoto
Prescripción		

Cardiología

N	B	X	R	I	V	P	E	A	Y	X	Q	M	B	Z	A	G	Q	A	C	P	P	N
S	J	J	Q	E	F	F	H	U	X	H	A	N	T	W	L	I	N	Y	G	O	C	R
A	W	K	E	D	F	T	B	P	T	F	Y	S	G	G	E	L	Z	Z	X	A	G	P
I	R	F	N	L	M	Y	T	D	R	M	K	X	B	H	W	Y	X	Z	Z	N	Y	T
V	U	C	I	T	E	S	V	R	H	K	F	E	K	V	W	K	O	H	H	G	I	X
N	G	A	W	Z	Q	C	T	O	A	C	C	O	U	L	Q	Q	E	F	D	I	S	U
B	B	Q	G	O	C	R	T	W	Y	W	A	V	C	M	P	M	L	F	K	O	N	D
R	P	X	B	K	E	G	B	R	B	P	Y	D	O	X	F	I	E	M	K	P	O	A
D	X	H	C	S	J	R	S	A	O	H	I	A	Q	X	W	J	F	P	K	L	U	M
Z	Y	U	J	P	D	N	D	L	G	C	Q	C	V	F	Q	K	P	L	A	A	F	G
W	I	C	H	E	R	U	U	H	R	G	A	P	B	P	V	L	E	U	X	S	J	U
G	O	N	Z	K	F	J	C	S	B	N	E	R	N	N	Z	I	L	H	Q	T	B	I
L	C	E	Q	O	I	F	I	K	G	A	Y	H	D	W	H	I	L	I	F	I	D	U
K	S	Y	T	F	Q	U	U	F	Z	B	T	S	N	I	R	J	R	Y	S	A	N	N
N	M	Z	U	C	W	W	X	S	S	B	F	I	E	X	O	G	Z	M	K	N	N	J
A	S	I	S	T	O	L	E	N	Q	R	M	S	U	X	Y	G	I	X	N	P	M	T
Q	L	O	W	S	A	L	C	P	U	D	P	O	K	F	O	G	R	K	T	R	C	W
F	Q	C	U	T	O	L	P	A	F	T	X	N	W	D	P	T	O	A	I	F	R	A
E	Z	U	N	T	D	A	A	B	Y	T	O	E	T	Y	X	Z	J	X	M	Z	P	I
X	F	F	S	V	L	J	B	S	B	J	A	T	A	R	R	I	T	M	I	A	N	E
B	O	A	I	C	N	E	I	C	I	F	U	S	N	I	O	A	A	V	S	I	X	E
D	I	B	G	H	I	P	B	F	G	M	K	E	D	R	P	J	C	Y	X	E	W	T
D	R	H	F	W	I	U	X	K	X	A	H	A	B	P	L	T	T	M	P	C	K	J

Arritmia   Insuficiencia   Electrocardiograma

Angioplastia   Sístole   Diástole

Estenosis

Urología

Y	S	A	R	A	B	Z	X	X	B	M	I	I	K	G	G	M	U	W	F	F	S
R	N	M	C	J	P	J	O	S	X	U	R	A	G	X	N	U	W	K	J	R	H
M	X	N	L	M	R	Q	F	I	S	O	X	I	D	F	X	G	D	L	K	R	I
M	V	Z	R	I	T	L	R	N	A	F	U	O	W	F	E	E	E	E	U	E	L
B	A	H	F	T	P	Z	Y	Q	F	Y	L	K	W	I	Y	F	F	O	R	O	H
N	Q	U	J	D	R	P	X	U	T	Z	C	A	L	O	D	P	X	N	E	M	W
H	N	U	T	O	O	B	X	C	P	C	F	H	R	Q	L	M	B	E	G	L
O	Y	C	R	L	S	R	M	F	U	S	C	C	P	V	D	I	V	T	O	B	O
Z	D	D	N	L	T	Y	H	B	E	J	P	M	S	R	B	U	I	F	Y	S	J
K	N	A	L	Y	A	Z	J	P	O	Q	H	X	B	Q	X	W	N	M	I	I	T
O	L	E	A	T	T	P	V	O	S	D	L	J	A	E	I	V	C	D	S	T	C
C	Y	O	F	D	I	M	K	N	S	I	T	I	R	F	E	N	O	L	E	I	P
C	A	U	A	R	C	I	G	F	V	F	B	W	P	Y	R	X	N	O	R	R	H
I	J	K	G	L	O	M	E	R	U	L	O	N	E	F	R	I	T	I	S	T	H
W	Q	L	I	W	B	P	N	I	S	H	A	R	R	K	Q	L	I	J	R	E	H
I	I	H	T	H	Q	D	A	D	R	U	U	N	Y	P	S	N	N	E	K	R	S
F	N	T	I	L	M	W	W	T	Y	J	C	H	X	X	F	V	E	N	N	U	Q
M	V	Y	S	I	T	I	T	S	I	C	B	X	B	P	O	H	N	G	F	Q	Q
C	B	U	P	J	D	D	A	W	I	A	D	Q	I	S	W	W	C	T	Y	Q	V
L	Y	O	N	Q	R	M	Y	D	D	Z	Z	S	R	E	C	D	I	Z	A	G	V
G	H	M	M	Z	U	V	A	V	T	P	Q	O	W	J	W	M	A	M	B	S	R
Y	D	J	X	N	M	M	X	Q	L	L	F	S	I	M	O	C	F	Z	H	A	M

Incontinencia
Cistitis
Uretritis

Prostático
Glomerulonefritis

Nefropatía
Pielonefritis

Neurología

V	H	C	C	G	L	B	Y	B	H	Z	Y	D	S	S	K	O
V	D	P	S	N	M	S	I	S	P	A	N	I	S	W	W	E
N	R	L	U	U	Q	M	L	M	U	C	V	P	D	I	A	W
P	Q	C	I	F	P	T	Z	A	L	I	G	X	T	M	I	W
W	D	H	V	W	A	P	A	R	K	I	N	S	O	N	G	F
Y	G	T	Y	I	N	Y	E	I	M	T	K	V	V	S	U	D
P	O	X	L	D	A	J	C	J	S	F	F	J	A	T	R	C
D	I	P	S	G	R	I	B	B	W	P	K	I	R	M	I	H
Y	N	U	C	O	G	O	L	O	R	U	E	N	E	G	C	Y
J	L	V	A	E	I	L	W	F	O	S	M	L	M	O	O	B
F	V	G	E	C	M	I	Y	P	Q	C	C	Y	I	Z	R	M
Z	Z	M	Y	K	C	U	F	A	N	B	O	D	E	P	U	E
X	Y	R	Z	V	Z	H	O	W	B	S	Y	L	H	G	E	P
W	A	X	A	B	T	F	B	G	X	B	E	A	Z	K	N	E
Y	E	S	I	W	Z	E	V	S	U	F	N	E	L	M	M	H
E	J	Y	F	U	R	F	X	R	A	H	S	S	A	B	F	M
V	L	M	E	F	E	X	K	G	D	W	Y	K	S	I	I	V

Epilepsia   Parkinson   Alzheimer
Migraña   Neurocirugía   Sinapsis
Neurólogo

Salud Reproductiva

E	C	J	O	V	I	T	P	E	C	N	O	C	I	T	N	A	U	L
S	B	F	Q	P	S	Z	P	Z	V	S	V	D	N	B	K	Z	Y	I
P	F	A	E	B	F	X	W	E	P	P	H	A	S	I	D	G	B	A
I	T	P	I	R	D	A	I	G	O	L	O	C	E	N	I	G	C	A
J	O	K	G	C	B	O	F	J	S	I	Y	S	M	F	X	A	F	J
V	N	D	D	C	I	G	B	J	R	B	Y	V	I	T	T	B	D	Z
E	P	J	P	O	K	R	Z	I	E	L	K	G	N	W	E	T	L	F
P	L	U	N	N	A	H	T	U	Q	M	R	P	A	X	M	F	E	A
B	H	P	O	P	B	O	E	E	T	R	L	U	C	N	P	O	A	R
M	K	V	N	L	A	Q	U	B	T	B	Z	E	I	O	D	K	Q	U
X	J	O	B	A	W	S	S	Q	N	S	V	K	O	I	V	M	M	I
N	U	B	S	Q	V	P	T	Q	X	W	B	U	N	C	M	Y	L	S
G	P	T	B	B	D	X	G	O	N	Y	C	O	X	A	T	R	T	M
N	G	K	P	B	U	P	P	A	L	I	S	A	A	D	C	U	E	W
W	Z	Z	C	X	V	Z	R	J	S	A	O	O	P	N	W	O	B	B
N	H	S	Z	L	H	C	A	B	R	E	D	N	P	U	Q	B	X	S
D	V	H	H	T	Z	X	P	T	P	L	V	S	B	C	S	M	R	K
R	I	F	E	R	T	I	L	I	D	A	D	R	O	E	L	J	R	E
F	L	U	B	S	A	U	R	X	B	W	X	H	F	F	E	V	J	F

Anticonceptivo   Fertilidad   Obstetricia
Ginecología   Ultrasonido   Inseminación
Fecundación

Psicología

M	C	H	E	N	B	A	J	U	I	E	G	H	T	G	F	L	E	Y	S
F	O	N	N	E	C	T	Q	W	J	Q	W	S	T	F	E	O	U	K	M
C	X	V	J	Z	G	U	X	F	J	Y	V	B	P	R	Q	O	G	W	K
R	E	E	G	X	C	E	C	N	D	D	X	V	T	A	S	C	T	A	W
O	S	P	G	A	X	P	K	O	D	K	T	K	N	L	V	I	Y	G	H
O	X	G	C	L	Z	A	M	S	L	W	U	P	D	O	L	J	P	J	N
Z	B	M	V	D	O	R	P	U	Y	E	L	Z	X	X	B	Y	F	J	G
M	Z	B	K	M	T	E	D	D	A	C	J	H	Z	I	F	P	W	G	Z
Y	R	W	J	H	K	T	Z	O	Y	Y	S	K	G	H	C	S	Z	X	P
A	U	C	M	C	Q	W	Q	F	T	G	X	B	K	O	E	I	P	H	F
O	R	T	L	X	U	P	R	O	V	I	T	I	N	G	O	C	D	L	P
Y	H	L	O	Q	G	I	A	D	Q	P	T	D	T	F	Y	O	M	Y	M
S	T	D	K	Y	G	V	S	N	I	P	U	W	Q	I	H	A	Y	G	U
F	N	Z	A	P	D	E	M	Q	A	C	B	F	T	L	F	N	F	I	A
B	Q	V	E	I	U	R	G	V	T	I	C	U	U	A	U	A	I	M	L
U	S	X	P	Q	T	J	L	A	U	I	P	V	G	H	X	L	Y	W	O
M	L	D	L	T	E	R	A	P	I	A	F	A	M	I	L	I	A	R	G
X	H	L	A	K	W	G	F	R	B	Q	W	Y	R	F	M	S	K	Q	W
V	G	W	P	X	C	K	B	N	O	I	C	O	M	E	V	I	Y	J	T
C	Y	X	Y	Y	P	X	Q	N	B	I	H	V	T	X	T	S	R	H	C

Terapia   Conducta   Terapeuta

Psicoanálisis   Cognitivo   TerapiaFamiliar

Emoción

Genética

C	J	H	H	E	R	E	N	C	I	A	V	W	G
L	O	D	G	C	F	H	R	Z	C	M	H	M	E
Y	P	X	N	R	H	Y	D	T	U	S	D	U	N
I	P	X	I	O	R	P	W	N	T	S	R	T	O
W	R	D	Y	M	I	X	D	Y	H	O	F	A	M
Y	I	A	H	O	W	C	F	V	J	N	S	C	A
D	G	E	G	S	S	T	A	P	G	B	F	I	C
I	D	S	V	O	B	I	D	N	N	G	V	O	Q
K	H	G	V	M	M	I	N	N	O	D	U	N	Y
B	D	E	B	A	Z	G	H	A	I	L	I	X	X
H	L	N	O	Z	G	E	N	E	T	I	C	O	H
J	Z	S	G	T	D	L	S	A	H	W	K	W	K
Y	E	L	K	M	M	D	Z	Y	H	Y	I	I	G
G	J	P	Q	M	H	E	R	Y	G	Y	W	G	R

ADN
Clonación
Genético

Genoma
Mutación

Herencia
Cromosoma

Cardiología

Y	V	G	M	J	H	J	W	W	Y	Q	H	R	B	I	R	J	Z	Z	K	M	S	X	C
P	L	I	X	Z	K	P	X	L	K	M	P	G	V	Q	P	I	H	Q	Q	O	Q	N	W
G	F	E	T	E	L	J	X	Z	E	I	E	S	T	U	W	O	H	J	J	S	G	Q	S
O	C	X	C	C	L	X	U	O	X	E	L	K	T	M	L	X	N	O	J	V	V	E	N
E	J	U	N	B	V	E	V	J	N	U	J	K	N	T	V	P	I	F	B	V	W	W	D
J	Z	S	C	G	B	P	C	C	S	E	S	T	E	N	O	S	I	S	X	T	J	N	I
W	F	B	O	D	I	N	H	T	M	Q	F	R	Z	K	G	S	Y	K	P	O	F	J	K
F	I	C	S	K	T	O	C	M	R	W	E	Q	W	V	J	J	R	W	J	A	O	G	G
F	J	P	A	O	A	R	V	D	L	O	A	S	B	T	D	R	W	D	Q	W	U	T	T
L	R	J	M	T	Q	S	A	V	A	U	C	M	W	H	S	V	H	B	A	Y	V	Y	R
B	F	I	B	E	U	R	S	I	V	U	I	A	G	C	L	K	B	L	A	W	U	C	C
G	K	X	B	J	I	J	L	W	T	T	X	H	R	Z	B	A	V	M	O	Y	U	M	S
H	U	K	K	F	C	X	D	Y	F	S	R	F	M	D	J	A	O	I	A	L	W	P	N
C	N	U	K	Q	A	U	M	O	G	L	A	F	I	L	I	J	F	O	J	A	Y	C	S
B	H	W	T	F	R	O	T	F	C	R	Z	L	F	E	K	O	E	C	Y	O	P	Y	G
S	L	H	P	R	D	J	E	C	L	K	N	L	P	H	S	G	G	A	E	G	S	J	Y
J	S	A	E	K	I	H	Y	Z	A	L	M	M	Z	O	I	P	R	R	F	S	M	F	T
S	V	X	B	T	A	H	D	S	W	B	M	L	W	W	I	M	R	D	A	N	Q	N	X
T	H	X	L	X	I	P	V	E	U	C	P	S	L	I	M	G	B	I	G	F	P	D	U
U	U	T	X	Q	N	O	R	G	O	K	R	P	U	V	V	C	N	O	F	C	I	Z	X
Z	E	Y	Z	N	B	B	C	C	K	L	B	Y	L	R	U	D	C	A	U	P	G	A	E
D	D	T	K	C	E	N	I	M	I	U	Z	J	S	K	M	F	T	G	Z	U	B	M	T
N	W	E	H	C	A	Z	E	M	R	I	N	S	U	F	I	C	I	E	N	C	I	A	D
J	N	A	U	M	V	P	A	T	U	E	F	T	E	W	D	K	V	S	G	P	U	P	G

Electrocardiografía **Miocardio** **Taquicardia**
Insuficiencia **Estenosis** **Holter**
Angioplastia

Anatomía

L	G	J	L	M	F	J	D	V	K	Y	Q	A
X	Z	S	M	L	S	H	B	S	I	X	Z	H
M	E	G	H	K	N	I	E	O	S	W	X	I
N	O	M	L	U	P	G	T	L	M	D	X	O
O	S	Q	E	T	P	A	J	Y	I	K	M	O
N	D	O	M	E	I	D	N	Q	D	A	S	G
I	Q	H	E	G	U	O	A	C	J	K	B	A
R	Z	H	E	R	Z	C	K	D	R	D	N	M
S	E	G	L	A	I	S	T	R	D	E	I	O
N	C	E	R	E	B	R	O	S	H	P	A	T
G	O	O	W	V	E	X	U	Z	A	Z	M	S
X	C	D	E	I	O	M	A	T	E	T	W	E
D	R	S	B	G	N	W	F	Q	O	B	N	Y

CORAZÓN **HÍGADO** **PULMÓN**
RIÑÓN **ESTÓMAGO** **CEREBRO**
PÁNCREAS

Especialidades

D	C	V	D	X	S	B	A	O	Z	Z	B	Y	U	W	C	K	Y	A	Y	E	G
T	Q	V	U	F	Q	H	R	V	G	E	T	V	L	K	L	N	G	B	J	I	F
H	N	X	U	F	Y	E	A	J	A	J	R	L	U	M	X	U	N	D	D	R	I
W	D	V	G	K	V	O	Q	W	S	U	F	F	S	N	U	V	Y	L	H	E	I
E	C	X	L	Q	B	A	I	R	T	A	I	D	E	P	N	G	D	X	Q	O	T
G	G	R	N	T	X	X	D	U	R	O	O	T	D	K	A	E	O	V	C	D	C
G	O	W	K	S	K	X	N	W	O	L	F	E	Z	I	R	M	Y	Z	H	N	O
S	O	H	P	D	I	L	L	W	E	C	V	T	G	M	Z	V	N	I	Z	D	B
V	F	D	Q	K	P	B	A	Y	N	M	H	O	A	H	Z	A	B	Y	B	B	A
R	Q	K	C	G	E	I	L	J	T	O	L	T	C	L	C	F	W	U	V	I	I
H	Z	O	G	A	H	P	L	W	E	O	O	N	F	F	M	R	N	O	G	C	G
Q	B	U	P	R	L	F	G	X	R	L	K	I	A	B	T	O	V	O	W	N	O
U	F	F	J	P	X	Q	L	U	O	N	D	P	I	Z	G	E	L	G	M	M	L
Z	F	R	M	Z	L	M	E	G	L	S	G	V	W	J	D	O	R	O	Y	Q	O
D	I	F	B	R	B	N	I	S	O	W	I	Y	P	F	I	V	G	U	G	G	I
G	H	Z	O	M	G	A	K	F	G	W	B	X	E	D	X	Y	W	D	V	I	D
F	P	Y	Y	K	O	H	B	W	I	A	L	Z	R	X	J	D	F	B	K	T	A
N	X	B	L	Y	P	Z	T	G	A	F	I	A	E	J	I	Y	T	T	L	U	R
Z	P	G	M	X	X	G	R	Y	A	P	C	G	I	L	Z	E	C	X	I	X	U
U	G	W	R	G	J	M	L	E	W	T	T	A	L	R	E	Y	J	L	W	Q	B
K	C	U	Y	N	T	M	Y	J	S	Y	E	O	E	K	O	R	M	K	P	Z	J
C	Q	N	G	C	N	H	M	Z	D	E	D	I	Z	J	D	Y	P	S	U	X	H

CARDIOLOGÍA **GASTROENTEROLOGÍA** **DERMATOLOGÍA**
OFTALMOLOGÍA **RADIOLOGÍA** **PEDIATRÍA**
NEUROLOGÍA

Enfermedades

D	G	I	Y	F	U	W	S	M	Z	A	O	K	T	D	H	K
H	K	K	L	H	G	M	Q	P	Q	C	I	Y	R	X	Q	C
N	H	P	N	Q	X	S	E	J	V	S	Y	G	U	K	Q	E
I	Z	E	K	O	N	N	X	M	E	Q	H	U	H	Z	R	H
F	P	L	W	M	I	G	O	T	Q	G	R	H	H	W	A	V
F	G	M	E	W	P	S	E	G	Y	D	D	G	T	C	Y	Q
L	G	M	D	B	Q	B	N	T	N	X	I	C	X	A	O	J
O	X	P	N	B	A	Z	S	E	L	U	H	L	R	N	E	B
P	B	V	T	I	L	Z	K	Z	T	E	O	R	F	C	U	H
W	W	S	D	M	Z	I	S	K	X	R	N	M	A	E	A	C
R	U	V	S	I	H	J	O	R	J	S	E	V	A	R	V	C
R	T	N	V	K	E	Q	Q	C	Q	I	K	P	S	P	C	N
N	Y	K	E	M	I	H	A	T	R	D	W	L	I	R	T	J
V	I	M	E	Z	M	T	B	D	J	H	N	W	N	H	L	X
F	E	V	P	S	E	V	D	T	I	A	J	I	G	R	F	D
M	S	I	T	I	R	T	R	A	A	S	M	A	E	X	R	X
U	W	N	U	T	X	D	D	J	Y	B	T	B	Z	X	E	S

DIABETES **HIPERTENSIÓN** **ARTRITIS**
ASMA **CÁNCER** **SIDA**
ALZHEIMER

Farmacología

A	N	N	P	O	K	O	W	O	D	G	E	L	I	V	Z	M	J	B	E	L
L	F	U	E	A	C	R	Q	A	M	I	C	V	U	Y	K	X	L	V	U	A
A	A	G	T	J	U	T	G	N	N	D	B	B	M	H	U	O	F	I	I	Z
N	L	I	A	D	F	F	V	J	O	T	O	I	K	D	Q	W	U	H	P	M
A	L	Y	S	Y	V	X	K	U	N	G	I	Z	O	A	N	U	C	A	V	K
L	W	O	I	E	C	R	Z	J	U	P	R	D	S	C	R	K	D	W	R	B
G	U	M	A	U	T	R	H	O	O	V	O	M	E	I	B	A	O	X	U	I
E	H	A	B	L	T	S	A	F	A	O	T	M	Z	P	Z	C	E	R	J	P
S	E	Y	U	R	S	S	E	W	R	V	A	F	U	P	R	X	D	C	N	D
I	N	B	U	I	X	S	W	N	L	S	M	F	H	N	G	E	A	L	C	E
C	H	N	L	D	O	P	I	Q	A	X	A	A	X	Z	V	S	S	O	E	N
O	Y	K	Y	W	G	B	J	G	U	Z	L	Q	L	S	Q	Z	I	I	B	L
R	H	N	X	S	N	G	I	E	W	K	F	L	R	V	B	N	U	B	V	W
H	C	V	L	B	Q	I	T	C	Q	A	N	T	I	B	I	O	T	I	C	O
N	T	D	T	Q	U	H	O	G	C	H	I	L	B	X	J	B	O	Q	J	X
Z	N	M	T	S	Q	Q	E	S	K	P	I	Z	C	D	V	Q	B	B	Z	J
O	B	T	L	W	P	S	V	L	C	B	T	Q	F	P	E	V	Y	U	V	K
R	L	M	W	F	J	L	J	N	P	M	N	C	X	O	F	Q	P	P	I	G
O	S	E	A	N	T	I	H	I	S	T	A	M	I	N	I	C	O	H	K	C
L	B	F	H	V	T	D	P	S	Z	F	V	D	H	U	G	T	D	A	P	H
O	R	L	Z	Y	S	T	T	D	V	U	G	M	N	X	Q	Z	C	R	U	P

ANTIBIÓTICO   ANALGÉSICO   ANTIDEPRESIVO
ANTIINFLAMATORIO   ANESTESIA   ANTIHISTAMÍNICO
VACUNA

Instrumentos

X	U	D	J	O	Z	N	B	L	G	T	A	M	R	R	E	S	K	W	Y	D	U	Z
D	K	I	X	T	N	O	R	C	P	E	J	K	Q	I	X	O	I	E	R	G	B	B
V	Y	M	G	M	I	K	X	I	I	U	R	V	I	W	J	M	K	V	I	F	U	W
D	B	O	Y	D	G	D	G	T	Y	Y	G	F	T	Z	A	B	P	X	U	K	T	S
Z	G	Z	X	X	B	I	L	Z	E	G	C	J	B	T	Q	E	K	E	P	V	B	N
O	C	H	X	Z	O	W	X	X	M	V	E	P	H	K	U	S	M	S	C	W	Z	X
V	P	Z	Y	I	Q	D	G	F	O	O	O	B	U	P	F	T	C	F	W	U	E	G
K	C	Y	Y	Z	V	U	L	I	N	T	E	R	N	A	M	E	D	I	C	A	Z	C
R	Q	B	M	D	A	R	F	H	O	K	C	W	B	K	J	T	R	G	A	K	J	T
N	L	X	N	S	N	P	S	S	Y	C	X	L	C	M	D	O	H	M	V	U	Z	A
J	Q	I	B	N	P	W	C	U	E	N	Z	A	X	K	O	S	Z	O	W	L	V	B
Q	P	M	D	P	I	O	B	F	N	D	W	B	F	V	U	C	Y	M	X	F	C	G
I	V	B	T	T	P	F	T	E	R	J	R	I	X	E	Y	O	B	A	N	R	H	J
R	C	U	O	I	Z	L	E	U	O	H	Z	A	F	U	Q	P	W	N	B	T	R	M
M	W	Q	O	O	I	P	O	C	S	O	R	C	I	M	Q	I	D	O	O	B	Z	X
F	N	S	V	X	H	P	N	B	J	C	Q	V	E	U	I	O	P	M	H	K	D	W
E	Z	Y	A	M	A	R	G	O	I	D	R	A	C	O	R	T	C	E	L	E	N	C
Y	J	Y	S	K	T	F	L	I	O	R	T	E	M	O	M	R	E	T	Z	W	P	T
B	C	U	D	S	N	S	W	L	W	I	H	Q	J	H	U	M	S	R	A	P	H	V
D	Z	S	J	F	T	C	T	S	L	U	P	S	K	B	T	N	J	O	Z	F	K	L
I	A	B	B	A	R	W	L	B	V	D	Y	U	N	P	D	F	I	Q	G	L	N	R
G	A	C	W	P	J	X	Z	T	T	C	E	B	A	F	E	L	K	D	L	F	E	E
K	J	E	R	L	C	Y	O	C	T	Q	Y	R	Y	I	P	B	D	J	P	K	O	G

ESTETOSCOPIO   TERMÓMETRO   ESFIGMOMANÓMETRO
OTOSCOPIO   MICROSCOPIO   LINTERNAMÉDICA
ELECTROCARDIOGRAMA

Términos Médicos

J	Z	R	N	R	H	A	U	Y	W	Z	R	U	Z	G	E	S
G	F	O	Q	O	T	I	Y	G	U	C	C	H	Z	E	S	V
P	G	M	M	Z	I	Q	D	H	A	Y	D	E	R	I	R	O
J	E	W	S	C	V	C	I	S	P	E	L	M	N	N	R	L
C	O	T	N	E	I	M	A	T	A	R	T	T	T	D	D	R
Z	N	B	S	K	Z	I	G	Z	O	X	O	D	H	J	V	K
W	C	G	A	P	P	K	N	J	I	M	D	A	Y	P	O	T
U	D	N	G	A	Y	M	O	Z	A	N	O	D	X	W	S	X
A	I	J	R	L	S	T	S	R	P	K	U	E	L	R	P	I
P	C	E	W	V	T	C	T	I	Q	L	K	M	X	H	T	Y
V	T	I	T	I	W	M	I	P	G	N	U	R	N	C	J	B
J	E	G	H	U	P	M	C	Z	J	J	A	E	Y	I	E	F
A	I	G	U	R	I	C	O	L	S	V	O	F	M	E	V	F
I	G	O	G	S	E	U	A	Y	N	Y	J	N	G	B	N	W
P	X	K	E	V	T	D	Y	F	Q	K	N	E	F	Q	A	Y
J	E	D	W	M	E	C	A	X	C	S	N	X	Y	Y	X	S
V	S	N	S	E	R	K	K	F	H	T	A	O	Q	X	N	Q

DIAGNÓSTICO   SÍNTOMA   TERAPIA
INMUNIZACIÓN   CIRUGÍA   TRATAMIENTO
ENFERMEDAD

Sistemas

F	F	V	S	O	N	E	L	R	A	H	V	Y	W	V	R	W
H	W	A	T	K	S	V	L	A	K	U	V	U	I	A	A	M
M	U	U	E	K	P	O	A	S	W	U	H	O	T	I	L	Q
F	T	R	M	S	C	J	I	V	P	D	N	T	G	I	U	V
B	L	D	E	D	L	B	F	V	L	I	R	Q	P	H	C	R
Z	E	G	I	S	A	Q	E	T	R	G	S	T	J	L	S	M
E	S	R	L	X	P	U	N	C	I	E	J	D	T	H	U	Y
N	Y	A	K	B	P	I	O	T	A	S	N	E	S	M	M	W
A	A	L	L	G	V	D	R	M	E	T	S	I	O	J	F	F
W	X	S	Q	E	N	O	O	A	C	I	M	W	A	P	O	V
J	W	L	C	E	D	Y	Y	I	T	V	R	P	R	R	X	D
E	V	N	Z	O	C	I	G	O	L	O	N	U	M	N	I	U
I	T	F	E	Y	F	U	W	K	G	G	R	H	G	T	T	A
E	L	M	I	S	T	Y	U	S	E	Z	P	I	R	D	C	U
K	T	V	A	G	V	M	O	F	S	P	X	S	O	I	I	G
C	I	R	C	U	L	A	T	O	R	I	O	K	T	O	S	B
G	F	Q	G	B	L	R	V	N	C	O	A	J	E	N	R	A

NERVIOSO   RESPIRATORIO   DIGESTIVO
CIRCULATORIO   MUSCULAR   ENDOCRINO
INMUNOLÓGICO

Profesionales Salud

O	M	W	Z	U	H	K	U	D	O	T	I	Q	A	J	A	L
T	C	Z	V	I	O	O	Y	T	Q	I	Q	K	E	F	D	N
Y	P	I	J	D	P	N	I	W	W	E	W	J	O	D	E	Z
M	Z	A	T	O	M	G	A	P	D	N	D	D	D	Z	N	A
A	I	A	V	U	F	W	A	J	E	F	J	F	C	B	T	U
K	P	B	Z	J	E	I	S	D	U	E	L	Q	N	U	I	L
N	O	G	O	L	O	C	I	S	P	R	T	H	E	P	S	H
N	Z	K	D	N	T	L	A	B	W	M	I	P	G	B	T	C
C	I	B	B	D	A	I	J	M	E	E	A	C	S	G	A	Z
B	H	N	A	O	L	U	M	D	R	R	V	K	P	Z	Z	G
G	E	M	Q	W	L	U	I	D	E	A	A	L	Y	Q	N	O
M	V	E	S	F	X	C	R	T	R	I	F	O	M	N	T	I
A	L	Q	N	Z	O	R	V	U	S	K	N	D	S	F	G	E
U	T	W	Z	I	N	E	J	D	P	M	N	Y	Y	E	G	W
H	T	P	B	E	U	L	Y	U	U	D	T	S	M	I	X	F
T	T	C	S	N	T	R	O	V	C	L	B	I	Y	F	Z	W
U	I	Y	G	Y	A	Q	Y	F	S	C	D	J	K	G	G	Y

MÉDICO **ENFERMERA** **CIRUJANO**
FARMACÉUTICO **DENTISTA** **PSICÓLOGO**
TERAPEUTA

Órganos Sensoriales

Z	N	O	W	V	Q	X	X	Q	X	R
O	P	I	E	L	S	E	U	V	G	I
K	L	D	P	L	E	N	G	U	A	D
T	D	O	T	C	A	T	G	T	O	S
U	S	J	T	R	X	U	B	Q	E	A
R	B	O	I	S	D	Y	Y	N	W	G
P	L	Z	V	P	U	M	I	I	C	F
B	I	E	M	I	B	G	Y	V	D	S
X	J	M	L	T	K	U	G	X	X	Y
A	X	Z	Y	L	S	X	I	S	Z	B
U	D	I	R	F	G	P	Z	T	J	H

OÍDO **NARIZ** **OJO**
LENGUA **PIEL** **TACTO**
GUSTO

Procedimientos

V	R	O	M	L	C	W	G	T	C	Q	Y	K	R	O	J	M	N	J	J	Y	Y	E	R	V
T	M	R	K	B	R	A	D	I	O	T	E	R	A	P	I	A	B	Z	L	F	F	Y	G	H
E	S	C	E	V	G	M	L	U	U	S	A	O	H	Y	R	L	Z	T	E	O	W	W	K	T
U	W	H	X	A	T	L	L	J	K	L	D	A	W	H	M	K	H	M	L	E	Q	U	N	N
M	V	A	G	E	Z	R	U	W	E	U	A	G	Z	M	D	D	O	M	K	D	B	K	T	L
Z	V	U	P	S	L	Q	C	H	T	V	T	P	T	B	G	X	S	X	O	L	T	Q	B	I
T	B	M	Z	S	B	E	C	A	L	A	J	O	A	J	I	V	H	V	G	L	M	J	X	L
T	A	E	W	W	G	B	C	O	I	Z	L	Q	B	R	U	D	X	J	A	J	Q	P	D	A
C	E	R	G	V	R	P	L	T	D	P	W	H	E	M	O	D	I	A	L	I	S	I	S	J
W	Y	U	V	L	Q	L	A	G	R	Y	O	W	H	B	P	S	Y	R	V	Q	Y	U	M	F
H	E	R	P	Y	Q	H	N	J	O	O	N	C	G	P	V	P	C	R	O	E	A	T	K	X
E	X	M	W	K	R	H	G	H	T	T	E	H	S	A	Y	P	G	O	K	X	K	E	B	J
Z	N	S	F	K	P	W	I	X	P	W	D	N	Q	O	I	J	O	U	P	V	Y	D	Q	D
W	W	F	J	V	E	Q	O	B	R	R	B	X	C	M	D	D	D	M	L	I	P	D	Z	T
O	L	T	U	L	Y	K	P	P	U	I	G	I	V	E	N	N	H	E	D	B	A	Q	F	U
Q	T	N	K	N	M	N	L	O	O	U	J	L	B	Z	F	O	E	K	X	R	P	B	J	K
N	H	P	O	G	R	M	A	P	U	Y	M	P	K	H	Z	A	R	Z	E	J	N	C	N	H
E	U	T	U	Y	O	L	S	X	N	J	O	P	T	Z	B	G	L	U	E	A	D	I	D	M
X	R	H	B	S	S	I	T	V	O	U	S	G	C	F	X	A	Y	O	Q	F	L	J	O	S
S	P	I	E	H	A	B	I	G	J	Z	B	Y	T	H	F	G	S	U	G	G	W	U	K	I
D	O	Y	Y	M	H	N	A	U	T	A	Q	C	G	O	S	X	H	R	F	R	A	Q	U	C
X	I	A	C	U	E	R	H	L	J	A	A	E	M	W	U	I	T	A	M	K	A	N	Q	V
Z	V	W	N	O	D	Y	N	K	H	M	N	W	R	V	A	V	B	Q	Y	T	B	M	S	H
I	X	T	I	E	T	E	E	O	Z	F	A	I	J	S	S	S	Q	A	K	W	B	A	A	T
U	Q	O	W	T	K	G	D	I	B	V	P	H	A	M	X	N	F	R	E	P	L	T	S	G

BIOPSIA **RADIOTERAPIA** **ENDOSCOPIA**
HEMODIÁLISIS **LAPAROSCOPIA** **ELECTROENCEFALOGRAMA**
ANGIOPLASTIA

Sist. Reproductivo

G	Y	W	P	D	B	N	O	N	Q	Q	I	H	T	Q	B	N	R
L	K	O	H	F	U	V	V	X	L	B	G	I	K	K	Z	Z	M
F	F	Y	W	I	M	S	Q	N	Q	D	S	R	L	I	C	Y	Z
P	N	A	F	L	K	O	J	R	W	U	C	A	N	T	Z	I	N
U	J	O	C	E	U	L	I	X	D	I	M	H	B	O	U	O	D
G	U	R	Y	F	R	T	A	H	T	T	K	D	K	N	K	M	S
U	N	H	N	P	U	T	R	O	J	H	H	O	P	J	N	F	R
D	O	X	O	I	R	N	I	A	G	F	K	T	M	K	O	B	V
M	O	D	M	F	P	A	H	L	N	Q	F	D	M	I	I	C	F
R	U	M	I	N	L	R	N	Q	I	T	O	G	S	O	C	X	H
L	K	Q	U	X	G	M	U	Z	E	Z	F	T	Y	I	A	O	S
J	S	Q	B	C	V	E	X	S	A	H	A	C	U	R	U	K	I
L	U	E	F	P	I	T	T	R	D	S	G	C	G	A	R	Z	N
R	T	F	E	V	H	I	A	D	L	K	O	E	I	V	T	E	H
I	X	G	L	G	C	B	H	S	F	U	T	E	R	O	S	O	G
V	E	A	B	U	M	V	M	H	F	Q	V	Q	A	P	N	L	L
I	D	T	L	E	Z	U	Y	G	E	N	I	T	A	L	E	S	T
N	T	O	A	A	X	O	O	D	Z	T	N	N	P	Z	M	H	Q

OVARIO **TESTÍCULO** **EMBARAZO**
FERTILIZACIÓN **MENSTRUACIÓN** **UTERO**
GENITALES

Salud Mental

J	Q	L	T	V	T	V	V	P	P	K	P	S	I	C	O	T	E	R	A	P	I	A	Q
P	I	P	T	V	A	U	E	P	N	D	H	A	G	P	O	M	J	X	L	D	J	I	Q
F	N	S	Y	A	W	T	D	W	H	P	A	F	P	A	S	H	B	R	D	Q	H	L	F
K	R	P	T	O	A	Y	H	D	O	Y	S	E	L	Z	P	K	H	T	M	R	Z	R	H
G	G	F	C	L	H	B	E	O	E	S	Q	U	I	Z	O	F	R	E	N	I	A	S	Q
U	F	W	X	R	I	G	L	F	C	P	S	U	B	D	G	V	P	I	W	L	W	G	P
W	O	P	F	U	B	T	W	P	U	S	R	X	N	A	Q	R	K	N	O	J	G	Y	P
N	J	U	K	I	B	M	V	N	R	F	E	E	W	D	V	V	V	U	P	N	G	A	S	Y
W	D	N	W	L	L	A	H	T	H	N	G	R	S	E	S	P	I	E	W	I	X	E	T
Y	C	R	F	A	N	I	S	U	S	S	W	Y	T	I	N	B	O	E	G	S	X	E	U
R	Y	G	P	D	Y	G	E	O	I	C	L	A	V	S	O	Y	G	S	W	V	B	P	N
L	J	X	G	J	C	Q	H	N	N	B	V	V	H	N	E	N	A	C	N	B	K	Y	H
R	L	E	Z	G	G	V	E	S	H	G	E	P	R	A	A	I	E	O	N	J	B	Z	K
V	T	C	O	G	N	I	T	I	V	O	C	O	N	D	U	C	T	U	A	L	G	U	Y
Q	X	W	E	H	H	G	T	J	W	V	T	F	X	X	G	P	R	G	X	W	D	Z	S
H	O	Z	V	O	N	V	C	H	D	S	Z	T	Z	I	T	A	L	L	O	G	A	O	I
P	H	O	J	P	P	F	N	D	A	I	R	S	K	I	B	E	H	W	V	M	O	U	B
Q	J	K	U	X	B	R	A	R	M	Y	Y	X	V	X	Y	G	V	Y	N	B	P	L	N
I	K	G	I	U	W	B	T	G	C	S	K	V	J	S	V	P	J	V	K	K	M	M	M
N	Q	O	D	M	X	J	V	P	B	B	T	Z	Z	E	L	R	U	H	B	V	E	L	J
T	B	S	A	J	G	Q	N	B	J	I	F	A	U	O	N	P	L	S	O	Y	E	Q	Y
O	D	Q	I	I	C	V	B	O	C	A	E	J	U	O	Z	K	W	D	T	G	B	X	H
Y	R	F	I	Y	Z	L	J	Y	L	D	K	Q	H	Q	E	X	I	F	R	U	Q	O	C
S	L	R	L	A	T	E	U	L	H	X	M	R	K	R	D	Y	Z	G	P	M	K	O	M

DEPRESIÓN ANSIEDAD ESQUIZOFRENIA
COGNITIVOCONDUCTUAL PSICOTERAPIA TRASTORNOBIPOLAR
ESTRÉS

Patógenos

Y	F	B	A	C	T	E	R	I	A	E	L	X	B	N	T
N	Z	Z	T	N	E	B	I	J	K	W	H	A	W	P	L
M	N	Y	A	O	O	Z	O	T	O	R	P	T	Y	A	V
L	W	N	Y	X	B	G	X	D	H	U	F	B	H	R	K
X	E	A	D	U	V	O	K	N	B	H	V	M	N	A	G
Z	T	U	T	D	I	M	L	I	J	E	O	A	B	S	A
Y	W	V	L	E	R	R	W	I	M	F	F	N	I	I	T
S	Q	H	Y	V	U	Z	T	C	S	B	Y	P	G	T	W
M	H	P	E	L	S	Q	H	N	E	R	E	V	G	O	B
A	U	A	S	Q	E	G	O	I	Z	B	M	E	C	L	L
E	B	B	U	L	R	I	V	R	E	J	K	C	T	L	B
B	L	Z	R	C	R	B	Z	X	I	I	Y	W	U	J	T
A	P	V	X	P	X	D	O	H	E	P	J	D	O	U	X
S	K	R	B	Y	S	S	R	S	C	D	S	Y	O	W	F
T	O	N	H	C	Q	R	L	I	A	U	V	E	T	N	K
O	N	Y	O	H	A	Z	R	X	P	X	D	V	B	F	H

VIRUS BACTERIA HONGO
PARÁSITO PROTOZOO PRIÓN
ESPIROQUETA

Tecnología

V	E	E	B	Y	J	G	A	L	E	I	O	P	N	R	L	P	S	S	J
G	N	K	R	I	K	O	V	I	A	K	X	F	R	A	W	C	U	C	Z
W	H	N	M	T	D	C	N	J	F	J	N	T	M	J	F	N	E	T	R
M	A	R	C	A	P	A	S	O	S	A	G	B	L	K	M	N	C	F	R
N	E	O	G	Q	J	I	Y	T	I	C	R	K	F	G	I	A	S	U	U
M	L	D	I	R	H	D	G	C	W	U	J	G	D	G	X	S	F	B	G
S	R	A	A	L	B	R	N	Z	Q	D	L	G	O	P	K	D	H	P	C
K	G	L	R	G	X	A	Y	Z	P	L	O	I	D	C	O	Y	E	C	F
Z	S	I	Y	C	N	C	X	O	F	J	V	Q	Y	A	E	I	X	A	Y
I	P	T	X	O	W	R	V	Z	M	B	Y	K	C	V	S	S	P	S	N
I	Q	N	S	S	Z	O	A	I	E	C	I	J	Y	H	K	Y	J	A	A
D	F	E	S	S	I	T	L	E	L	N	Z	H	T	D	Q	U	J	U	C
C	R	V	V	O	C	I	G	H	R	S	L	V	G	K	R	L	B	G	O
W	J	B	N	S	Y	N	O	M	Q	W	D	H	K	P	N	O	U	W	Z
T	Z	Q	R	A	Y	O	S	X	N	U	X	O	Y	R	V	C	S	K	Y
C	X	Y	E	Z	D	M	S	T	T	E	S	Q	Z	W	M	V	F	K	U
B	C	S	M	L	Y	M	I	C	W	F	O	W	V	P	S	P	I	N	Y
Z	R	Y	U	S	C	F	U	W	Q	V	K	N	K	A	Z	L	P	Y	Z
M	B	H	U	P	U	B	F	P	N	V	C	A	Y	Y	R	L	N	V	K
L	T	O	M	O	G	R	A	F	I	A	O	J	K	M	Z	A	D	X	F

RESONANCIA TOMOGRAFÍA MONITORCARDÍACO
VENTILADOR RAYOSX ECOGRAFÍA
MARCAPASOS

Cirugía

E	X	A	Y	V	X	A	S	B	U	M	D	X	B	Q	I	D	K	K
J	B	C	A	R	D	I	O	V	A	S	C	U	L	A	R	W	E	H
Q	C	E	K	H	L	G	G	L	H	D	W	D	N	V	B	T	S	T
Y	V	I	W	E	O	U	O	R	P	H	O	W	T	P	Z	R	X	Q
P	A	C	M	T	O	R	A	C	I	C	A	H	M	L	A	W	F	Y
C	I	K	U	N	M	I	A	O	S	A	V	L	O	L	X	V	X	W
D	F	Q	Q	Y	E	C	H	L	P	L	I	T	U	L	B	Q	Y	Y
L	A	Z	O	V	Y	O	F	V	K	Z	X	C	I	H	Y	J	E	Z
W	I	G	G	S	T	R	L	S	P	K	S	M	P	T	Q	B	S	G
B	T	S	N	S	Q	U	I	G	Y	A	O	E	P	S	Y	L	Z	K
H	A	P	S	L	Y	E	R	Q	V	R	L	L	H	E	J	B	U	T
F	X	E	D	K	A	N	K	S	R	A	A	G	I	A	L	Y	Y	O
H	C	Q	P	F	T	E	L	B	T	S	T	P	H	I	I	B	U	A
H	J	T	S	D	I	O	V	G	T	G	F	V	S	D	A	H	H	N
R	Q	Z	S	O	W	Q	L	I	F	Z	J	P	D	G	Z	T	E	N
H	S	F	P	T	O	T	C	R	T	P	U	X	N	U	Z	Q	O	K
T	X	W	Q	T	K	A	L	R	E	F	X	B	J	Q	Q	D	D	O
A	I	D	E	P	O	T	R	O	N	J	L	O	Q	W	J	C	W	X
C	H	F	B	R	H	O	I	J	W	N	Z	J	H	Q	W	A	Z	N

ORTOPEDIA NEUROCIRUGÍA PLÁSTICA
VASCULAR TORÁCICA ORAL
CARDIOVASCULAR

Farmacia

```
K Q H D U M I S R V I N L J X K N Z Q D S D Q
E A G X X Y F H Q T U B K B M W J G Q U A R V
E V S R S A K S T O B K U M W M J B H W L X P
D E W O Q M F Y L V F O Y X Q U C N M F E U M
U Q P V I L J C K S F A E D L C B U P D F F S
H P H X H R J I Z V W D L Y D H G Y R X L L E
C L W J Q A A C J H L P R P H K K L F E Z C J
B U S S V X D D B H S U H C C R U L E B F A I
S I S O D M D J N J N O S B P J W G Z B V C N
P J G Z X L B F E U V D T Y G C P E A Z W I T
E R E Y H W T I F U C M N N C Y V N N W Y T E
S A T I X L U T V V L E P X E S G E H Y Y E R
M I T P E R Q W I I I M S D C M U R F J O N A
S H Y E Z P F N R J M L E S X U A I J G I I C
G B I Q C F I U N Z Q T Y F O N F C M N O C C
Q J H C M E P B N V A Q F C E T L O I B T O I
F L A I A W R K C O W U L F W N C A N D B C O
Y Z B K Y L N E B W O K D L X F F E A W E A N
L E N Z L G A G Z Q B K S M P R T R F V T M E
B H Z O A R J U X J P H Q S S V I K M E Q R S
H X V G A R A U P A K N S H N X H Y C K H A R
P W X Z E F L Q B H P A G H H L F S W U V F C
N P E G Y I M M G M Z F Y C Z U T T U T D M J
```

DOSIS   RECETA   GENÉRICO
EFECTOSSECUNDARIOS   INTERACCIONES   MEDICAMENTOS
FARMACOCINÉTICA

Sistema Linfático

```
P X Y O D S X S A U A K S X
I D B A F S P G B A Z O W A
P P Y E G I A X F N J G C T
H R X H L N M Y G O J R C O
A G Z G G M O U R W V J K L
C M A L P U F P W N N N Q H
Q C I B Q N N U Y I U E D E
C O A G O I I D A A N K Q D
V M X T D D L I V S D C W Q
I I N H D A Z J U K V G A C
G T E U F D L U M R E W L C
E T H V Z L B A F N I L M A
A Y X Y N U F S S C Z A M E
L V R N A L R G U W X G L J
```

GANGLIO   LINFA   AMÍGDALAS
BAZO   TIMO   LINFOMA
INMUNIDAD

Epidemias Pandemias

```
G X B R J Z Z V C G K A W F I V F
K V H U W T X O D Q C N R S N M Q
E Z D Z U U B F I Y X W I X C I H
J A R B Z B R Z X R Q E Y A L W P
E Y X Q B E D I F J B J E H P F G
E P C S M R R C N C W T K Y C F W
F D I V O C G R U R T B Z Y S V K
W A N R H U B G L A W I O S Q P A
D J O K G L K F X P Z W T X M F K
W Q O L C O R M Z G D E G L X U Z
X Z X E A S U F K C B O K Y H S H
A R P C U I A R A O X O O P F N H
G F D Y P S R R L M P R Z V L K B
O V O X E K U A S T S S H P V X H
T U Y R Y W X D L W Z P F F D B Q
P M D X A N Y I J A Q Z R E G V H
H C J G Y W U S Q D M B A F S S F
```

COVID   GRIPE   ÉBOLA
SIDA   TUBERCULOSIS   MALARIA
SARS

Organizaciones

```
L Z E J A Q I N
I S T S M O P F
U Q K F A L H S
H V T Z C N L M
D Y E N D U X J
K M N W C I I R
A D F X N S T M
U O E D S F L Z
```

OMS   CDC   MSF
FDA   AMA   NLM
EMA

Nuevas Tecnologías

H	V	Q	H	D	C	O	U	S	M	G	X	N	A	U	X	H	A	I	Z	D
L	W	W	Z	G	L	U	O	G	Q	H	G	Q	H	A	M	R	I	Z	M	L
C	A	Q	V	A	B	S	D	N	F	O	R	E	P	F	A	L	L	T	A	M
X	I	N	A	N	O	T	E	C	N	O	L	O	G	I	A	X	L	U	X	Q
X	N	A	O	C	I	X	I	C	K	J	R	V	C	Z	E	P	T	N	F	X
C	Q	L	I	S	S	M	H	E	D	G	Y	C	C	S	Q	R	F	A	Y	R
Z	N	J	I	B	R	A	R	S	T	T	N	U	P	W	I	S	A	N	I	A
X	O	A	I	F	C	E	U	I	C	R	L	H	B	V	K	P	S	V	F	C
V	I	E	C	N	J	X	P	Q	J	Z	N	G	D	R	B	X	U	H	D	B
C	S	A	N	I	G	D	A	A	A	J	T	A	T	O	J	S	K	S	W	R
N	E	M	Z	A	N	P	T	C	N	B	D	E	A	H	L	Y	L	X	Q	D
E	R	H	T	E	L	E	M	E	D	I	C	I	N	A	O	Q	P	A	S	P
K	P	T	A	I	C	F	G	T	L	Z	C	A	Y	Y	Q	N	Q	A	O	U
A	M	B	Q	N	X	C	G	A	F	B	W	I	Q	W	M	C	E	R	S	K
J	I	L	B	L	A	P	E	Q	I	F	G	S	D	F	F	W	H	S	O	C
S	H	F	O	M	Z	R	Y	W	I	P	S	A	N	E	X	J	Z	Z	U	P
Y	P	L	X	N	D	F	W	U	S	A	A	J	G	Z	M	J	F	L	A	M
W	J	T	L	B	M	D	M	A	R	J	I	R	O	S	X	C	Y	C	N	K
G	K	C	U	C	O	Z	B	Y	C	V	Y	C	E	D	M	Q	U	Y	S	P
N	N	U	J	I	P	R	Q	N	H	A	Z	W	L	T	X	D	D	C	L	J
J	Z	A	N	P	J	K	O	L	W	Z	M	G	V	F	G	R	K	G	E	H

TELEMEDICINA   IA   TERAPIA GÉNICA
IMPRESIÓN   NANOTECNOLOGÍA   MEDICINAPERSONAL
REALIDADVIRTUAL

Obstetricia

N	D	V	B	D	A	D	R	I	K	X	S	H	D	S	O
F	E	Y	A	P	L	A	C	E	N	T	A	S	K	M	H
D	W	O	E	E	O	T	N	O	N	A	S	R	N	L	E
P	H	H	N	X	R	N	F	B	Q	K	H	D	J	U	W
F	K	P	I	A	V	A	H	S	Z	D	L	L	O	X	M
R	V	A	R	V	T	I	S	T	T	E	K	R	X	G	N
G	Q	N	N	Z	U	O	P	E	C	J	V	M	C	X	T
N	B	Y	U	F	N	M	W	T	C	F	X	J	H	H	Y
C	R	P	U	E	R	P	E	R	I	O	Y	U	Z	L	C
Z	Z	V	K	B	T	A	H	I	J	I	N	M	J	M	Z
W	C	N	B	W	D	R	W	C	A	X	F	Y	J	B	N
V	O	T	I	Y	O	T	T	I	P	U	R	B	K	S	R
K	V	X	X	D	N	O	Z	A	P	O	R	L	W	S	V
L	R	E	M	B	A	R	A	Z	O	D	Y	D	M	L	K
O	F	I	G	I	A	U	H	A	F	L	M	U	T	N	W
P	W	I	P	G	K	E	U	O	Z	F	G	V	X	B	F

EMBARAZO   PARTO   NEONATO
PLACENTA   CESÁREA   OBSTETRICIA
PUERPERIO

Sistema Endocrino

U	A	A	Q	A	X	W	D	T	D	E	J	O	L	F	I
A	W	S	P	S	F	I	H	I	L	Y	A	K	R	T	E
G	S	S	O	A	A	H	G	G	A	U	U	L	L	R	M
W	Y	L	I	C	F	E	A	Z	A	B	H	E	N	J	L
G	S	W	O	S	U	P	R	A	R	R	E	N	A	L	Q
W	G	K	J	W	I	L	N	C	C	K	A	T	M	N	J
T	I	H	Y	H	W	F	G	A	N	T	M	J	E	U	J
H	W	Z	V	I	S	C	O	T	K	A	M	C	M	S	L
U	T	O	F	N	C	X	R	P	R	P	P	N	S	B	Y
Z	N	Y	U	T	C	S	E	D	I	O	R	I	T	C	X
W	T	B	O	Z	N	B	K	R	B	H	I	B	C	D	Q
N	C	N	T	Y	L	R	P	K	K	Y	X	M	Y	J	D
R	W	O	U	E	C	A	M	W	V	J	H	H	F	Q	D
P	D	M	A	W	W	S	O	I	N	D	B	D	V	R	V
P	D	H	O	N	S	W	Y	M	E	F	W	I	S	Q	Q
D	L	Z	K	A	N	O	M	R	O	H	K	S	D	L	M

TIROIDES   PÁNCREAS   SUPRARRENAL
HIPÓFISIS   HORMONA   DIABETES
GLUCOSA

MedicinaAlternativa

N	C	Q	N	L	U	S	H	K	I	Z	A	X	D	M	O	Q
V	O	Z	J	M	C	X	T	P	H	G	Z	N	Z	P	I	Q
R	R	I	K	S	M	C	I	W	B	S	A	D	A	Z	H	T
G	N	E	C	N	I	K	W	O	B	H	Q	X	V	C	R	O
L	U	U	F	A	A	I	P	W	X	V	U	T	D	A	X	C
T	Z	A	P	L	T	T	G	C	F	V	I	T	D	R	I	G
C	I	Y	F	Y	E	I	U	C	V	O	R	O	V	U	M	B
D	W	G	H	B	X	X	D	R	U	K	O	Z	J	T	J	K
N	L	T	I	B	L	Z	O	E	O	T	P	A	G	N	T	X
G	F	W	N	V	N	E	Y	L	M	P	R	G	Y	U	R	H
T	A	Z	G	W	X	A	V	Y	O	P	A	R	B	P	B	Z
A	I	T	A	P	O	E	M	O	H	G	X	T	I	U	G	M
C	I	V	A	X	R	Y	V	S	A	V	I	J	I	C	Q	G
H	Q	F	Z	A	D	E	V	R	U	Y	A	A	G	A	D	C
F	D	U	K	H	C	V	S	Y	G	X	G	M	F	K	T	P
N	V	S	O	T	P	G	N	X	C	Q	L	I	V	F	R	F
O	J	S	C	A	Z	H	J	P	A	Z	Y	E	H	W	F	S

ACUPUNTURA   HOMEOPATÍA   QUIROPRAXIA
NATUROPATÍA   AYURVEDA   REFLEXOLOGÍA
MEDITACIÓN

Odontología

```
N S W K A P H R M D F O L B V M I G L C
Z V A D I I X G S Q E S Q C J B M L J C
W G H C A Z R K T P O B L O L Z L M I F
Q H C S S O S T S K T X J A C E A K D U
T Y Q K H I V P A Y O L Q D G P R H M G
O H S R U H G H R I U S W P A A R D E Q
D S I K O V Z H M I D L X I U S Y R K A
F S Q M P W S V A H M E C O B B Q T N L
E I B A O Y X R X E N N P W P V Q U C E
U L W S M U H J I Y O X N O L N K E Q Y
V F G F M C B M L D Z Q J L T P O N G Z
Q E J E X E A O O Y Z T I W B N I D D G
E M S E G F T T F V T F A G X V O O T Y
M G V T P F R P A H F B P I V U O D H D
I X L O E O T D C M E U T I I E N O O S
G U P R O T E S I S D E N T A L H N B F
N P D R M K C Y A B R L S O Z M J C U H
R Q O L W V L A L L H M G X T R Z I K N
G K K D W W J Y R O J Y N C Q C Y A P C
R P E R I O D O N C I A C M Z V M J J H
```

ESTÉTCA
ENDODONCIA
MAXILOFACIAL
ORTODONCIA
PRÓTESISDENTAL
PERIODONCIA
ODONTOPEDIATRÍA

Métodos Diagnóstico

```
K W V Y A D M G B W M S B B P G E P A S Q M F
X L N G P M Z O K T N X E I O K Y S D M Q Y B
E A A O U U A Q O Y Q Q L Z S K D T A G R B N
G S T I S A N R K Y P J T M I N K X C G O Y I
J Q D Z R W Z F G A F H P M L F J Y J M Q F G E
V E L S X E L Y Q O I G B W Z K K I O B C E S
T G S P N Y T Y M L I F U P G X I H C D U L G
O K G B T L S R O T V D A Y Y M F D U K X T X
W S I S I L A N A L Z G R R M Q A J X V B L A
B E J J A O T C E N V O W A G C U N Y N O S D
P L D B B X P G Y Y O K P A C O B V F T P V T
J Q A S Z O D S A Y O I F L D O M N M M S H T
D J L J X L R X I E P D S Y L X R O X T U C Z
C N O T Z E E M J A P E X E Q Z O T T M F R X
N T O S X W S F V X S Y U X R V A W C A Q K N
A I F A R G O I D R A C O C E P L D R E S T A
Z D Y J Y P N S B U S P Y U L T Z T X U L F E
N P B X D K A S H W E B J T H K F L Q H U E J
P B J P M F N X E U X W C I R S Q I Z L A T M
G Q K R Q F C T F P E E P A Z S J O Q D P H E
G W U I Y J I Z T Y F Z I B R D J S T Y F N G
H A H W C O A I D T O W G O R V X I M X F Z H
L P N N S C W G H Q X K Z L I O Z W R I U H J
```

RESONANCIA
ECOCARDIOGRAFÍA
ANÁLISIS
TOMOGRAFÍA
PRESIÓNARTERIAL
ELECTROCARDIOGRAMA
BIOPSIA

Psiquiatría

```
C U U Q W G E B A H K M U H I O P W D R A Y C V
Y L L O E D R J C V A V F U R H X E X C D N Y O
R M T G C R E G N P I N E A E O L B P E D H M L
Q Y B G T I E S G I A J R X G B Y M P I T W W S
L O J F H R T Q X N T F B M A S Y R M J A L P L
N B O M D N Q A S Y B Z H R Y E E G A X E O T D
Q B M L P F W I M B F W O I M S S P I K O M R H
H D T V I A E J E U O S E D I I Z T A O A X V H
H K L V R D R G B V A U A O S V V X A J I G N V
T L W H A F E L B V K R N W F O G T T T N Q Q B
D C P D Z Z Q J P S L M T W H C C L P Z E T M X
X S Q H A R K K E W A J X S I O T P W L R V M S
N G N A E D L S Y Y H G R R O M Z W H G F E M Q
Q Q R O I I I R O G H Y A F J P N H K K O J G A
O G A F U S D R G F E E E T W U S I X B Z F C G
E S O B L H L G A E I J O G W L E E B F I O V L
H H C D P V I A U L N E E L G S K Y R I U G J F
I P Z T T M T G T G O D G F N I P W C T Q B U O
V Q N M F H M P I J A P U M Y L X G L K H S T J U
B P X N M V V S E L F I C O O L X V K E E M D
R O A A K A S M M D L F Q B P L Y B S H O C R W
L O B W M T J C O Y V M Q V N T C N W O F T N I
F L T Z L I F U U U Z L I H B W W F F K G L Q O
M Y F W F L P I D D J J N R Y B I E L G N U F L
```

ESQUIZOFRENIA
ESTRÉSPOSTRAUMÁTICODEPRESIÓNMAYOR
AUTISMO
BIPOLARIDAD
ANSIEDAD
OBSESIVOCOMPULSIVO

Sist. Respiratorio

```
X E J T G O A V S O F N B W H L L S R P Y
W B Q E F H S J U T L N I O B N R I Q O L
Z X O B X I U K Y Y F A J O M G P S G M H
H Y R M X Y B S H S L B W B E X Y O M M M
G U L C M W K R S A X X B Y Y P Z L O W H
B T Z R F X D Z O R M H H T I F O U N Y K
X U L W J T R I J S G E Z D Z O T C F H J
T W J W T Z P U V W I J S N I H D R X K F
W Z T Y F B J R G O W S D I N Q J E E Q F
W M T H D D E N X E B V P V F Y F B N S P
A I S I T I U Q N O R B W U Y N Y U W N R
M J E Z Q X X J O E D D T Z L F E T S K L
F O A Q N Q N F Y G U C X P K M Y D U K X
R W P J K T U F C H U M A D U Z O E E V U
D Y W L V H T Q A X P U O M S M G N V H B
Z J A E C S O V Q F L O V N D A U D A N P
H Y S W R V Q V D W T G H Y I Z W O R D
C C J G B U H K D Y T N A M S A W I K A C
Z S P C R A K V J E N S I Q L K D X M E Q
T B Z L T R G V O U R A K H U V F X W C X
R N I P K J U S P L Y S V C D P B J U S N
```

ASMA
FIBROSISPULMONAR
EPOC
BRONQUITIS
NEUMONÍA
ENFISEMA
TUBERCULOSIS

Enfermería

C	E	N	F	E	R	M	E	R	I	A	H	P	M	N	O	N	B
G	U	O	X	T	W	Z	E	F	W	N	K	B	Z	M	K	S	C
Y	M	I	T	I	U	O	R	P	B	E	K	V	B	Q	G	Z	J
C	S	C	V	E	H	I	O	X	U	I	E	K	E	A	I	F	L
A	Z	I	Z	U	J	H	L	V	G	Q	Z	C	B	H	T	M	N
O	U	R	H	K	Z	A	O	H	N	R	W	B	E	P	Z	X	W
E	J	T	U	V	F	C	D	M	D	S	P	M	G	V	I	M	Z
L	G	U	N	Y	H	U	E	N	O	G	O	F	A	R	R	X	D
L	K	N	E	N	S	D	D	D	E	D	R	R	P	N	K	R	A
G	S	R	P	W	P	F	A	P	I	V	O	Z	I	L	Q	Q	R
B	G	B	J	I	J	D	L	N	P	M	O	B	W	H	I	S	H
W	E	X	E	L	I	P	A	C	I	E	N	T	E	X	H	H	G
R	N	F	J	U	L	M	C	Q	V	E	S	P	C	E	M	R	P
M	M	C	C	D	I	C	S	P	E	Q	T	U	Z	I	D	H	P
Z	Y	N	K	C	O	B	E	Y	T	E	S	E	T	C	I	V	P
G	Q	T	A	R	F	I	S	U	K	Z	U	T	E	Z	Q	E	S
A	P	Q	T	Q	C	W	S	B	B	D	S	R	N	L	F	R	G
P	M	A	S	E	X	X	F	X	U	U	C	R	Q	B	J	A	R

ENFERMERÍA   PACIENTE   CUIDADOS
HEMODINÁMICA   ESCALADEDOLOR   VENDAJE
NUTRICIÓN

Medicina Interna

G	Y	V	D	K	J	W	B	A	D	B	A	U	K	F	Y	K	B	L	I	X	M
O	B	N	B	T	M	W	E	O	K	E	I	W	D	F	I	J	Q	Z	V	W	Y
X	V	K	T	A	B	A	K	S	W	A	G	X	V	Y	I	X	D	U	V	L	Q
T	I	C	A	Y	I	I	S	Q	I	O	O	B	Z	J	T	A	I	B	F	J	D
V	J	P	L	U	H	G	L	G	B	E	L	T	P	L	W	Y	C	M	L	F	N
W	P	Y	Q	D	C	O	O	R	C	D	O	J	C	H	R	F	V	Q	T	E	A
C	B	L	S	U	C	L	Z	L	E	T	T	E	S	I	P	M	R	X	W	O	N
P	F	V	E	W	O	O	O	Q	O	A	A	P	I	B	Y	K	O	X	W	C	S
Z	I	H	K	M	S	N	I	D	S	R	M	B	Z	Y	N	D	K	X	A	A	R
O	U	I	U	E	M	I	G	R	Y	T	E	P	G	M	Z	L	N	R	N	I	E
H	H	E	I	P	P	R	V	M	O	D	H	T	A	W	G	M	D	E	R	G	F
O	N	R	J	Q	U	C	V	J	X	S	Z	J	N	V	I	I	B	M	N	O	J
I	Q	Z	Q	G	U	O	A	H	A	D	M	K	C	E	O	X	R	L	C	L	D
Z	I	P	A	D	F	D	R	E	U	M	A	T	O	L	O	G	I	A	V	O	K
H	T	S	S	K	R	N	I	M	L	N	X	T	O	L	R	R	S	D	S	R	E
H	Y	P	B	J	L	E	Q	O	U	A	F	G	F	M	Y	J	T	I	L	F	O
A	O	T	D	N	N	N	O	M	F	X	I	C	R	S	D	C	A	S	D	E	K
D	K	W	U	R	G	Q	V	Q	T	A	A	D	N	W	X	E	T	N	A	N	R
W	D	C	L	X	C	E	L	L	Y	S	S	P	V	B	J	X	L	D	P	G	O
U	V	Q	C	Z	Q	Q	Q	R	D	P	L	I	B	Y	G	T	Y	S	K	L	T
U	B	P	E	Y	V	C	V	Z	U	O	I	U	Q	T	Q	K	A	O	B	V	M
I	H	K	P	D	X	G	O	T	E	Y	Z	M	Y	O	A	N	P	A	M	T	Z

CARDIOLOGÍA   NEUMOLOGÍA   NEFROLOGÍA
REUMATOLOGÍA   GASTROENTEROLOGÍA   ENDOCRINOLOGÍA
HEMATOLOGÍA

Salud Pública

X	W	Z	U	A	A	D	K	Y	X	I	X	E	O	I	U	D	W	K	O	P
N	S	S	M	Y	X	K	M	F	J	T	A	T	K	T	B	L	I	B	A	I
R	T	N	A	Z	Z	L	S	H	S	T	V	S	Y	O	C	V	T	Y	K	S
D	F	X	P	L	D	W	C	O	E	A	S	T	Q	E	I	S	N	X	F	U
M	O	F	R	H	U	E	M	T	C	N	V	P	H	Z	N	N	M	Q	F	G
W	I	L	H	C	L	D	P	C	D	R	G	D	J	Q	U	V	I	W	P	Z
M	H	M	W	N	A	U	C	I	P	R	E	V	E	N	C	I	O	N	I	J
Q	V	B	B	O	S	R	U	O	D	Q	K	S	Q	T	S	O	O	W	L	H
T	U	G	B	I	E	G	H	B	M	E	N	S	X	A	T	Y	X	G	X	B
J	O	D	M	C	D	Q	D	K	W	U	M	T	X	N	K	O	U	E	D	A
X	L	F	Z	A	A	A	E	S	Z	A	N	I	E	V	O	B	H	Y	T	R
N	F	A	R	N	C	P	R	O	M	O	C	I	O	N	S	A	L	U	D	L
X	C	K	N	U	I	K	Y	P	W	T	M	C	T	L	Q	U	W	F	S	M
I	C	I	U	C	T	R	Y	J	G	A	W	N	S	A	O	G	A	X	Z	L
N	B	C	T	A	I	K	X	M	E	X	G	A	K	V	R	G	J	J	B	H
O	P	Y	F	V	L	J	W	N	Z	Z	M	S	Z	B	I	I	I	I	H	G
I	V	K	X	O	C	A	R	J	X	Q	R	E	J	R	V	A	A	A	W	O
L	S	D	K	L	P	S	H	C	Y	V	V	G	W	F	I	S	A	C	Y	K
W	J	U	C	W	H	F	Y	D	N	A	L	F	T	Y	F	X	I	K	D	B
R	S	J	D	Z	K	V	M	R	Z	A	Q	U	P	V	U	I	O	W	A	Z
I	F	F	L	R	A	B	Q	X	J	S	N	N	R	Q	K	G	J	T	V	K

EPIDEMIOLOGÍA   VACUNACIÓN   SANEAMIENTO
PREVENCIÓN   SALUDCOMUNITARIA   POLÍTICADESALUD
PROMOCIÓNSALUD

Esp. Veterinarias

G	X	O	R	A	B	W	T	L	Q	X	A	C	S	N	G	T
W	H	Z	F	N	N	Y	V	H	H	R	G	I	D	Z	M	O
Y	N	R	V	T	E	Y	J	E	J	Y	U	R	F	F	J	E
A	W	L	J	B	A	U	A	Q	U	T	W	U	W	Y	I	E
A	O	H	I	D	P	L	R	P	N	Q	Q	G	U	F	W	L
W	G	Q	L	H	D	D	M	O	M	L	X	I	D	K	A	Y
Z	N	T	P	C	D	N	V	O	L	W	C	A	N	U	L	M
K	O	M	H	V	D	G	E	Y	L	O	G	J	B	J	G	B
J	U	D	E	R	M	A	T	O	L	O	G	I	A	I	Z	O
Q	Y	Y	R	M	O	R	E	P	X	M	G	I	O	J	R	W
B	A	S	Y	G	R	I	R	U	P	N	G	I	A	G	G	Y
J	B	U	M	Q	O	X	I	F	L	E	W	K	A	V	X	Y
A	I	G	O	L	O	C	N	O	D	Y	X	N	D	E	A	D
T	C	L	J	U	H	G	A	R	T	V	I	P	O	N	N	J
R	C	S	O	W	X	G	R	S	S	D	Z	K	K	L	G	G
E	R	K	C	U	D	A	I	G	O	L	O	I	D	R	A	C
Z	W	E	S	G	Q	U	O	X	M	G	M	P	A	P	O	F

VETERINARIO   DERMATOLOGÍA   CIRUGÍA
CARDIOLOGÍA   OFTALMOLOGÍA   NEUROLOGÍA
ONCOLOGÍA

TrastornoAlimentario

E	F	H	B	D	L	V	Z	Z	M	N	K	Y	U
R	K	H	Y	A	M	E	M	U	D	L	O	I	U
Q	U	D	C	M	B	A	F	X	R	E	U	X	Q
E	F	M	J	A	I	Q	A	Y	A	D	N	I	E
E	M	B	I	B	I	V	I	U	T	G	O	F	Y
W	A	O	H	A	U	X	X	I	R	F	I	J	L
V	K	T	A	E	C	L	E	I	A	Z	A	P	S
V	S	C	A	B	W	I	R	R	C	F	Y	F	X
W	I	S	K	X	U	X	O	C	O	C	N	W	W
P	D	T	V	A	X	L	G	N	N	T	L	Q	E
O	A	N	O	R	E	X	I	A	S	S	R	N	Y
G	Z	L	Z	O	T	B	V	M	H	I	L	O	Z
P	S	T	P	O	S	Q	C	Z	I	L	K	X	N
P	U	R	B	U	P	S	N	Q	E	A	M	I	N

ANOREXIA   BULIMIA   ATRACÓN
ORTOREXIA   VIGOREXIA   PICA
RUMIACIÓN

Enf. Infecciosas

X	J	W	K	E	M	Q	F	K	G	B	D	E	Y	H	H	O
D	V	H	Z	D	T	R	U	K	A	B	C	G	A	K	V	T
H	O	O	O	T	M	A	O	Q	R	Z	N	F	L	Q	L	M
M	P	A	H	D	G	V	A	Y	Y	C	J	K	E	R	A	K
C	T	U	B	E	R	C	U	L	O	S	I	S	C	I	L	J
U	V	X	H	N	X	H	E	P	A	T	I	T	I	S	R	R
F	J	O	B	G	S	H	F	J	I	T	V	Q	R	P	I	P
K	M	G	Y	U	F	A	N	G	I	C	W	T	A	L	L	M
K	N	J	U	E	N	P	R	G	U	X	X	X	V	I	O	U
C	M	W	N	N	T	Q	N	A	Q	N	L	E	C	J	A	T
J	O	K	S	J	J	I	F	N	M	L	D	A	V	A	X	X
S	U	L	L	F	N	G	E	E	N	P	R	Q	B	K	O	Q
Q	S	J	R	E	R	F	P	I	A	K	I	Z	B	Z	B	Z
H	H	E	M	B	J	Z	F	M	L	P	C	O	O	F	K	S
A	T	T	F	C	Y	W	V	H	T	T	T	J	N	X	Z	D
H	H	L	H	U	U	S	Q	S	R	Q	K	K	S	S	F	R
P	P	M	L	D	G	X	D	N	O	C	Y	Y	V	B	W	K

SARAMPIÓN   HEPATITIS   VARICELA
MENINGITIS   TUBERCULOSIS   DENGUE
ZIKA

Patologías Cardíacas

X	Z	F	R	C	K	V	K	M	V	T	B	E	H	O	V	W	V
C	K	X	A	C	C	M	V	B	I	L	C	O	F	N	N	V	X
A	M	S	I	R	U	E	N	A	I	M	K	L	A	O	C	Z	N
B	I	G	Q	J	M	Y	O	O	D	C	I	R	W	C	J	S	R
L	A	C	W	I	A	G	C	H	A	S	T	Y	Q	U	R	G	V
S	C	I	N	O	Y	K	O	J	I	U	F	W	E	D	C	M	B
Z	M	F	M	E	T	X	B	T	D	O	B	T	Z	F	T	Z	Y
K	O	S	W	T	I	K	U	R	R	A	B	N	R	M	E	K	V
E	Z	R	B	K	I	C	I	D	A	A	X	Y	H	F	K	O	M
R	X	O	X	J	B	R	I	F	C	D	F	D	E	Z	O	O	E
T	I	P	Y	L	D	X	R	F	I	P	I	N	R	Q	H	V	Q
S	K	T	Q	U	V	M	G	A	U	D	Z	C	I	L	Q	W	P
W	G	X	F	O	H	A	Y	E	Q	S	H	Q	A	W	M	J	R
H	S	B	M	F	Q	N	N	X	A	L	N	N	J	R	S	O	Z
F	F	R	G	L	Q	A	C	F	T	P	G	I	Y	A	D	A	C
H	L	B	S	V	L	B	P	R	G	I	V	H	B	Q	E	I	K
Q	P	K	D	M	V	C	Z	B	N	J	Y	C	T	S	J	T	A
O	Z	E	B	P	L	W	S	A	E	Q	Y	C	L	D	E	S	E

ARRITMIA   INFARTO   ANGINA
INSUFICIENCIA   ANEURISMA   TAQUICARDIA
BRADICARDIA

Radiología

H	J	Y	K	W	E	T	S	A	R	T	N	O	C	S	L	C	S	Z	K	Z
Q	P	S	U	C	L	O	M	I	A	Q	U	H	S	T	G	Z	I	E	J	Y
Q	R	E	B	V	M	U	O	F	Y	P	R	D	G	Q	M	A	C	Y	N	R
Q	F	E	V	E	R	X	L	A	O	C	M	K	J	B	A	R	J	V	O	K
H	S	R	L	O	A	K	L	R	S	X	S	R	K	O	M	P	T	Y	Q	K
E	V	N	Y	P	Y	G	J	G	X	F	W	Z	I	T	O	P	E	T	P	P
V	O	Q	J	B	P	N	H	O	J	C	Q	V	O	Q	G	Y	R	L	Z	M
N	L	W	G	A	I	O	R	I	Z	K	L	M	A	U	R	G	W	Z	D	G
I	Z	G	N	M	Y	S	D	D	R	Z	O	T	L	Q	A	A	S	C	F	C
S	P	S	B	P	B	E	T	A	L	S	Z	W	B	T	F	G	U	Z	W	R
F	L	Z	S	H	S	Y	V	R	I	N	J	R	L	K	I	L	H	T	K	J
J	D	S	J	K	I	G	O	N	K	F	V	E	H	G	A	S	J	W	I	X
U	E	N	G	B	F	L	T	I	M	Y	A	F	I	M	D	O	W	B	H	D
X	M	Z	X	G	O	E	X	N	R	O	L	R	D	X	G	F	I	H	H	U
W	R	A	I	K	S	M	W	W	O	N	N	A	G	B	Q	F	K	U	K	N
A	S	A	L	I	K	W	F	I	M	A	G	E	N	O	L	O	G	I	A	W
S	T	U	S	J	F	I	D	Q	R	P	Q	L	H	R	C	E	L	N	S	F
H	U	K	E	O	U	R	H	K	P	E	T	A	Z	P	F	E	M	H	L	Y
E	O	T	B	H	A	G	O	Z	J	X	P	Z	Q	H	S	G	P	H	A	F
L	P	G	Z	Q	S	O	L	B	L	R	E	J	W	A	D	P	I	V	W	K
W	J	W	B	U	W	X	L	B	J	W	E	N	F	G	S	T	Q	Y	B	L

RADIOGRAFÍA   CONTRASTE   TOMOSÍNTESIS
RAYOSX   IMAGENOLOGÍA   MAMOGRAFÍA
ECOGRAFÍADOPPLER

Gastrointestinal

C	P	U	D	Y	O	G	A	F	O	S	E	C	I	E	P	L	T	V
D	L	D	G	L	A	R	J	M	B	H	S	J	J	M	O	Z	I	H
K	R	N	I	B	N	N	U	R	U	U	R	M	P	A	Z	O	S	Z
R	L	O	V	Q	F	P	E	Q	S	C	F	C	A	C	M	M	F	O
B	B	E	E	V	Z	A	J	H	B	Z	N	I	L	P	P	J	I	C
M	H	L	S	N	K	P	R	R	P	G	Y	O	N	P	S	G	W	K
U	W	I	I	X	O	E	F	P	W	D	B	X	M	S	A	T	S	R
H	K	A	C	H	W	T	V	X	I	A	A	A	C	W	F	U	Z	O
W	I	K	U	M	N	J	I	A	A	H	H	N	Z	M	B	I	X	P
F	C	X	L	X	B	U	Z	R	P	U	B	P	L	V	E	L	G	E
R	E	I	A	W	N	S	O	H	E	A	W	X	G	Q	G	A	Z	C
P	J	U	B	Z	K	O	D	J	N	P	K	W	J	T	S	S	L	U
L	F	U	I	Q	A	D	L	K	D	V	G	L	V	Z	K	Q	I	T
R	E	F	L	U	J	O	X	O	I	L	H	G	Z	J	E	W	Z	T
G	X	I	I	W	K	V	G	U	C	T	U	B	Z	C	N	W	I	G
A	K	R	A	I	F	C	M	S	E	K	U	V	D	I	X	X	B	R
R	V	T	R	S	P	B	S	I	T	Q	U	J	S	Z	V	W	H	O
L	P	L	A	A	Z	D	J	X	C	E	P	Y	B	T	X	O	K	S
Y	I	F	W	U	V	X	B	R	Q	H	B	D	T	V	B	P	A	W

COLON   VESÍCULABILIAR   ESÓFAGO
ÍLEON   APÉNDICE   PERITONEO
REFLUJO

Herramienta Cirugía

Z	F	F	B	B	Q	Z	X	B	H	F	B	W	G	Y	E	V	I	Y	L	C
P	Z	U	I	S	K	E	C	H	B	R	H	K	F	S	P	N	M	U	E	E
T	L	S	I	T	H	S	E	Z	L	A	W	R	Y	J	O	B	V	A	U	W
L	T	C	U	Q	Y	W	F	A	T	H	F	Y	F	U	M	P	D	D	B	F
Z	M	C	T	T	F	Y	L	B	I	O	X	K	R	N	E	T	W	K	G	K
P	E	U	C	T	U	F	W	U	J	A	M	E	Q	Q	Y	R	H	P	E	F
O	S	F	Y	E	N	R	S	G	E	L	V	S	F	J	I	W	I	L	S	V
A	K	Y	Q	L	I	T	A	T	R	O	P	G	U	Z	Y	N	S	B	P	G
O	K	L	O	E	A	B	Z	Z	A	G	S	S	O	Z	Z	F	C	I	D	H
U	A	O	A	C	I	T	A	T	S	O	M	E	H	A	Z	N	I	P	A	Q
L	J	A	S	T	G	S	B	D	S	V	B	S	O	Q	H	M	H	U	L	Q
Y	S	Y	I	R	S	R	Z	G	T	J	Y	D	C	L	R	M	M	M	V	P
O	A	K	T	O	W	H	R	D	S	E	M	X	Y	U	B	Q	I	L	S	E
P	O	I	Y	C	M	B	I	K	X	N	B	B	O	Z	K	U	I	D	N	P
X	T	I	Q	A	V	O	N	F	O	C	M	U	F	R	M	Y	C	B	Q	B
R	N	D	L	U	L	U	H	B	A	O	L	A	O	Q	T	H	V	J	X	A
S	U	K	R	T	A	Q	Y	I	P	E	L	R	L	I	T	S	A	L	D	O
F	T	S	Z	E	Q	Y	K	L	T	D	Y	H	I	A	W	X	U	B	M	E
L	Q	J	U	R	P	N	C	A	D	T	J	Z	E	U	M	V	N	Y	K	Q
E	D	P	K	I	N	G	A	J	B	Z	I	W	T	R	O	C	A	R	R	X
Y	U	H	K	O	E	R	H	T	E	R	A	H	T	L	I	Y	D	U	W	W

PINZA   TIJERA   SUTURA
ELECTROCAUTERIO   PINZAHEMOSTÁTICA   TROCAR
PORTATIL

Farmacología

X	L	V	R	P	U	H	P	K	H	Q	O	H	P	P	A	P	A	H
X	N	S	V	E	O	H	Y	F	J	F	F	B	S	V	I	K	C	M
C	Y	T	E	F	U	O	C	I	T	U	E	C	A	M	R	A	F	P
C	O	P	N	A	E	M	K	E	Y	H	H	A	U	P	T	F	I	H
G	H	M	C	R	C	V	O	Q	W	F	O	P	L	J	E	A	D	D
G	F	S	P	M	K	D	E	R	N	A	O	X	T	A	D	V	P	C
X	E	X	H	A	R	O	U	W	I	C	N	K	Y	I	M	K	O	W
O	W	N	D	C	T	S	G	Q	W	G	E	K	Z	O	W	R	B	U
G	U	I	E	O	F	I	I	U	A	W	H	H	Z	E	T	K	E	P
J	F	E	R	R	N	F	B	Z	F	N	L	P	R	W	U	Y	C	G
A	B	K	Y	C	I	I	M	I	D	S	W	E	C	S	R	L	A	F
P	Z	J	O	P	A	C	R	B	L	K	H	S	G	H	P	I	L	T
A	G	V	J	F	D	A	O	M	U	I	A	M	F	I	I	L	P	Q
P	Y	K	W	C	T	C	O	A	S	I	D	O	R	I	W	V	W	D
A	Y	P	W	E	U	I	S	A	J	M	F	A	N	P	Z	X	O	F
H	F	A	C	A	P	O	Y	A	T	N	J	C	D	V	I	Y	O	S
Q	G	E	J	S	X	N	R	O	J	V	Y	S	L	Q	R	B	L	J
F	R	J	W	L	I	W	V	Z	E	D	R	T	A	I	D	V	W	D
R	C	I	O	W	T	J	I	U	S	Z	Q	Y	W	B	D	S	R	A

RECETAR   DOSIFICACIÓN   FARMACÉUTICO
FÁRMACO   COMPATIBILIDAD   GENÉRICO
PLACEBO

Fisioterapia

B	T	I	M	Q	A	T	M	O	S	J	V	Q	D	N	K	V	C	H
M	Y	F	M	T	K	I	M	F	A	O	S	F	X	G	G	F	G	L
Y	O	Z	V	J	A	U	S	B	Y	P	Y	Y	L	G	S	A	S	K
F	D	A	B	H	X	I	H	M	P	J	N	Y	K	J	V	N	J	P
O	U	B	E	R	Y	V	P	K	C	U	O	Z	Q	P	Y	O	F	M
F	V	L	H	L	S	P	O	A	E	C	I	S	J	Y	O	I	U	U
N	H	X	U	K	S	A	D	V	R	J	C	R	R	D	D	C	D	T
L	Q	J	J	Q	T	C	O	B	W	E	A	Y	R	W	Q	A	U	E
I	Y	B	K	D	R	T	C	Z	U	H	T	E	G	C	Q	Z	S	R
W	R	W	B	V	O	N	F	M	D	P	I	O	P	A	O	I	M	M
R	U	A	V	B	K	R	T	W	B	H	L	C	I	S	B	L	Z	O
F	Y	B	N	D	Y	V	M	O	E	V	I	S	H	R	P	I	Y	T
B	F	U	L	D	B	N	S	Q	Q	L	B	M	C	J	C	V	H	E
Q	H	L	X	V	I	B	P	S	M	H	A	Q	A	J	D	O	E	R
C	Y	W	X	K	I	P	D	M	Z	M	H	C	Q	S	T	M	G	A
W	P	K	C	I	O	I	C	I	C	R	E	J	E	Q	A	X	Q	P
X	P	K	X	I	C	F	E	T	P	T	R	U	J	R	B	J	K	I
T	C	G	A	N	P	W	L	W	I	D	U	A	A	A	N	A	E	A
B	S	E	S	T	I	R	A	M	I	E	N	T	O	S	Q	L	K	H

REHABILITACIÓN   EJERCICIO   MASAJE
ESTIRAMIENTOS   MOVILIZACIÓN   TERMOTERAPIA
CRIOTERAPIA

Diagnóstico Imagen

```
Q S D N W Y R Q C O V J V U B U S J A Q M E U
Q T G V P W B E W C U H D O K I N U I N E C L
G S A I F A R G O I G N A I F A R G O M A M G
S R X I S L P M F M L L Z G U G I P J Y N A K
L T B U D W B Z F G V A J E Y L S B K O Q Y Q
K V S K Y W W V V U L R B N R G D Z H E F N C
O T J M Y A R B E A N E Y S V G H L U T S H D
J P G O B I K P V R X C U T F B F Z Q D V B B
W T E M B P E K I J X L I Y O A D T L I P J
T V F X E O R I Q G J T L O B N M U A N M T Q
I A T T J C S T F L I G P L N Q J T F U M F N
G P B E K S R C O N K G X P G A L N G H E X V
R E L P P O D O D I N O S A R T L U O F X A Y
K C Y I W R I X A E P Q O M E R P K U W T Z G
O E J G F O M T J V P G L R W Q I B T H H E D
N U C E N U J F S D M E M W N G C V D S O Z L
E T I F X L W W U M M O M S X D T X I J T Q Y
U Q I I S F J R T U G Q R L D W Q I D H B V H
X T R Z K X X D Z R E Y K Z J I I R T P G W T
D Z O E S Q X Z A G S J D I V W K F Q U A E B
U V T O E N W F V A S K Q K I D W V X N V W E
E E W W X J I T C I Y T D O E W E H E W T J P
M Z Z K X A U M S T T K C D H N T D B R D E G
```

RMFUNCIONAL **PET** **ULTRASONIDODOPPLER**
ANGIOGRAFÍA **TERMOGRAFÍA** **MAMOGRAFÍA**
FLUOROSCOPIA

Nutrición

```
I N G H A U M V A H M I P F A O O
Z F G I F K I Y M W L D Y P A L L
N P Z B G O J N Y I S K F W V Z A
Z C B C R W W F B H T B B G J I N
E H O M A U K I W A S B R F R X K
A O Q J S R U T O P H D X O O J X
Z P O C A X B L W R D E L E I L B
U X C A N T I O X I D A N T E Q V
S N V H I M Z F H C C E V B U V Q
I Q X H E E T N E I R T U N W T O
Y E T A T F Y C C R D N W O Y L W
D M N Z O K U C B N H R X K K P W
O S E A R B I F X H X D A N W B C
X C R P P V K X G W R L W T S J B
M O T F E T R Z L U R H L E O Y N
B V V A E T L C G L U J L J G H T
I F F R G B T D D R A K S H W M L
```

NUTRIENTE **CALORÍA** **ANTIOXIDANTE**
PROTEÍNA **CARBOHIDRATO** **GRASA**
FIBRA

Enf. Sist. Inmune

```
O S J Y V Z G R E W R Q H F Y V J N F W K C Z
Z K X V M D O J T H C I W G M J O I I J R S A
F P M Q B C X O Q M U H J C P G F E P S X P W
D S B R X Q U N P K V V L L S M L N I J G C U
T Z L X C S S L D K U Q D C X A T O Y D Z I N
I H X Z P Q C P L Y V T H G U X N X S S H H J
V V S W U Z T Z P Z T O H J D M C T N B I B S
H C S N G D B S U S C P F C P Z Y V S K A S N
R G C Y E E O I P H Z I B A R M M I X Y D H H
V C Z O K R L O A L S O C X F Z E I W A N F R
M D N P I M G A J U E T B W S O G D B D N U T
U H X A A A E O Q P B P T V Y Q O D L X P W E
N R S Y F T O A J U V T B T O X Y Q K O Y O E
M I C N J O I C N S L R S W N L Q P D O W Q D
S Y X X S M N P P S E S X Y K C N Q M A V Y W
M E N P J I L P V I D M V F I H S A D H J P J
B Z K L Y O N N F D J Y O R O O V X X N E S W
I A R H E S X P M K H X Y R F Y J S R O W Q E
Q U O E S I J Z E A P C C S D G C K L B R Z B
X X J X T T E M Q E G A C C P N G L U Q J A G
B F A E D I O T A M U E R S I T I R T R A K N
N T Y Z I S R I N H V K R L M S R S E A W B E
K H B Y A R A M O Z G X Q J Q X Q L I X O D K
```

LUPUS **ARTRITISREUMATOIDE** **ELA**
PSORIASIS **SÍNDROMESJÖGREN** **CROHN**
DERMATOMIOSITIS

Trat. Alternativos

```
D C F D V B G M D I T C F H K C L Q
S B D U X Q P T K W I B G N X X A X
X S M C B S X R S E J K I C O N D A
Z I N R T B J Y L J F V O T W L E C
K P J A G D X L X S P J D F K M O U
N A M Y T A C G B T W D B E H D K P
Z M D R Q L A C I V G B O G B O U R
V S N R G L R G M Z Y D I W O M P E
Y N M N D V O Q N G O T H A P E R S
B F C N C Q M B C T L M C A X V X I
I A E A I P A R E T O C I S U M K O
K C R O M O T E R A P I A A R I C N
E V M Z J E E K J F F P T K E E A P
Q U I R O P R A X I A L O R M Q B O
P A B O R J A W J D R G F L I D N L
Q O Y F Y R P Y M I A P O K K J G H
Y A M I C O I I A Z C J H I U O W J
A X X P H W A Q E P T I O N A P V I
```

ACUPRESIÓN **AROMATERAPIA** **REIKI**
CROMOTERAPIA **MUSICOTERAPIA** **QUIROPRAXIA**
TAI CHI

Sistema Renal

I	W	U	A	X	I	O	S	O	Y	J	B	G	J	Y	T	D	R
Q	K	Y	M	I	M	Y	D	K	R	J	F	C	S	J	Z	N	O
Q	G	N	P	C	C	V	Q	R	U	D	R	L	S	F	S	A	Z
S	K	Y	S	E	M	N	O	R	F	E	N	A	N	U	N	L	Y
T	A	I	W	V	G	P	E	Q	X	E	F	N	K	E	L	M	E
Q	M	L	H	M	G	L	C	I	P	N	P	E	R	H	U	Y	U
F	Z	E	K	G	U	D	O	D	C	T	P	R	L	O	Y	E	A
H	C	N	H	L	Y	L	K	M	D	I	B	O	G	D	R	U	F
S	T	G	W	X	G	T	P	V	E	C	F	L	X	S	P	I	K
D	B	T	V	V	C	Q	Q	R	I	R	Q	U	Y	D	L	Y	Y
B	X	A	W	N	Q	J	E	V	N	D	U	C	S	T	R	H	D
H	Q	C	R	C	J	N	J	S	Z	I	P	L	R	N	E	E	O
Y	H	E	U	T	D	O	T	I	W	A	R	A	O	I	I	U	U
K	G	V	T	G	E	Q	F	W	L	L	C	C	H	B	E	V	K
P	W	Y	K	U	N	R	L	J	X	I	H	Y	I	X	V	G	R
Q	Y	T	Z	T	C	R	U	R	O	S	D	T	O	K	J	S	Y
V	R	J	K	I	K	T	Z	N	S	I	H	S	F	S	P	I	R
R	T	S	W	M	M	I	X	Q	Y	S	D	R	F	Z	B	K	T

NEFRÓN   URETRA   GLOMÉRULO
CÁLCULORENAL   INSUFICIENCIA   DIÁLISIS
FILTRACIÓN

Investigación

P	O	U	Y	C	D	M	P	I	Y	N	R	D	P	P	J	W	N	F	K	Q	R
A	H	B	K	A	Z	G	S	T	D	A	W	O	U	A	E	U	U	Q	X	A	H
F	C	W	N	N	V	C	V	K	H	O	U	U	B	U	L	Y	A	J	O	N	W
F	Y	I	K	U	O	S	D	Q	I	T	C	C	L	M	B	F	E	V	H	X	U
M	E	M	T	P	A	Q	Y	I	O	E	X	L	I	H	U	N	V	C	F	K	H
O	Z	E	Y	E	Y	Q	O	E	L	R	G	C	C	R	F	I	R	S	B	H	D
M	O	D	E	L	O	A	N	I	M	A	L	S	A	O	Y	U	R	R	Z	B	Q
Y	K	I	I	G	T	I	O	I	T	P	N	Y	C	D	X	L	B	N	V	J	J
X	H	C	E	R	D	I	B	W	U	I	E	X	I	B	P	D	L	O	H	K	P
G	L	I	U	I	H	I	T	Y	U	A	C	T	O	E	W	W	B	D	W	A	P
B	Y	N	K	P	A	R	I	F	A	G	A	C	N	B	H	X	C	R	Y	H	A
X	X	A	U	E	T	Y	P	T	U	E	I	P	G	U	C	M	X	K	V	T	C
Z	V	P	L	V	F	Z	P	X	I	N	I	P	T	E	W	M	N	N	R	H	U
O	J	R	Y	Q	M	Z	G	U	I	I	D	E	J	N	N	B	N	E	C	Y	M
L	E	E	P	Q	Q	P	Y	L	C	C	J	A	O	I	J	O	B	Q	Z	Y	B
K	E	C	C	Q	Y	I	C	H	V	A	S	K	J	V	M	J	M	C	I	V	A
F	R	I	X	M	C	O	G	M	C	I	C	S	O	I	K	Z	I	I	W	I	E
V	U	S	J	L	Y	U	M	O	T	V	S	H	V	J	D	U	I	E	C	Z	U
D	M	I	I	A	B	X	F	P	E	T	Z	R	O	D	O	I	W	Q	M	A	L
N	Z	O	S	G	Z	A	P	X	H	E	D	Q	J	I	K	B	G	C	C	Y	V
U	S	N	Z	W	V	W	Y	M	S	X	S	H	A	O	F	R	Z	N	Q	Q	V
Q	E	R	B	D	I	V	B	M	J	G	R	O	R	E	W	V	Z	I	N	U	I

ENSAYOCLÍNICO   PUBLICACIÓN   MODELOANIMAL
BIOÉTICA   GENÓMICA   TERAPIAGÉNICA
MEDICINAPRECISIÓN

Geriatría

B	D	C	J	F	B	Y	M	B	A	F	Y	A	D	R	E	O	W	H
P	H	K	U	I	K	B	T	O	I	V	C	S	A	A	U	L	J	Y
V	H	I	S	R	Z	F	R	A	G	I	L	I	D	A	D	A	E	V
X	L	B	S	D	F	R	M	H	O	V	I	N	A	G	H	P	E	D
I	D	R	F	E	V	E	B	W	L	O	S	R	I	V	F	K	O	P
Z	J	T	B	B	Q	I	I	Z	O	F	P	E	C	H	V	T	O	O
F	F	T	O	J	Z	Y	N	S	T	D	P	B	N	S	A	A	L	L
J	H	Q	M	I	X	H	C	R	N	V	H	Z	E	L	M	D	K	I
Q	I	B	N	L	R	M	O	L	O	T	Q	O	M	I	H	W	U	F
Q	N	R	Z	B	E	B	N	W	R	T	Z	K	E	K	Z	T	F	A
R	C	G	G	I	S	Z	T	N	E	H	D	V	D	C	C	X	J	R
Y	L	S	K	V	I	I	I	M	G	J	Z	K	I	S	L	S	N	M
Q	R	C	E	F	D	O	N	W	Y	D	L	P	G	O	T	K	R	A
I	K	X	W	K	E	Q	E	W	Z	O	Y	R	J	W	D	B	F	C
R	Y	G	R	W	N	Q	N	S	B	R	B	E	M	F	K	Y	R	I
C	S	G	D	U	C	T	C	P	Z	R	C	T	L	T	I	X	P	A
E	O	T	N	E	I	M	I	C	E	J	E	V	N	E	W	R	I	I
I	L	J	W	E	A	A	A	J	D	R	S	I	I	P	Z	R	L	E
G	B	B	E	X	Z	N	L	N	X	Y	Y	L	B	D	N	S	Y	A

GERONTOLOGÍA   DEMENCIA   POLIFARMACIA
INCONTINENCIA   FRAGILIDAD   RESIDENCIA
ENVEJECIMIENTO

Oftalmológía

Q	N	K	J	W	H	D	R	O	R	O	Z	H	V	C	Y	O	J
G	T	Q	C	U	F	H	F	B	H	M	K	U	T	V	C	Z	E
G	W	P	Y	Y	W	S	C	B	K	V	P	M	A	I	B	E	
P	P	Q	Y	P	A	H	J	B	B	E	H	U	T	V	X	H	S
R	Y	Y	R	B	V	N	H	K	I	T	A	A	V	Q	I	U	F
E	B	L	E	F	A	R	I	T	I	S	R	H	F	T	A	Y	L
I	O	G	S	A	K	B	I	Z	R	A	F	H	D	Q	N	M	Z
M	J	W	T	I	J	S	J	Y	T	X	T	M	U	N	U	U	X
X	R	J	R	M	K	H	T	A	O	L	E	D	Q	F	A	J	A
A	X	L	A	K	U	T	S	T	I	N	I	M	F	J	A	A	Z
R	R	Z	B	X	N	W	M	Y	K	A	L	K	O	B	M	C	E
L	J	R	I	D	R	E	X	U	Y	O	F	J	P	Z	O	K	U
K	O	U	S	I	T	I	V	I	T	N	U	J	N	O	C	O	C
I	X	Q	M	A	X	W	C	I	Q	U	Z	L	C	R	U	I	Y
A	I	P	O	I	M	C	O	M	U	I	B	W	N	G	A	D	K
W	N	X	Z	Y	N	O	B	I	M	H	D	G	U	D	L	H	D
K	I	J	N	I	H	V	U	K	H	Z	S	X	E	N	G	Y	V
B	A	R	V	F	R	Z	F	L	C	N	F	J	F	I	T	A	H

CATARATAS   GLAUCOMA   MIOPÍA
CONJUNTIVITIS   ESTRABISMO   BLEFARITIS
UVEÍTIS

Cánceres Comunes

W	I	V	U	V	R	J	B	D	N	P	Z	K
J	B	F	T	H	A	Y	U	F	R	H	S	C
N	J	L	T	Q	S	J	L	J	E	A	O	H
T	L	W	I	N	G	D	P	A	E	T	L	H
P	N	C	K	O	Z	I	I	R	D	A	G	X
H	K	N	Y	M	E	K	C	Z	A	T	L	J
O	U	N	I	L	M	N	X	M	H	S	Y	Z
B	G	O	M	U	A	T	T	I	T	O	Q	X
Y	G	L	Y	P	H	X	O	V	A	R	I	O
T	H	O	C	J	T	M	I	T	N	P	R	W
X	I	C	T	V	X	A	M	A	M	B	F	I
G	K	E	M	K	J	S	V	F	T	F	G	U
Q	E	A	X	G	A	I	E	G	H	R	B	H

MAMA   PRÓSTATA   PULMÓN
COLON   OVARIO   PIEL
PÁNCREAS

Medicina Deportiva

I	U	K	T	P	K	S	A	V	B	Q	E	Z	L	I	H	U	L	B	U	O	U
S	X	I	V	R	G	H	C	A	I	N	R	D	T	S	S	D	I	Z	K	K	G
N	O	I	S	E	L	I	J	C	K	K	Z	E	X	X	P	Z	J	U	N	S	O
A	Q	N	V	P	S	W	X	Y	S	R	H	J	S	C	G	T	Z	N	Y	L	M
V	D	U	C	A	U	G	H	U	K	I	W	A	S	I	Q	R	W	E	U	K	U
C	G	U	G	R	R	U	T	D	C	Z	J	P	P	M	S	D	G	L	B	Y	O
X	I	X	X	A	G	L	A	O	D	W	H	O	X	N	L	T	D	D	W	I	W
M	E	D	S	C	Q	K	T	B	Q	M	Q	D	O	X	T	Y	E	V	F	Z	T
F	U	B	S	I	F	Z	B	E	E	C	E	I	M	M	W	B	J	N	H	R	K
T	F	J	T	O	K	E	I	L	J	L	C	L	K	H	N	H	C	Y	C	T	U
A	T	V	Z	N	B	N	U	N	Y	A	I	P	A	R	E	T	O	I	S	I	F
E	L	N	B	F	P	O	S	H	T	D	I	E	R	V	C	N	K	E	M	G	A
X	L	Q	D	I	W	I	S	I	P	B	Q	A	S	Y	Z	O	P	I	Z	T	Y
F	M	T	W	S	S	C	L	F	J	C	C	E	B	O	F	Y	F	C	I	P	J
Y	T	W	J	I	D	I	R	F	J	K	X	U	Z	E	A	W	M	B	M	Q	Y
F	Q	N	W	C	B	R	S	L	J	O	F	U	R	H	K	E	P	Q	L	N	R
B	A	I	B	A	Y	T	V	F	D	Z	H	H	P	R	O	I	O	S	H	A	L
W	S	O	H	O	V	U	A	B	Q	G	G	L	M	A	F	D	I	D	I	E	X
I	T	E	K	E	A	N	D	C	B	T	O	B	K	D	M	S	D	F	I	X	R
H	R	D	V	N	B	H	L	U	O	M	N	S	M	L	V	D	H	F	C	L	A
C	D	W	M	B	I	X	Q	R	D	C	B	L	W	W	H	M	O	B	H	K	I
C	E	R	U	T	B	Y	E	J	W	E	M	J	O	T	H	S	X	S	E	L	P

LESIÓN   REHABILITACIÓN   FISIOTERAPIA
DOPAJE   PREPARACIÓNFÍSICA   NUTRICIÓN
RESISTENCIA

Cardiología

Y	V	G	M	J	H	J	W	W	Y	Q	H	R	B	I	R	J	Z	Z	K	M	S	X	C
P	L	I	X	Z	K	P	X	L	K	M	P	G	V	Q	P	I	H	Q	Q	O	Q	N	W
G	F	E	T	E	L	J	X	Z	E	I	E	S	T	U	W	O	H	J	J	S	G	Q	S
O	C	X	C	C	L	X	U	O	X	E	L	K	T	M	L	X	N	O	J	V	V	E	N
E	J	U	N	B	V	F	V	J	N	U	J	K	N	T	V	P	I	F	B	V	W	W	D
J	Z	S	C	G	B	P	C	C	S	E	S	T	E	N	O	S	I	S	X	T	J	N	I
W	F	B	O	D	I	N	H	T	M	Q	F	R	Z	K	G	S	Y	K	P	O	F	J	K
F	I	C	S	K	T	O	C	M	R	W	E	Q	W	V	J	J	R	W	J	A	O	G	G
F	J	P	A	O	A	R	V	D	L	O	A	S	B	T	D	R	W	D	Q	W	U	T	T
L	R	J	M	T	Q	S	A	V	A	U	C	M	W	H	S	V	H	B	A	Y	V	Y	R
B	F	I	B	E	U	R	S	I	V	U	I	A	G	C	L	K	B	L	A	W	U	C	C
G	K	X	B	J	I	J	L	W	T	T	X	H	R	Z	B	A	V	M	O	Y	U	M	S
H	U	K	K	F	C	X	D	Y	F	S	R	F	M	D	J	A	O	I	A	L	W	P	N
C	N	U	K	Q	A	U	M	O	G	L	A	F	I	L	I	J	F	O	J	A	Y	C	S
B	H	W	T	F	R	O	T	F	C	R	Z	L	F	E	K	O	E	C	Y	O	P	Y	G
S	L	H	P	R	D	J	E	C	L	K	N	L	P	H	S	G	G	A	E	G	S	J	Y
J	S	A	E	K	I	H	Y	Z	A	L	M	M	Z	O	I	P	R	R	F	S	M	F	T
S	V	X	B	T	A	H	D	S	W	B	M	L	W	W	I	M	R	D	A	N	Q	N	X
T	H	X	L	X	I	P	V	E	U	C	P	S	L	I	M	G	B	I	G	F	P	D	U
U	U	T	X	Q	N	O	R	G	O	K	R	P	U	V	V	C	N	O	F	C	I	Z	X
Z	E	Y	Z	N	B	B	C	C	K	L	B	Y	L	R	U	D	C	A	U	P	G	A	E
D	D	T	K	C	E	N	I	M	I	U	Z	J	S	K	M	F	T	G	Z	U	B	M	T
N	W	E	H	C	A	Z	E	M	R	I	N	S	U	F	I	C	I	E	N	C	I	A	D
J	N	A	U	M	V	P	A	T	U	E	F	T	E	W	D	K	V	S	G	P	U	P	G

Electrocardiografía   Miocardio   Taquicardia
Insuficiencia   Estenosis   Holter
Angioplastia

Patologías Sangre

Q	R	Y	O	S	E	A	R	U	P	R	U	P	N	P	P	V	L	M	J
J	A	N	I	O	L	K	B	W	O	I	D	X	E	N	A	R	N	Z	I
T	X	T	T	R	L	I	G	S	L	O	O	F	Y	Z	T	L	Z	L	B
O	S	M	R	B	R	E	I	E	I	J	L	K	O	M	D	P	X	G	K
S	M	C	U	O	L	R	V	M	C	U	B	H	G	H	O	L	V	J	U
Z	J	Z	H	G	M	G	F	B	I	X	D	C	K	J	Q	T	X	Y	A
A	R	V	F	L	N	B	D	C	T	E	X	V	L	B	L	Z	T	M	A
F	Y	X	O	Y	D	O	O	H	E	K	H	S	C	A	M	A	N	I	C
A	U	X	D	T	Y	H	I	C	M	B	X	C	Z	I	H	Q	D	K	W
M	T	D	N	M	G	I	N	C	I	Y	U	E	V	M	U	E	I	R	W
J	L	P	C	G	Y	D	O	J	A	T	R	H	E	E	O	M	C	S	T
O	X	B	X	J	L	H	O	U	Q	L	O	C	O	N	H	O	Q	S	C
T	F	C	M	O	A	A	T	U	Q	N	U	P	W	A	U	F	G	K	S
X	Z	I	D	M	P	H	X	K	Y	E	X	G	E	P	K	I	Y	R	H
Y	C	F	H	W	O	J	Y	X	L	A	W	M	A	N	E	L	W	H	L
R	A	C	K	V	R	J	W	C	W	K	K	D	V	O	I	I	R	W	I
Q	B	S	Y	E	J	S	U	O	Q	G	U	R	D	D	C	A	W	L	H
A	P	D	U	Y	Y	E	G	K	V	G	F	C	W	J	E	D	V	L	P
P	N	U	D	X	E	F	Z	O	T	U	U	S	A	I	L	A	V	Z	B
K	A	G	C	X	F	D	A	Q	T	C	F	H	G	F	P	J	O	X	H

Anemia   Leucemia   Trombocitopenia
Hemofilia   Púrpura   Policitemia
Coagulación

Traumatología

```
F E R U L A I P O C S O R T R A P
K P Z E N B K O U E T X U L O H E
K W T L R P I S J F L Z E V O D P
E T M B L F U T R U E X X N P A E
S P M I Y J L E O F Y O O R K Q I
F V B S E S F O P G A I F L F Y J
D N P Q H H N P A S C X R L R G X
D A R A R J H O P A U L A K F I W
N K U O X V Y R C E E U C O V D H
O W E B B M K O G G M W T L N T L
Z H D W P K L S A X R N U K N Z W
I Y Z Y E S O I Z G E T R J N P Y
G Y D I X U S P M S N A A V Q I
W O F D S O W D A Z B P T L H U C
O R T E S I S G Y X V B N H L M P
R J C J H S I M F C C Z C Y I G H
R Z W Z Z L Y S U X I R M Y J A M
```

Fractura   Dislocación   Férula
Osteoporosis   Artroscopia   Ligamento
Ortesis

Cirugía Bariátrica:

```
O C P B L Q I M M Y F S D X D O N T R
B T J A N A X D E Z G Y T U E U A D R
T I T U I N P F I C C W J N R S J U B
T R D R K M B A H V C Q N Z E K I V I
N I Z L A F O U R I B P W X V Q S H A
Y W O N C Y X T N O G Y M A I L M V L
F H W T I Y P W C S S V J K S Z M Y Q
F M E W R X H H U E T C J R I T X V N
Z E K V T A M W X P R I O J O G M N E
Q T I S S F G Y U E F T F P N F X T V
N A C Z A Z A Q T D X D S Y I Q B K T
R B E Z G T U U Q A F Y J A N C Y D X
X O W X A I X J G D A C K K G Q A R D
V L X F G H G G A I B Q B R K B X K S
O I J B N U W T W D L D S B P A Q C Z
B F C A X Y Z U R R I W T S T M S F
W A L G M N E R Y E P A C A T E E N F
O T Y Y W L W P R P U P Y Y B P A B N
K Z M J O C I R T S A G S S A P Y B X
```

BypassGástrico   MangaGástrica   Gastrectomía
DeRevisión   Metabólica   Laparoscópica
PérdidaDePeso

Dermatología

```
R S F P K W V X I S O N M O F Y I H
L K W V M B C W M S E N L T B A U P
M L S Y G A M M M I G T L L N L L Q
J I O N S Z E W Q S Y T T W W E H M
Y S F T P Q Y N S O A I A J S Q L R
U R I W Y M I N C T R M K I C P D R
E Y K T Y M F E B A J V O B B I A G
R V P H I W N H J R B N I N A H P G
X K I N Z T J M L E C B J J A X S C
D J J U F A A F R U L N P M P L C K
E N E Q P O K M T Q N L E Y D Y E W
H C Y T Z T R A R A P C E M A T V M
V K J P L E N M H E C G H R W T I M
X Z O X N E T L S E D K H M M I Y E
C E Q S A G M S H Y H U W H Z W Q C
I P P H M L W C K U U C O I T V B K
P N S D F R J T B O Z L M V L H G W
K O A I R A C I T R U O E Z O D O P
```

Melanoma   Eccema   Urticaria
Queratosis   Acné   Dermatitis
Lesión Cutánea

Efectos del Estrés

```
S E U W J U E U I A T Q R R M C V N W Y G
O P R F C F L S T P H Y A H B X G I Y V O
E Y M V Z E R V T V M W K S H C G E N G O
E Q K M J T P P P M H X I D I A B Q R B J
Z N Q G T I R P H V R B D H I C X F M D S
E I R U H X Q Q T I K A O N R V Q U F I P
F V N O I S E R P E D U L J B L G P G C R
L K J S L T V N U K Q J O X Z G Q M I L C
E I V R O X Q A U R P U R Q Y H J J U C H
F N I A E M X G M M G Y D L Q E V R M W I
C M X O A G N Y I P N S E L B K K K R U P
J Q H N S N V I M Y S I C Y S G E T Y W E
Z W Z Q H L S B O I A S A E G S D N H C R
Y U U M S G W I U J N U B M X O O Y N G T
Q L O Z C C J C E D S V E M E B L N C Z E
F C L Y V F E W E D S T Z E R T X Z C W N
Y R A K V Z A B Q A A Y A E F X S X P J S
D Q G W Z A F O Z X F D K T B Y P I G Y I
R L Y U L C E R A S G A S T R I C A S F O
G I E D B N N K Z U U T L M X D O X O O N
U R D C G T K L D X M A E F I H I K F N F
```

Hipertensión   Insomnio   ÚlcerasGástricas
Depresión   Ansiedad   SistemaInmune
DolorDeCabeza

Cirugía Plástica:

F	R	Q	P	A	Y	X	P	J	U	Z	J	U	F	J	J	U	D	N	N	L	A
B	G	U	U	L	R	F	C	U	E	G	V	X	G	Z	C	M	Y	F	L	K	H
S	L	R	V	T	I	C	D	M	X	N	C	Q	D	M	X	U	Q	U	F	E	R
E	O	E	N	F	C	P	I	L	M	R	N	B	L	K	E	N	J	C	N	Q	V
R	M	E	F	Y	J	D	O	M	D	Y	B	J	K	R	L	X	L	Y	N	T	R
E	A	U	I	A	X	Y	E	S	H	K	S	B	C	J	A	S	I	Q	F	V	K
P	A	Z	Y	H	R	O	P	N	U	O	X	Y	V	B	Z	P	F	I	Z	R	D
V	Y	C	D	R	U	O	C	S	U	C	L	Y	D	T	T	U	T	J	O	Y	H
M	D	W	A	Z	K	Y	P	R	U	M	C	O	U	N	P	M	I	I	Z	R	Q
L	H	N	Z	F	S	S	A	L	X	J	M	I	P	R	D	E	N	L	A	J	H
P	O	K	V	T	L	Z	P	K	A	I	U	W	O	U	I	A	G	X	B	C	L
P	S	J	Y	Z	V	Q	T	F	N	S	A	O	Z	N	G	A	F	U	A	D	I
U	C	K	P	Y	W	M	H	O	V	L	T	Y	M	V	W	P	A	V	I	L	C
T	T	K	C	Q	F	L	P	Z	J	P	B	I	C	N	V	V	C	Y	T	U	V
S	W	D	I	M	P	L	A	N	T	E	S	M	A	M	A	R	I	O	S	E	S
J	J	F	B	J	A	W	K	B	Z	O	P	P	Y	Z	E	Q	A	N	A	Q	M
F	A	I	T	S	A	L	P	O	N	I	R	C	A	I	T	U	L	K	L	H	K
H	X	E	T	R	X	O	V	W	D	O	M	L	L	S	W	P	F	T	P	K	H
X	S	I	Q	O	P	D	R	S	A	T	S	W	P	Q	Y	W	S	N	O	G	C
Q	A	B	T	W	K	U	M	F	B	H	T	N	M	D	V	F	G	I	T	B	D
E	G	R	H	C	M	O	C	S	G	Y	F	D	Y	L	I	Q	P	M	O	J	T
O	N	W	B	S	Y	A	G	T	U	W	R	P	B	I	N	Q	Z	F	K	Q	L

Rinoplastia
Liposucción
Otoplastia

LiftingFacial
ImplantesMamarios

Abdominoplastia
Blefaroplastia

Sist.Tegumentario:

Y	A	W	G	J	V	K	E	L	Q	O	T	D	T	Y	G	P	W	S	O
E	A	G	O	L	Z	E	B	J	T	U	Z	H	E	B	X	M	J	P	K
F	F	U	S	W	A	S	C	S	D	T	X	G	F	R	W	U	X	C	H
N	Q	Z	O	H	J	N	W	T	W	L	V	I	X	F	M	G	I	K	C
Y	G	N	L	H	Z	U	D	A	C	F	H	W	Z	N	B	I	L	T	Y
X	M	E	I	R	N	Z	F	U	J	G	K	B	C	Z	K	B	S	C	H
S	W	O	P	Y	B	S	B	Q	L	V	X	Z	J	F	D	C	B	L	I
V	S	H	O	I	K	O	V	D	E	A	N	T	H	O	J	V	D	A	D
Z	D	S	L	R	D	H	L	S	C	M	S	X	L	Y	I	C	T	S	N
F	U	L	U	M	S	E	V	B	M	P	A	E	V	J	P	L	G	Z	V
S	N	Y	C	D	T	V	R	O	C	C	P	E	B	R	Z	G	Y	S	K
Q	A	N	I	N	A	L	E	M	I	A	I	H	W	A	U	Z	S	E	Z
T	W	H	L	Y	B	Q	J	H	I	O	V	L	W	T	C	C	K	Z	M
H	I	O	O	E	R	Y	Z	C	W	S	F	O	E	G	Y	E	S	H	J
Y	P	J	F	L	Z	E	F	U	Z	C	L	Z	A	Y	B	H	A	T	O
I	D	U	Z	D	K	Z	F	D	Z	D	E	S	V	Q	P	Y	S	B	E
A	G	E	Q	C	S	X	C	S	B	T	D	E	Y	V	Y	E	F	X	H
A	R	G	L	J	K	Y	G	H	S	V	Z	V	V	G	V	X	T	F	Y
E	U	W	U	C	V	U	A	N	R	I	L	K	U	A	D	X	U	R	K
A	H	V	M	O	J	E	B	L	C	R	T	D	B	J	L	S	R	X	Q

Epidermis
GlándulaSebácea
Una

Dermis
Melanina

FolículoPiloso
Pelo

Medicina Emergencia

C	T	Y	C	F	X	A	W	T	Y	R	C	P	R	K	C	J	B	P	Q	B
O	O	F	U	S	L	E	P	W	W	Z	M	B	H	W	G	P	V	R	E	W
N	Q	O	F	V	J	L	G	N	E	C	T	O	N	T	C	Z	F	O	S	I
X	E	N	X	A	C	I	D	E	M	A	I	C	N	E	G	R	E	M	E	H
M	M	R	I	S	Q	W	H	T	W	M	D	A	Q	S	S	J	S	K	Q	P
I	R	R	W	E	O	A	E	R	E	A	A	I	V	F	B	B	C	O	O	D
H	T	Q	H	O	X	Q	Y	P	U	C	M	D	C	N	P	W	O	Q	R	X
E	Y	R	L	Q	U	R	V	X	P	H	D	R	G	K	G	K	A	T	L	G
T	V	R	M	G	R	S	R	T	N	R	K	A	U	Z	N	Z	C	C	T	Q
X	C	Q	Y	T	U	E	D	B	Y	P	K	C	E	P	W	W	F	D	X	W
C	B	V	Y	Z	Q	X	N	X	C	P	T	O	O	C	S	N	E	Y	T	K
A	D	Y	L	T	Y	Y	H	N	S	W	Q	R	E	H	F	X	H	D	P	R
G	D	B	S	M	I	B	I	Z	I	Q	Z	A	A	E	S	A	M	J	L	E
L	F	M	H	M	L	H	C	C	N	Q	P	P	P	U	V	Z	A	M	T	A
C	U	B	R	Z	L	W	Q	W	M	S	Q	B	U	C	M	W	N	R	Z	P
T	H	J	U	F	X	M	O	R	T	P	O	L	L	L	I	A	B	T	Q	E
G	D	Z	O	M	K	F	G	T	A	O	H	M	V	M	I	H	J	Y	O	X
L	S	P	Y	G	Q	X	D	T	Q	E	M	T	S	I	Y	B	Y	O	Z	B
M	S	E	F	V	D	W	Q	Q	E	L	X	A	Q	M	T	H	T	K	J	
V	K	Y	P	A	T	P	M	M	R	J	S	P	S	J	Z	C	D	T	N	P
J	M	W	C	S	E	P	N	R	F	E	K	O	V	C	T	H	O	W	V	T

RCP
Triaje
EmergenciaMédica

Trauma
VíaAérea

Shock
ParoCardíaco

Analgésicos

B	L	A	C	O	L	G	Q	A	T	G	D	O	I	B	H
S	D	E	W	W	S	B	W	E	A	R	Z	O	I	Y	J
B	X	G	H	R	E	L	Z	X	E	D	X	Z	F	L	B
E	F	L	J	S	T	Z	A	Y	Q	N	O	B	R	E	W
O	F	E	N	T	A	N	I	L	O	W	C	X	R	A	J
A	N	B	K	U	S	L	H	T	M	P	A	S	R	N	X
O	G	E	A	M	P	O	R	B	N	I	L	V	J	I	A
V	X	I	F	B	E	A	H	D	N	A	O	L	W	E	N
L	Z	Q	L	O	M	A	T	E	C	A	R	A	P	D	I
Y	P	W	H	A	R	P	Z	D	P	P	O	B	Z	O	F
M	B	P	D	M	H	P	A	R	U	V	T	L	C	C	R
C	P	O	N	L	X	W	U	E	P	V	E	O	V	H	O
K	L	H	F	O	L	T	S	B	S	I	K	E	S	V	M
X	H	Y	R	G	M	G	N	G	I	O	Z	D	X	K	S
Z	L	C	N	L	T	B	W	I	K	C	M	R	M	J	X
L	G	B	P	N	Q	P	S	A	N	F	J	H	J	U	R

Morfina
Codeína
Ketorolaco

Paracetamol
Fentanilo

Ibuprofeno
Tramadol

Neurociencia

```
D N K Y M J F A S V N E I R L P W U S T O W
W R G W U I K M C F J N Z T G I Z A M U S C
D P O N X A N S R N H W W L F Z G Y F I F C
L M G I Y W H D H R E I P K P D I X S P Z P
B I W S C D D P K R H G T O M B X P P Z W D
Z C U O M X M A F V G B A Q G Q A N D G R Q
L N H R U X N N D M J F Q M Q N N D T V Y R
E R U U M U J N Q I P I Z F I V C P C B J P
B F B H L N B A O B C R L S J O Q I Z K Z X
N E U R O T R A N S M I S O R K R H C C E N
H L C U R C G U T F D O T R T B X U K O I F
F A C A H L J I H N L D R S S G D G E A U C
J H I P O T E N C I A L D E A C C I O N C T
G R H R C U T O H O V O O L I L H A G J A V
O A H T K Q Y L D K O W G V F C P R G K U F
J O Y S P O Z O S R W K W T Y W D O H R R N
H C A O O B T A V L T D Y D R L O M R I Q J
E V Q I W B N K T X R J V N V M O Q O U R Z
J K C I G L W T R C V T S K P F O R R I E P
S T P N T Y Z S F L B W C J M G N Y C M I N
I K Z N M Q K A N G N C D G N Q L B E W M Z
C Z M E S O H H L U R H A Z Q X G M R Z V S
```

Neuroplasticidad **Sinapsis** **PotencialDeAcción**
Neurotransmisor **MRI** **Neuroimagen**

Neurociencia

```
D N K Y M J F A S V N E I R L P W U S T O W
W R G W U I K M C F J N Z T G I Z A M U S C
D P O N X A N S R N H W W L F Z G Y F I F C
L M G I Y W H D H R E I P K P D I X S P Z P
B I W S C D D P K R H G T O M B X P P Z W D
Z C U O M X M A F V G B A Q G Q A N D G R Q
L N H R U X N N D M J F Q M Q N N D T V Y R
E R U U M U J N Q I P I Z F I V C P C B J P
B F B H L N B A O B C R L S J O Q I Z K Z X
N E U R O T R A N S M I S O R K R H C C E N
H L C U R C G U T F D O T R T B X U K O I F
F A C A H L J I H N L D R S S G D G E A U C
J H I P O T E N C I A L D E A C C I O N C T
G R H R C U T O H O V O O L I L H A G J A V
O A H T K Q Y L D K O W G V F C P R G K U F
J O Y S P O Z O S R W K W T Y W D O H R R N
H C A O O B T A V L T D Y D R L O M R I Q J
E V Q I W B N K T X R J V N V M O Q O U R Z
J K C I G L W T R C V T S K P F O R R I E P
S T P N T Y Z S F L B W C J M G N Y C M I N
I K Z N M Q K A N G N C D G N Q L B E W M Z
C Z M E S O H H L U R H A Z Q X G M R Z V S
```

Neuroplasticidad **Sinapsis** **PotencialDeAcción**
Neurotransmisor **MRI** **Neuroimagen**

Salud Global:

```
U X Z F A G U A P O T A B L E K Q W
O U O F P Y C F D P K B S Z G D L V
K E U Q R Z D D D T D U L S N V M K
S M A L I M E N T A C I O N U T W A
S Z Q E C Z K P H W E A L M A F P F
S Q N R H G M V H H Z O M M I M R B
K I I R N R E C U C C V R U G J J J
K X Y A V O D B N I U K T K O M M L
W A S D S R I K L S T O X L L H X V
D A C I I N C C G P N K C B O T P O
Z K M C M S A W I U K T J J I M X M
G G I A U E M P T R H G O W M A H G
Q E K C S U E O M G T D N M E J N G
J N O I C A N U C A V U P S D Z X D
W T E O J K T G Z T E T N W I P C T
N A O N J X O V U G D Y S S P K W A
P L C P V L S C F C L N Z T E U C J
O V O P A C T A K F A O O W P D Q P
```

Desnutrición **AguaPotable** **Erradicación**
Epidemiología **Medicamentos** **Vacunación**
Alimentación

Neumo. Pediátrica

```
E H N L I T N A F N I A M S A J M B E X Q
R G O R P Q T K S D S J J E H P Z X Q E D
Q K W A T G J V G E Y F Q Y N V P X V E S
A Y M Q K P L E S K G E N O H B S L R M Z
A C K B S R P L F B R P R B R N Y Y V B U
X S I A D B O R O D A Z I L U B E N J U G
T F E T M T L B U Q H L D P A J S H S O N
L D H X S I A S M W Z V U O U D Z Y N A M
C R E E A I S I T I L O I U Q N O R B K V
T J T S I J U U Y C M A Q Q P B L F S A X
N G K C P Z O Q T U A B A P J T B E D G N
I I M M O I P Y S N Z C E D P Y G B A K K
R L O Z C H R P O I B X P L X B P C H D D
X Y Z R S R J O T P S C Z D F Y J E D C K
V Q Q A O N N D M C B O Y I M D Q D E O Q
G Y V N C D T U S E S D R L I T Y D A B V
W P K Y N E V X E Z T E R B V K B N G J C
F N A K O A P C G S K R T I I L J U A Y R
U A S U R K N S K Y Q M I L B F B X T E C
S V T X B M A O B F R Y S A N V Z J N U J
D S A J G F B X U P O I M G P H W K E M G
```

Bronquiolitis **AsmaInfantil** **FibrosisQuística**
SDR **Nebulizador** **Espirometría**
Broncoscopia

Tecnología Cirugía

```
I V J T R E G L M H W V E L I A O H M K L T N
E C J M D J E L W K A K D B D G N Z A I R G K
A Z I V B D M L M H V H X Q R Z V D R B Q Z C
P A P R E I U R K O G K A C Z E D F G R S H G
K A L O U N H J G H N Q J K J K B S X U G H K
D E F A V G D X C R R A U I U M K R L F G Y Q
D P O V P O I O L W H J J O F R P T J S Q E Z
P F O I Q A V A S N R G M U Q W M F L H A J E
P T Y S L M R J L C A P Q I R D S A R D R R F
M F V A C S T O V A O R L J C I L S E J W S D
B V S V Z L P Y S P S P A P R L C A N K H O M
E T E N E U F M Q C L E I P A D Y T V A A Q X
B A L I Y E G B M H O L R A I P P H O Q Z L U
Y T X O X X L C D T H P X T R H M B R B P P B
Q N O N T N W T K E M G I T W O N D L Q O A Z
V N T A D G H H S L H U R A B Z B X Z Y S R B
J H E I W Z N G Q E R Y X L H P T O S Y F K K
M B G G Q M X M F S S S B J E J V M T G W N W
X L S U I C N I V A D A I G U R I C D I N W J
U L A R O I L J A L T K J D R X R L A C C G D
U Z J I O K K U T U E K G R K O N H H N P A T
L J P C R Q W M X D L I O O T D M W N Y V R C
V S E J R V I U Y G S D Q L E G X Z D A I W O
```

RobotCirujano   CirugíaLáser   EndoscopiaRobótica
CirugíaNoInvasiva   Laparoscopia   CirugíaDaVinci
Telesalud

Terminología de Reumatología:

```
X N S I T I L I D N O P S E V X T H
S M E A G N T L R Y V M N B F N H E
A U R O M C E A N F U B X K V B K M
K P D X S Q R S E C V L A U D K S Q
Q A E A N T P M A P T H X W M I T A
J E T G R O E G R R D I I B E A A H
T G Z I P B O O F C H W A S T P D G
S I T I S R U B A X D S I O V K D D
G I G L M U J J Z E R T G G X A B B H
S X V E G B N T V Q T G L O B Q S K
N Q I L P M X X R A R R A K H L I E
J F U O I M S J Y K U R I J S U S O
W D G P P M M F R Z Y J M T C P S U
Q D W R K O P X Y E L T O Q I U X Y
G P V D I I L O K O U E R G O S R K
Y Z Y W W J A C D S U V B Y Q O H C
Y W C H S J U D X M U M I V B U D B
Q U Z M I Y P B H C Q F F N D N B L
```

Artritis   Lupus   Espondilitis
Fibromialgia   Osteoartritis   Gota
Bursitis

Cirugía Vascular:

```
E U K F L Y M N A Q T F L A H U B D F P R W P S
X C R T E D T A R U O X F I N R E J O B E K I M
B V M Z W I U N A P K C C W Q H Y I D D I U T O
T K P T H T D E L N C D X W R T R B L I X T S S
C F A T M Q Z U U P I T Y Y C N Q R E E D V E A
U P J F A H P R C Y K L L P T S E Y N V D H X I
E V A R U L A I S M C Y U L E V Y U Q Q S C F N
F Z F L B L D S A A F Z T F A F U M J B K B C S
P W R B K N W M V J X C F S L W Q Q L P Q X D U
D C V G D Z K A A W A S C E K E J F P O O J L F
Y X L C X X S A I D Z U B Q A R B X Y Y V M W I
Y M S Q A S C O F P L L J E J U N E H S S X Q C
E W M L K G C R A A W Y T S L H C Z C P P F E I
V Y T O E O H T R O M B O S I S H F C T D W T E
N F V V X C S I G T C Z J F L W C E D Y O M D N
M V U Y W R Z C Q O X R H I M E J P D O B M K C
T Z D W L A L O I L A V J R U Z A X F M D G I I
P E E S C X M C G Y P T R I Q W P C A Z R O Z A
T Z Q I U P R D N N M I Z O W I M U S F Y W B K
X C O Y O H M A A Q E L W D X M T Z P D H F V Y
G N A O H A U N K Y G D E E B D Q Y U F I U I P
B C I P M D U E J R E V R T L U C I J K I Y L K
U B N H C G L D S E S Z I C O U E D J P G B H S
B F P O J K A C Q H S L L Z E A V C M Q I L C O
```

AneurismaAórtico   Trombosis   Revascularización
Flebectomía   AngiografíaVascular   Raynaud
Insuficiencia

NefrologíaPediátrica

```
Z C B I D I A L I S I S P E R I T O N E A L Y V
Z E T M Z V G L S L I R J L Z F N U X R K E L D
K V R T H R P R L V D R Z A K W C O F F D G L S
V A A C D P I Y G L Q S H U I J X N S Q N K F R
T W L F T O Z O W O P H H Z V K W V N F L I Z S
W U U G L O M E R U L O N E F R I T I S I V J U
I L C C M P W X U C E S L I I O U F S F B L H F
V U S J U W Q O E W M G H I S E M F G F R C W G
T R A D Y K A H D A G S I B Q I U V K M E U D A
Z J V S E L Q I L R F R C J O U B E I Z R B B T
A R O B X U Q C T X S Z Z S D A I J Z B W N E O
R Y N B J V C K D A M C E I Q T U S T A H A T N
W A E X V W E U L F G K O S Q K O R T W M P N Y
R L R J O O Y A J C W E Z A C T P S M O Y S A F
Q N N Q V B R T J A W J W Q U I T X O S Z L U
I O O B O I Z K V P S Y U J I N H C P I Q I P M
P G I D X E U V E S P G H N R U P H U E B Q S X
I K S S M H J X Y F G A Z G C U K Q P L B P A S
T O N J Q M S Z Z U Y I Y C Y J E U U K E X R T
G S E S Z B Q R I S J I S V B U F Z P H O T T J
O C T T Y R Z O Z Y Z B E F H D O J E U R B O C
E Y U G R L M L F Q V D A E N I E U M G J W K R
P M B T U M S X M K F O D G M U J Q B V U T M O
I R E R I Y Y B D E X O W I A Z D U Z J G L B V
```

ERC   DialisísPeritoneal   Trasplante
SHU   TensiónRenovascular   Glomerulonefritis
Poliquistosis

Medicina Nuclear

```
I E Z I X Q A U F Q J C X U Z X T R Z E W O X W
I G Z U G H C U O H P M T W F N E M K C C C K P
S R K S S Z H I O O X Z A I F A R G A M M A G Q
H F C P O I O Z C Z Y F C K V Z M T W N V P U Q
R V R E P V S N D W H P U F O H T A C G H A D I
O V W C O A I F A R G I T N I C S E K E R W V H
V X P T T M N T N Q K T P T K Z M U R J C S K F
A J E J O P Y T C V J V J B L I A Z Z B G T O I
R W S T S M A N W A F M G P E D C A N Y W B F V
X V X B I D L T X U I S Y H L T I H V J O B T A
Q F U D O H C Q V A F D K D Q F V U T W Z T J T
N E N Z I E A E I T Z E A M A P H Y P V E G Q E
O L V V D V V G B O E N H R T C V A P H D C H F
A H K X A L C Z H V D W G B S K S T K A N H R Q
L D H R R Z M B O Y M O K Z E O T Y M V T A K L
H O S O T R P G Z T E V T R G S P E M J F R S D
D S H X M T V D U L G V O E H R S O I V B C R R
C Y K N L N F Q L U I V M H R D K Y T Y H V X U
Y Q M C O Y P E Y O Y L E Q N A M G T O D T F R
A S T W W R T B J C N G W O O K P M R B S F E T
O Y C K K N J Z X B Q Y H P S L Z I U X E I E Z
R P T I E T U Q Y X F M F T R O U W A I M T O D
V I T C D V I Y J O T B B U F A G E Q B J R B F
A N K M D C C S N E E U Z D F D B J R J P G Y U
```

Gammagrafía   Escintigrafía   Radioisótopos
SPECT   Centelleografía   Iodoterapia
IsótoposRadiactivos

Neonatal

```
D N U S W A N U K O N P N B M C U I J V A G E
T B G F B M U L E F F O B X M J J G D L Q E I
H E I T H Y I B L A C T A N C I A C D Z I Q D
O D B Q Y E K Y J P Q Y H N J S J D S C Q Y F
G Y F B V E T H E A T M P R X C B N P V A I E
Y K I E O H I V P J E R G A L P V I C Q U A Q
T L A F F H K R T A E A I P A R E T O T O F M
L X G I R Z B H Y M F G L L R J A B E J K F I
N F W P C U I D A D O S I N T E N S I V O S X
L N U F P U Z T K L Q K T C R K V B L A J I B
V I V O Y G U I O Y K H P D X G U X H Y X F H
V T C T Q R N T N S O N V B V Y S V D J Q T F
F Y F O O Q A E D C W W U M Y K D U C S X W B
L A N V G N P S M F U Z B S W C P S X Q M F N
Q H Q H O V K J N Z Y B G Q K M R R Z L B E V
K U R E A V D K M X U F A U P Q Z X J X G N M
M A N I P V D S Z N M E S D T S E Z L V E G E
N R P A U J X F K N E V M O O D C S R F S M F
L X X N F B H M F L Z Z X T G R K O M Z R G N
J F X T A K R D E D G Y Z X N W A S Q Z U O E
Y F V X Q K R K K H J S X Z S M A G P L O H F
O U N P O V K I H C W H H W Y Z B Y V X Y R Y
E P E N V N O A T H M A K I Z F A M I Q W Z P
```

Incubadora   Prematuro   Neonatología
Lactancia   SDR   Fototerapia
CuidadosIntensivos

Deporte:

```
Z L Z T K N K B M N B T Y T M D W B E
G D Z Q H U M M C X T K B M J E A A A
F O G B F T T E S I R U N V T F W K S
S P E N T R E N A D O R Q F G R V W C
N I U N J I J M W S B H I T J E P R I
Q N H L O C F E A K W U X X D N M Y O
E G R U S I F I Q C M W U N X X J A Q
X O Y W Y O C S S E I I C Y K C L Z S
C D A D A N M A R I I X B W W E R U A
L B W T T I L E T H O Q N Y B J H A V
K C N O I S E L T I R T F J J Z D H A
Q I C W B T N R G R L Z E H O M V W A
T X M Y Z A B A U B O I L R K V H F B
C Z W W F V F G O Q C Y B O A C H E Z
U Z C M C G N R Q M J Y X A F P Z W R
S R Y A I F E S H E J U E B H S I Y E
Y D F S Y G V M Y Q D G A G H E C A N
A T E H G C Q E H O T F A X C G R I Q
C I G U W M L R W I N L P P W I Z H R
```

Lesión   Fisioterapia   Entrenador
Nutricionista   Pulsómetro   Rehabilitación
Doping

Otorrino

```
D R K L S B O Y H T H N C I F M Q Z I
Q F Z A A L Q G F O A O X R O Z X Z S
N H L O M B P V X N N H W W G R W A M
V E X I U I E T O W J O D A F L I D H
X N N D U K G R P A H D J N S S I Y R
P H W E C Q Q D I K T W J Y W K P G I
L S N M N V E K A N S I X K R K Z F N
U G Z O U A B C J L T A N E Y T P Q O
Z J S D Q V R K E S E I G N H A I V F
I I R I A J J S W G W C T Q I W X G A
B C N O D F W X T R M C T I Y T T I R
I E X Z A D X P O T A A E O S F U I I
N C C X U W N P M P G D J D M Q M S N
L E D G G Q Q G M W A X X U L I X J G
E Y M A F U W H E G L P B L R N A E I
C L A R I N G O S C O P I O F H J V T
J V X D I B N C V W C L T J J M B W I
Y M O W L B U Y I N B T R I P S Y P S
W S L K H R C T E U M R B M N T N S Z
```

Amigdalectomía   Ronquidos   OídoMedio
Laberintitis   Tinnitus   Laringoscopio
Rinofaringitis

Inmunoprevenibles

J	C	P	H	T	J	B	Z	Q	D	S	K	Z	E	L
Y	S	O	F	K	H	O	V	Q	V	R	I	I	E	B
Y	P	L	L	M	N	N	T	P	V	M	J	A	Q	W
F	S	I	S	G	E	B	F	U	A	K	Z	Y	G	S
O	A	O	B	P	H	N	O	R	A	V	F	T	Y	G
Z	R	F	N	C	E	B	I	N	D	C	V	G	W	L
Q	A	D	N	A	I	Z	I	N	P	U	X	B	X	L
P	M	Y	V	N	T	R	Q	K	G	F	P	L	V	L
Q	P	L	E	R	E	E	C	S	G	I	L	X	W	K
O	I	M	B	F	N	U	T	F	D	E	T	J	X	W
A	O	H	S	N	X	R	M	B	F	T	J	I	H	B
Q	N	O	D	Q	D	A	L	O	E	B	U	R	S	T
M	T	W	C	P	G	T	A	I	N	M	G	C	Z	D
P	I	P	W	W	P	U	U	F	H	I	F	E	R	S
A	G	V	N	M	R	L	U	T	A	S	A	T	K	V

Rubéola **Tétanos** **Polio**
Sarampión **Tosferina** **Meningitis**
Neumonía

Geriátría

V	O	I	Z	Z	U	M	F	Y	I	D	E	E	I	P	O	Z	R	C	C	U	X	F
V	S	O	B	S	V	O	L	S	W	F	G	U	J	P	G	V	A	V	Q	J	F	Q
U	U	V	R	U	M	N	C	R	R	E	N	W	Q	Z	C	G	O	V	P	C	D	B
O	P	V	E	H	Q	S	F	G	R	M	C	V	V	L	B	E	D	M	C	I	M	H
F	Q	Z	A	I	C	A	M	R	A	F	I	L	O	P	U	S	K	Y	S	G	B	R
D	B	Z	T	L	P	A	K	X	D	C	U	O	G	B	W	Y	F	O	X	P	G	A
M	I	P	D	Q	O	F	J	B	K	B	Q	E	A	D	Q	R	K	S	U	D	G	Y
L	Q	F	C	Y	J	R	P	X	Z	W	Y	D	I	M	Q	N	N	I	I	U	O	R
P	M	R	G	I	S	N	A	B	X	Y	E	V	S	V	H	B	M	Y	T	E	U	P
P	Z	D	B	D	C	T	L	C	O	L	D	G	F	J	V	Q	O	L	H	P	I	P
K	D	L	D	S	V	B	I	R	I	N	I	J	D	D	S	D	Z	M	E	L	I	J
Y	P	F	V	W	X	Q	R	R	Z	O	G	N	E	V	Y	U	P	P	Q	S	Z	V
Y	H	D	L	K	D	Z	I	Z	J	Q	N	M	M	F	M	X	F	W	O	K	B	H
S	O	D	A	D	I	U	C	H	Y	U	V	I	E	O	N	P	R	Y	E	X	O	A
Q	Z	O	M	Q	M	T	A	T	K	H	S	O	N	E	V	L	G	V	R	U	T	N
K	X	M	H	C	S	P	I	J	K	K	Q	E	C	T	W	I	D	P	K	X	B	U
Q	J	W	F	W	T	R	D	U	G	V	U	O	I	Q	E	L	L	G	U	S	E	U
B	S	G	L	Y	S	T	A	J	T	R	H	E	A	V	R	G	E	I	M	Z	B	Y
T	K	I	P	K	Z	U	S	U	N	B	F	P	S	X	L	I	R	L	D	K	T	L
M	N	N	N	H	I	D	I	O	V	J	T	T	E	S	B	L	H	A	E	A	Z	B
V	P	E	Q	T	D	N	J	C	A	W	I	W	N	W	Y	M	Y	D	L	C	D	J
S	D	D	A	W	V	L	Z	Y	T	O	T	P	I	K	K	G	H	E	U	Z	U	Y
G	H	S	P	Y	L	Q	K	S	T	D	V	O	L	N	J	I	M	J	P	X	K	W

Demencia Senil **Inmovilidad** **Caídas**
Polifarmacia **Delirium** **ValoraciónIntegral**
Cuidados

Cirugía Oral

D	Z	M	D	S	J	L	N	Q	X	E	M	C	K	J	W	I	E	P	L	T	B	V	B	J
V	I	O	U	C	E	M	E	Y	S	T	X	F	I	U	O	D	Z	W	L	H	O	U	Q	M
B	E	L	B	F	U	U	G	E	E	P	R	E	P	R	O	T	E	S	I	C	A	I	T	F
B	X	J	E	Y	B	D	H	D	T	F	P	G	L	P	L	U	R	Y	H	C	H	I	O	P
K	A	R	A	L	U	B	I	D	N	A	M	A	R	U	T	C	A	R	F	P	W	R	B	J
K	E	C	W	D	J	G	Y	R	A	O	M	N	Z	S	O	L	S	G	Q	O	M	Q	S	Z
M	J	Y	I	F	H	R	W	N	L	H	I	S	L	Z	Z	J	D	J	Z	C	E	W	B	M
P	G	W	X	G	K	W	G	A	P	K	W	C	F	D	X	M	R	O	Z	Z	K	K	M	S
S	V	Z	L	K	R	T	B	C	M	S	T	K	C	X	G	S	P	U	C	X	J	Q	V	R
O	T	P	N	X	H	U	K	I	I	F	D	Z	I	A	K	S	C	A	D	Y	N	Z	U	F
C	R	V	L	O	N	D	R	P	I	P	W	I	H	E	R	N	X	P	D	K	Y	K	B	L
M	V	T	A	R	X	Z	G	I	F	E	R	K	L	K	D	T	V	P	L	Q	E	D	A	B
Q	V	K	O	R	R	P	B	S	U	B	X	Y	D	M	I	F	X	P	R	S	D	G	A	Z
G	S	M	O	G	Q	U	K	A	E	Q	Y	J	H	H	X	F	S	E	X	L	D	R	D	C
G	M	J	V	B	N	Z	W	R	T	S	A	G	H	B	K	H	M	M	N	E	Z	N	U	D
E	R	L	X	J	A	A	J	Z	N	A	Y	I	Y	O	T	Y	D	P	C	A	W	U	J	C
X	P	X	J	F	H	K	T	Z	I	C	Y	D	C	S	A	M	D	C	G	M	F	W	K	Q
W	P	O	V	J	L	X	X	I	U	A	W	Y	Y	N	N	M	Y	W	K	I	R	M	T	X
U	L	V	D	R	I	G	X	G	C	T	N	G	Q	F	O	M	U	S	K	D	Y	E	E	U
E	N	A	U	P	N	Z	C	I	P	A	J	J	H	S	M	D	S	Y	O	R	Q	R	E	F
Y	P	T	O	I	K	A	M	T	E	G	D	X	Y	G	O	H	O	C	R	G	C	I	O	T
V	Z	S	D	Q	Y	H	L	C	M	R	A	O	Y	R	D	Q	T	T	U	W	N	I	Y	Z
B	K	N	D	M	C	G	U	L	F	E	T	P	Y	A	K	A	P	C	R	N	X	W	M	H
C	A	Q	D	F	Q	I	Y	M	N	J	M	G	P	J	V	D	Z	I	W	O	L	X	H	H
Z	R	H	D	L	M	I	D	E	Q	D	R	Z	U	C	M	O	K	G	M	Z	U	G	W	A

Extracción **OrtodonciaQuirúrgica** **Implantes**
FracturaMandibular **ATM** **Ortognática**
Preprotésica

Cirugía Pediátrica:

X	R	J	W	Z	S	X	H	M	Z	R	F	A	X	J	V	L	L	O	X	P	L	F
H	B	R	Y	W	U	G	O	B	X	T	I	S	L	A	T	D	R	A	H	I	C	R
D	G	I	P	I	P	L	K	I	I	E	R	B	Y	J	E	J	S	G	E	Y	W	T
Y	E	V	H	K	W	D	M	I	Q	I	V	B	M	V	R	T	N	C	N	M	U	E
V	Q	H	V	T	V	F	M	C	T	Z	F	M	A	F	R	J	L	M	N	C	G	T
W	H	Q	V	L	D	E	F	H	Q	T	V	I	X	K	A	D	A	H	G	L	G	R
Y	S	R	Q	B	J	G	A	I	L	A	F	E	C	O	R	D	I	H	A	L	B	A
K	D	X	T	I	T	O	A	T	M	U	G	F	T	C	T	N	Y	G	R	X	C	L
C	N	K	S	N	W	F	Y	C	T	O	E	L	F	G	K	F	Y	N	U	I	Q	O
W	L	E	C	C	O	X	V	X	I	X	S	B	Z	A	V	A	M	W	R	V	D	G
D	O	F	K	W	J	C	G	U	A	G	V	I	H	S	P	T	K	O	N	L	R	I
F	G	G	I	B	I	N	Q	T	Z	M	A	Q	S	T	J	H	L	C	A	J	J	A
U	B	S	C	L	I	G	O	J	H	G	G	F	J	R	N	I	J	T	X	H	J	D
V	G	L	A	D	U	D	O	F	H	Q	P	W	O	O	P	U	A	K	W	C	N	E
V	D	R	J	O	M	J	C	C	G	J	L	M	I	S	V	Q	C	C	Q	F	A	F
R	F	J	E	N	C	P	O	B	J	F	U	C	I	Q	E	P	R	T	V	H	A	A
Q	K	D	B	I	P	Q	Y	A	G	N	A	S	M	U	E	A	U	Y	W	Z	N	L
P	L	Y	F	C	H	Y	B	J	E	T	O	N	X	I	D	X	I	D	Q	P	L	L
G	A	C	Q	A	H	S	P	G	O	N	P	B	C	S	B	G	C	S	E	I	F	O
B	R	C	N	B	F	N	G	R	E	V	Z	X	Q	I	M	E	Y	O	E	K	R	T
I	G	F	A	S	K	Y	L	T	R	L	R	B	Q	S	A	E	H	L	H	R	Z	X
R	Q	F	B	A	E	A	S	T	S	X	O	D	I	Z	C	A	H	M	B	V	T	U
D	U	R	C	S	M	E	U	E	X	A	U	L	D	V	H	Y	K	O	F	L	N	A

Hidrocefalia **AtresiaEsofágica** **Gastrosquisis**
Fimosis **TetralogíaDeFallot** **Malrotación**
EstenosisPilórica

Medicina Forense:

U	D	N	X	T	O	J	P	V	J	O	U	W	B	B	Y	L	C	K	K	D	O
Z	E	V	T	T	B	Q	F	N	Q	J	P	D	D	L	K	O	E	C	X	B	Y
X	T	V	G	O	A	N	V	D	E	H	M	M	Q	S	D	F	G	Y	U	A	G
Q	H	X	Q	C	O	Z	Q	X	B	S	H	C	G	L	Z	T	M	Y	O	I	K
D	M	X	E	P	C	Z	A	Y	S	B	A	W	L	X	H	O	M	V	T	G	D
P	A	A	T	Q	A	K	S	X	Y	I	X	X	M	V	Z	V	B	H	N	O	I
P	N	I	Y	L	I	A	S	D	W	B	N	O	P	I	S	I	I	Y	U	L	I
V	T	S	K	Z	G	V	L	I	V	I	D	E	C	E	S	O	V	S	H	O	K
B	R	P	O	J	A	G	W	L	J	O	Q	W	I	W	D	L	V	C	Q	C	J
U	O	O	K	Q	W	I	D	L	N	A	D	J	L	D	W	V	J	X	C	I	Q
O	P	T	V	Z	F	L	F	T	I	B	C	N	C	I	T	I	I	A	I	X	D
L	O	U	X	C	X	N	O	A	C	C	P	T	M	C	X	R	D	J	Q	O	M
S	L	A	Z	S	M	L	D	E	Q	U	C	K	A	E	S	A	M	Y	B	T	Z
U	O	S	Y	F	O	V	S	L	U	H	B	V	S	L	V	G	K	U	W	C	L
C	G	T	Y	G	P	U	X	H	K	D	J	B	Y	E	Y	K	T	H	A	X	H
R	I	G	I	D	E	Z	C	A	D	A	V	E	R	I	C	A	I	M	N	M	C
Q	A	A	X	D	N	C	Q	I	Y	L	X	Z	X	R	U	W	I	F	M	Q	G
C	F	W	P	Y	A	H	L	Y	Z	B	O	M	Q	U	U	N	F	U	T	Z	J
X	H	W	N	F	Z	O	B	Z	W	K	T	L	E	R	S	J	P	V	R	W	Q
I	G	O	W	C	W	O	B	U	R	T	D	K	I	S	Q	E	B	B	Y	N	G
G	I	P	H	M	I	L	K	N	U	G	V	S	Q	X	M	D	O	N	M	H	Y
W	Q	I	V	Y	E	K	J	T	D	V	P	O	L	M	A	K	N	O	J	N	O

Autopsia   Cadáver   RigidezCadavérica
Livideces   Antropología   Toxicología
Odontología

Endocrino Pediátrica

P	U	H	K	B	P	Z	N	H	F	G	J	V	H	X	R	O	T	E	F	O	Z	M	C
U	X	X	P	C	X	Z	J	A	I	H	O	W	N	X	B	H	L	I	E	S	C	K	A
B	C	U	C	Z	R	G	S	K	B	P	P	V	W	S	Y	T	X	Z	M	D	W	J	X
E	N	F	E	R	N	E	D	A	D	C	O	N	G	E	N	I	T	A	X	H	H	D	C
R	X	N	S	G	R	K	C	B	I	K	W	T	U	E	M	L	R	Y	P	K	Z	O	J
T	U	Q	Z	J	H	E	T	I	A	L	X	A	I	Y	K	F	V	W	L	R	W	O	S
A	N	L	T	Z	A	Q	N	Y	M	I	H	Z	L	R	R	U	U	G	Z	H	H	V	Z
D	W	V	N	S	J	C	X	R	D	I	Q	Y	L	I	O	F	A	C	N	O	B	H	F
P	J	U	U	F	L	B	C	A	U	O	E	Y	J	X	Z	I	G	I	S	F	L	B	I
R	P	M	D	X	I	T	X	P	W	T	X	N	Z	O	U	T	D	O	P	G	C	N	D
E	X	T	J	I	X	C	V	I	E	Y	E	B	T	Q	Y	T	S	I	N	V	W	G	Q
C	F	Q	L	L	N	P	G	P	I	V	T	M	R	O	S	G	O	J	S	A	C	C	C
O	Z	C	J	F	S	E	Q	C	C	S	U	A	O	Q	B	A	O	F	H	M	K	A	B
Z	K	W	S	R	P	S	B	M	S	Q	N	Y	N	R	N	Y	H	Q	B	I	O	L	V
P	Z	H	E	R	E	Y	E	W	E	E	T	O	G	M	D	I	Y	L	J	N	O	I	A
F	I	O	E	J	S	R	F	B	R	W	U	R	X	N	B	N	C	K	C	V	K	A	L
L	Z	P	T	H	M	D	Q	S	K	U	S	Z	H	J	J	W	X	A	K	Y	T		
C	J	E	S	V	D	I	A	B	E	T	E	S	A	P	R	F	Z	S	W	A	W	Y	C
E	C	Q	O	G	W	Y	F	Y	O	L	Q	A	A	S	U	I	S	X	K	C	W	B	M
Q	P	Q	Z	E	R	W	H	F	Q	Q	O	U	M	D	O	V	S	B	K	O	G	B	I
E	C	G	C	V	F	W	Z	F	B	D	X	E	L	Z	O	B	L	U	W	L	W	G	F
T	Q	T	V	U	B	M	R	L	P	T	P	Z	X	P	G	L	E	I	X	M	N	Q	Z
E	X	H	W	G	X	O	L	I	A	X	X	L	B	O	P	D	V	I	A	G	X	N	L
T	T	G	I	Q	U	E	J	E	H	R	T	I	U	P	U	Q	W	C	A	X	Z	C	B

Crecimiento   Hipotiroidismo   Diabetes
PubertadPrecoz   SíndromeTurner   Adrenarquia
EnfernedadCongénita

Salud Reproductiva

K	B	R	V	U	C	R	U	P	C	C	S	O	J	B	C	H	C	T	Q
A	J	C	W	F	A	I	S	U	A	P	O	N	E	M	S	N	K	N	W
K	M	I	S	S	C	R	A	Z	I	Z	R	H	M	J	Z	E	B	O	P
K	V	M	P	O	N	J	J	A	G	K	A	N	R	T	E	I	K	I	B
Q	I	U	H	D	V	J	S	S	O	U	Y	L	G	B	D	T	J	C	I
K	D	A	B	I	M	I	D	I	L	I	Y	W	X	B	C	H	S	A	D
U	P	I	G	S	E	A	T	P	O	O	O	L	Z	O	Z	E	O	Z	F
B	U	G	C	W	Y	C	C	P	C	Q	X	N	Y	D	Q	D	K	I	U
L	N	O	S	Y	P	C	L	A	E	A	C	A	P	F	K	Q	A	L	O
W	J	L	K	M	Q	D	F	J	N	C	U	Y	B	C	U	Y	U	I	X
Z	D	O	H	B	A	L	Y	G	I	A	N	Z	U	L	X	Q	V	R	H
J	O	R	U	Z	U	R	E	W	G	Q	T	O	G	S	L	X	T	E	H
E	G	D	U	T	P	R	A	M	Q	F	O	A	C	Y	F	B	B	T	M
V	N	N	H	I	G	J	W	K	O	B	L	R	L	I	L	W	P	S	Z
U	L	A	L	X	U	Y	C	K	H	U	O	F	T	I	T	M	L	E	K
J	G	H	Z	C	I	Q	C	U	N	R	G	R	R	I	D	N	S	W	M
D	O	B	W	D	W	Q	S	R	V	A	S	R	G	C	V	A	A	U	N
V	P	B	Q	N	Q	E	R	P	L	B	N	L	F	A	O	N	D	E	S
E	C	F	X	Z	N	H	H	Z	J	C	E	Y	H	P	Q	Q	I	O	Y
M	X	Q	R	P	E	C	P	N	O	E	T	L	J	F	K	F	R	W	P

Anticonceptivos   InVitro   Natalidad
Esterilización   Ginecología   Andrología
Menopausia

Microorganismos:

J	P	P	A	R	A	S	I	T	O	S	G	Y	Q
Q	N	R	M	S	Z	F	O	I	G	I	U	B	C
Q	Z	O	I	I	Y	U	B	F	C	N	E	W	Z
T	W	T	W	O	L	U	D	N	G	J	S	J	K
I	C	O	J	M	N	U	T	E	L	Y	P	M	U
V	R	Z	X	X	G	E	U	I	K	D	O	H	C
N	S	O	X	W	F	M	S	O	X	D	R	M	K
H	K	O	S	B	A	I	R	E	T	C	A	B	E
A	S	S	G	G	C	T	A	S	S	B	S	J	B
L	E	Z	J	N	P	H	A	L	U	V	F	W	G
O	B	U	L	O	O	F	X	P	E	R	I	Y	Z
N	U	A	X	Q	S	H	X	C	R	U	I	M	A
O	K	C	S	X	V	S	B	F	D	V	Q	V	X
Q	Q	N	D	Q	U	G	F	G	S	X	L	M	W

Virus   Bacteria   Hongos
Parásitos   Protozoos   Priones
Esporas

Cánceres Comunes:

K	N	B	O	Y	H	S	O	Q	X	I	A	L
M	L	H	M	U	F	Z	G	T	S	P	I	X
D	U	F	M	E	O	V	A	R	I	O	M	W
D	T	K	C	N	I	M	C	Y	C	P	E	C
V	W	M	A	O	A	L	I	P	E	G	C	Z
G	C	Y	X	M	L	O	R	U	R	I	U	P
Y	P	E	P	V	J	O	I	L	V	L	E	V
B	Y	M	T	Y	S	D	N	M	I	Z	L	A
A	I	R	Y	T	C	U	N	O	X	Q	T	A
E	K	P	A	O	Y	F	A	N	J	Z	M	M
U	U	T	U	W	U	U	N	V	R	R	Q	Z
J	A	K	H	Q	F	P	A	B	B	E	J	J
W	G	G	I	K	G	X	X	V	T	N	B	K

Mama   **Colon**   **Próstata**
Pulmón   **Ovario**   **Cervix**
Leucemia

Sistema Cardio:

O	M	L	A	O	P	Z	P	H	B	R	C	M
Z	L	C	U	E	Y	G	D	Q	V	A	A	O
D	E	O	G	O	B	A	E	B	N	R	F	T
N	X	K	D	V	O	E	K	U	I	T	Z	K
E	D	E	R	L	L	K	E	E	P	E	Q	T
L	L	I	E	B	A	Z	A	X	R	F	S	
N	B	O	C	I	T	X	O	N	I	I	Z	M
P	N	T	T	L	F	A	O	D	T	A	Y	G
E	R	S	R	S	J	Z	N	F	Y	T	M	G
O	G	I	M	A	A	P	L	E	U	R	A	T
A	B	S	L	R	Y	I	F	W	V	O	B	H
Q	N	W	O	Z	B	Y	D	Y	K	A	B	R
F	G	C	W	I	Q	A	L	J	E	T	Z	F

Corazón   **Aorta**   **Vena**
Sístole   **Diástole**   **Arteria**
Electro

Medicina Global:

H	E	Y	K	D	M	L	I	K	R	F	K
C	J	B	T	V	X	T	C	E	W	P	G
B	S	M	O	L	Q	S	C	X	P	L	Z
W	F	P	F	L	Z	C	F	D	V	G	H
G	S	A	Y	G	A	Q	R	E	B	P	L
T	J	I	F	P	R	I	N	G	H	W	
B	Y	V	D	D	E	X	G	G	T	O	Z
P	A	I	R	A	L	A	M	U	U	Z	V
M	W	T	L	Q	O	Z	E	E	X	S	K
Y	T	O	P	M	R	E	U	G	F	H	O
Z	B	W	F	Q	B	A	K	I	Z	P	F
E	A	Z	B	N	B	M	V	L	Q	H	T

OMS   **Ebola**   **SIDA**
Malaria   **Zika**   **Dengue**
Ébola

Sist. Respiratorio

O	W	B	V	N	N	R	V	K	A	D	W	
W	I	H	Y	X	B	H	X	S	Y	K	Z	
Z	Z	O	Q	T	P	D	J	Z	J	D	F	
M	T	X	V	B	Q	U	L	F	S	K	M	
B	F	I	E	Y	V	W	L	T	R	L	H	
P	N	G	V	E	B	G	T	M	Z	R	K	
Z	A	E	U	Q	A	R	T	S	O	R	N	
O	R	N	T	S	K	L	O	I	J	N	B	
M	I	O	E	Z	U	T	F	N	S	O	P	
M	Z	S	G	K	K	O	J	U	C	Y	M	
S	A	P	V	Q	R	R	I	L	K	O	N	
W	B	F	M	B	L	I	A	G	H	C	K	

Pulmón   **Bronco**   **Tráquea**
Oxígeno   **Tos**   **Gases**
Nariz

Aparatos Médicos

U	L	M	A	S	B	U	D	M	R	P	Z
Y	I	E	F	N	J	I	G	F	H	T	V
R	Y	S	I	T	T	R	X	C	A	R	B
D	K	C	B	B	F	W	C	Q	W	P	C
A	T	A	R	U	T	U	S	Y	X	K	G
Q	B	N	A	J	A	X	O	O	N	B	H
H	W	E	D	M	G	S	I	W	N	E	U
A	S	R	U	Z	D	F	D	D	A	D	J
U	X	D	M	R	E	S	A	L	Q	K	A
V	N	N	S	T	P	R	R	F	R	D	X
N	W	I	S	X	K	Z	I	I	P	N	U
C	I	P	X	Y	K	E	J	X	J	M	N

Sonda   **Prueba**   **Escáner**
Láser   **Sutura**   **Radios**
Fibra

Cirugía Plástica:

T	A	Z	O	S	R	F	U	S	W	V	P	X	Y	B	P
L	H	I	M	B	B	Y	V	C	A	P	U	G	B	K	T
O	A	J	T	Q	N	L	S	X	U	J	C	M	I	X	E
D	Q	I	L	S	P	N	X	Q	S	L	E	C	U	Q	G
A	O	N	H	E	A	B	Y	O	R	N	C	R	F	B	R
P	Q	T	I	L	E	L	S	C	T	U	R	A	O	U	S
R	B	A	Z	H	Z	T	P	O	S	O	J	K	F	D	R
A	E	A	U	S	Y	Q	N	O	Q	R	B	Z	R	L	U
P	H	F	Y	X	T	B	P	O	N	Q	Q	Z	P	J	G
T	V	L	I	F	T	I	N	G	U	I	A	C	L	H	K
W	U	Q	A	Z	L	A	C	U	G	E	R	G	G	N	J
J	V	D	M	H	J	B	S	W	U	V	U	R	I	F	W
C	B	H	Y	H	W	M	X	B	D	N	A	G	A	W	Q
J	E	B	L	N	C	F	L	Q	S	M	H	C	Y	M	N
T	N	D	S	R	B	W	Z	R	N	J	N	N	U	W	F
O	A	R	J	S	W	M	O	G	W	H	M	Y	R	Y	P

Rinoplastia   **Lifting**   **Liposucci**
Botox   **Párpado**   **Orejas**
Mentón

Enfermedades:

F	E	P	I	L	E	P	S	I	A	P	N	U	K
F	T	B	G	H	C	J	P	W	N	W	E	W	Q
K	N	H	A	T	A	B	A	Z	W	F	S	T	A
C	O	J	E	H	B	R	B	D	L	N	S	E	D
Y	S	R	Q	P	R	I	T	B	P	Q	I	I	Y
Z	N	E	W	Y	A	L	C	R	I	B	A	C	T
U	I	H	W	D	H	T	S	O	I	B	Z	G	Q
S	K	X	Z	G	E	K	I	E	E	T	V	A	N
O	R	S	O	G	I	L	I	T	I	V	I	Y	A
A	A	I	I	O	D	D	E	C	I	M	Y	S	C
F	P	Y	M	Q	I	S	Q	A	E	S	W	O	B
C	C	D	L	C	R	T	A	N	F	E	E	P	G
T	M	X	Y	Y	R	C	A	V	Q	E	S	G	P
V	A	J	Q	A	H	B	K	Q	F	I	Q	E	Z

Artritis   **Diabetes**   **Parkinson**
Hepatitis   **Epilepsia**   **Anemia**
Vitiligo

Órganos Sensoriales:

L	G	L	V	Q	P	I	X	J	H	Y
Q	O	V	P	V	A	V	L	A	K	C
Q	X	S	N	N	R	J	N	P	V	A
N	U	S	T	O	C	A	J	H	M	O
J	C	K	V	G	R	H	G	V	E	J
A	R	L	E	I	P	I	U	B	C	O
B	E	L	Z	N	S	C	S	A	I	R
K	N	D	C	S	S	I	T	D	A	V
M	D	X	T	A	C	T	O	A	C	O
Z	P	Y	C	Z	Y	Y	W	N	Z	K
J	O	S	G	E	V	O	I	L	C	W

Oído   **Ojo**   **Piel**
Nariz   **Tacto**   **Gusto**
Visión

Cirugía Vascular:

L	O	D	L	Q	T	I	T	R	T	L	P	U	X	J	B
A	V	D	Q	W	Z	A	P	H	S	B	K	V	D	W	
M	H	S	K	Q	N	U	B	Z	I	E	H	W	D	R	J
K	A	X	A	N	E	U	R	I	S	M	A	V	F	E	A
V	G	N	I	F	G	V	R	S	O	U	M	R	E	T	G
I	Y	T	G	O	M	U	Q	Q	B	R	S	A	N	E	V
V	N	V	U	I	X	Y	C	Y	M	M	N	O	O	T	J
W	O	S	R	R	O	O	U	Q	O	I	A	A	U	A	B
G	X	P	I	Z	A	G	C	C	R	V	F	P	X	C	P
Q	M	H	C	S	S	O	R	K	T	I	A	N	Z	E	Y
E	W	Y	X	S	E	Q	G	A	R	T	E	R	I	A	S
T	W	P	W	H	L	Z	O	K	F	F	H	N	C	W	E
K	O	X	T	S	S	K	U	X	M	I	D	W	A	L	L
X	M	T	E	Q	E	V	Z	B	W	S	A	Z	J	N	H
T	S	W	F	V	W	R	Y	C	P	U	A	Z	G	V	F
M	B	S	D	T	F	H	Q	S	W	R	C	L	H	Y	G

Aneurisma   Trombosis   Venas
Arterias   Cirugía   Catéter
Angiografía

Sistema Digestivo:

K	O	W	Y	S	Y	H	E	M	R	T	T	A	P
V	N	G	K	J	A	U	F	H	T	A	F	J	M
H	I	S	A	U	W	T	T	P	A	U	A	S	O
N	T	O	G	M	A	U	P	B	L	P	M	O	L
L	S	N	L	N	O	D	A	G	I	H	P	J	M
U	E	T	T	Q	P	T	Y	Y	Q	T	D	D	R
L	T	C	O	Y	V	E	S	I	C	U	L	A	Z
X	N	O	D	F	E	V	A	E	P	N	F	D	S
N	I	A	S	V	C	V	M	U	T	E	B	G	Q
Y	F	K	I	J	B	T	I	J	X	N	B	F	P
U	N	W	V	V	Q	W	Z	F	T	F	E	G	T
Z	S	E	U	S	U	M	N	U	Z	M	V	I	Z
I	O	A	U	H	I	J	E	E	L	G	A	N	D
G	Z	W	J	L	N	E	M	P	K	W	I	E	T

Estómago   Hígado   Intestino
Vesícula   Enzimas   Lengua
Dientes

Sistema Linfático:

T	G	Y	R	V	E	V	Z	A	B	L	Z	F	N
M	Z	D	H	T	J	C	D	L	K	B	N	N	U
H	Y	A	I	I	O	G	K	A	R	S	A	M	G
A	T	D	N	M	C	N	U	D	H	F	P	U	F
D	Z	I	S	O	Z	K	S	G	N	G	C	P	G
Y	C	N	H	A	P	B	K	I	I	Q	Y	Q	A
A	V	U	L	F	L	F	L	M	L	U	P	M	N
D	A	M	B	E	Z	U	I	A	Q	A	D	Z	G
Q	W	N	R	H	C	N	V	Q	J	U	S	L	L
E	Q	I	F	W	H	T	Q	L	T	K	E	T	I
T	O	R	W	L	C	F	X	Y	A	I	K	I	O
K	W	X	K	Y	Y	H	F	B	B	V	W	U	E
R	P	M	B	Q	Y	R	F	U	M	C	T	B	F
Y	D	X	V	H	T	H	I	G	O	I	X	C	Q

Linfa   Ganglio   Tonsilas
Timo   Amígdala   Válvulas
Inmunidad

Cirugía Oral:

I	S	W	X	K	Z	E	G	P	I	G	A	E	A
W	R	Z	S	A	C	V	W	R	H	Z	K	O	G
A	E	L	E	V	A	C	I	O	N	Y	C	V	I
D	R	N	C	N	I	Z	B	T	E	C	S	P	N
Q	J	D	C	N	Z	N	C	E	G	C	V	R	L
C	X	E	D	I	J	X	C	S	J	T	X	X	D
I	Q	N	T	I	A	C	H	I	S	D	A	G	J
U	O	Z	W	N	W	S	V	S	S	Z	I	E	K
E	N	P	A	L	A	D	A	R	T	I	E	P	U
M	U	E	L	A	S	L	B	H	W	L	O	Z	M
Q	C	V	O	R	E	G	P	T	I	I	F	N	O
W	P	T	K	T	R	K	P	M	V	R	G	E	N
Y	H	O	T	N	Q	R	N	C	I	M	D	W	C
D	H	I	P	S	F	Q	M	F	E	K	M	N	I

Muelas   Encías   Prótesis
Elevación   Implante   Paladar
Incisión

Pediátrica

D	K	V	K	D	B	F	Y	R	E	A	Q	K	L
D	G	P	E	O	R	V	X	Z	X	L	J	D	W
R	N	J	R	J	C	A	G	A	R	A	D	H	F
W	C	R	R	N	E	X	J	L	L	M	R	U	E
S	N	K	E	S	K	Y	S	A	I	A	H	T	N
O	J	B	O	U	L	Q	C	Z	I	I	X	C	R
F	C	D	T	W	D	T	U	K	E	C	V	X	S
M	A	R	Y	P	A	J	N	U	N	N	L	L	B
W	R	A	T	N	A	M	A	M	A	A	I	G	R
M	X	W	T	S	M	J	Q	J	B	F	R	N	L
P	K	E	B	N	W	T	Y	J	E	N	L	Z	J
R	S	R	B	D	L	F	I	X	B	I	Z	A	X
R	C	B	S	T	H	S	O	G	E	U	J	J	R
O	P	B	B	U	V	H	T	B	S	P	V	E	P

Amamantar   Lactante   Cuna
Juegos   Bebés   Niñez
Infancia

Especialidades

I	Y	B	P	X	N	J	O	M	E	Y	J	D	Q	C	U	G	O
E	E	P	C	C	R	M	O	G	N	I	S	R	O	Y	E	I	N
K	Y	X	A	H	Y	N	C	M	O	O	U	S	V	Y	B	F	P
N	T	S	Q	R	Q	P	S	T	H	K	P	U	N	S	A	E	Y
Y	C	W	T	Q	T	I	G	D	G	P	J	S	W	T	N	O	N
N	T	P	U	H	X	A	Y	D	O	U	Z	M	S	D	Y	G	U
E	T	O	H	O	L	B	I	U	B	V	P	I	O	C	L	O	A
W	T	G	C	Z	G	K	I	U	E	M	D	C	O	G	E	L	R
M	X	O	G	X	Y	O	P	T	Q	E	R	C	L	P	S	O	T
A	G	L	T	P	Y	P	L	K	P	I	B	P	U	U	V	I	A
V	F	O	Z	X	K	P	U	O	N	W	S	D	Q	E	P	D	I
C	F	R	Y	F	U	B	T	O	T	F	D	P	B	O	N	R	D
X	E	U	Z	M	E	R	L	X	F	A	F	H	H	J	T	A	E
C	M	E	Y	L	O	O	Y	X	G	T	M	T	Z	J	J	C	P
I	F	N	T	J	G	D	W	T	K	N	K	R	P	M	F	Q	D
I	Y	E	S	O	J	A	Y	G	K	N	M	U	E	K	D	K	D
F	Z	G	P	E	J	U	V	C	C	W	L	E	E	D	M	T	W
V	E	J	Q	S	U	D	B	Q	Z	H	N	M	G	Z	B	E	W

Cardiólogo   Neurólogo   Dermatólogo
Psiquiatra   Endocrinólogo   Ortopedista
Pediatra

Salud Mental:

C	A	I	P	A	R	E	T	C	T	V	L	N	I
B	R	W	L	H	Y	W	U	O	F	D	T	Q	N
M	P	O	W	O	J	V	G	M	A	M	K	M	M
P	J	N	P	Z	K	J	V	D	L	N	Q	B	G
O	B	R	O	H	Q	Q	E	M	Q	I	D	I	H
D	I	O	Y	I	S	I	S	O	C	I	S	P	C
Y	F	T	O	L	S	V	M	N	E	G	S	O	L
P	Z	S	Q	N	Y	E	L	L	N	T	K	L	C
V	X	A	A	L	T	E	R	W	Y	K	R	A	S
S	E	R	T	S	E	I	R	P	U	K	N	R	D
V	U	T	J	A	P	W	J	F	E	G	S	R	W
O	I	F	C	M	G	U	W	E	Y	D	X	P	D
F	G	W	F	W	H	O	N	D	U	N	Y	K	Y
Z	N	B	W	U	K	Q	M	T	O	M	J	P	X

Estrés   Ansiedad   Depresión
Terapia   Bipolar   Psicosis
Trastorno

Rehabilitación:

E	Y	O	J	U	V	M	D	K	B	V	J	B	W	A	U	U
T	F	Q	T	W	L	I	J	W	Q	C	B	E	P	F	I	P
A	B	X	I	K	Y	I	E	R	A	J	Z	Z	W	H	U	B
C	J	S	I	W	C	K	H	V	P	R	M	H	A	D	U	O
X	V	C	F	O	X	M	J	L	W	C	S	I	W	J	W	Z
Y	U	R	P	L	X	S	A	F	O	R	P	J	U	M	K	M
W	E	F	M	O	V	I	L	I	D	A	D	S	T	H	A	X
H	F	U	T	T	T	U	M	J	R	T	O	U	Z	R	U	F
Z	H	J	Q	Z	X	M	H	E	E	I	O	S	Z	A	Z	B
A	T	T	W	K	B	C	T	K	C	L	V	M	W	R	R	Q
H	X	X	E	L	W	O	W	I	E	I	A	E	S	E	T	Q
D	K	B	N	R	I	A	C	N	L	B	H	L	A	P	H	J
I	Y	G	C	S	A	R	C	G	A	A	F	G	C	U	N	Z
U	W	N	I	M	E	P	C	T	T	H	C	L	Q	C	G	D
D	D	F	N	J	R	W	I	P	R	E	W	T	T	E	R	L
O	Z	E	E	D	R	E	J	A	O	R	A	Y	S	R	Z	V
A	I	D	V	U	M	O	C	H	F	K	V	C	Y	Y	K	Y

Terapia   Ejercicios   Movilidad
Fisioterapia   Recuperar   Fortalecer
Rehabilitar

Microbiología:

G	Q	W	U	D	E	G	R	C	J	J	Y	G	F	F	W	J	A	D
T	T	Q	Z	P	V	Q	G	Z	P	S	C	B	A	Y	I	N	A	B
B	P	M	A	Z	M	V	M	P	E	U	O	O	H	P	C	Y	Q	J
F	W	D	Z	I	T	V	U	A	L	M	R	Q	H	X	E	E	E	M
D	T	R	M	L	Z	Q	I	T	A	F	G	H	B	O	A	C	I	M
N	Z	X	O	I	J	P	I	O	Q	O	B	J	Z	K	V	K	B	S
Z	Q	Y	B	B	C	V	T	G	J	O	Q	O	S	G	V	X	A	I
F	D	E	S	F	O	R	E	E	G	O	Z	U	Y	R	W	I	C	G
X	V	Z	E	Z	Q	X	O	N	K	A	Y	J	B	D	R	W	Z	A
F	F	Y	R	Q	K	O	O	O	Z	U	R	H	G	E	V	P	Z	V
E	M	X	O	A	H	H	V	W	R	E	L	U	T	T	G	Y	B	K
Z	F	L	L	Y	V	V	J	K	O	G	K	C	Q	X	F	Q	K	L
N	O	B	O	E	X	U	U	E	O	E	A	N	D	P	L	R	R	J
O	P	E	G	X	B	U	P	Y	L	B	B	N	V	D	N	X	M	T
X	Z	C	I	S	Z	H	C	R	F	O	J	Y	I	X	L	X	A	P
P	F	P	A	V	F	Z	X	E	B	V	I	R	U	S	H	E	N	N
N	S	Y	F	Y	M	W	F	B	Q	R	W	T	Q	U	M	E	F	F
Z	J	S	P	L	L	U	L	G	L	I	B	D	A	K	S	O	U	V
N	Q	X	X	J	L	I	G	P	E	T	W	A	O	D	C	P	R	R

Cultivo   Patógeno   Microorganismo
Bacterias   Virus   Hongo
Serología

Hematología

Z	J	D	Z	Q	M	V	U	E	M	F	T	W	D	L	U
K	O	A	A	D	C	P	Y	A	S	Y	U	L	M	S	B
P	L	I	E	A	B	V	O	S	G	P	X	O	K	B	M
X	Y	M	Y	A	I	W	Y	C	O	P	Z	Q	O	G	W
Y	D	C	P	P	N	L	H	O	E	A	T	G	R	Z	W
K	J	I	O	L	U	E	E	F	H	T	I	T	O	Z	L
A	N	E	K	A	Q	K	M	J	E	Q	H	L	L	J	C
G	R	K	R	Q	G	R	O	I	M	Q	F	E	G	P	A
Z	G	Y	M	U	D	U	G	O	A	U	U	P	R	V	Q
X	Z	G	N	E	F	G	L	D	T	C	B	R	D	O	B
X	Y	E	X	T	H	E	O	A	O	T	C	V	O	L	B
O	S	H	D	A	Z	I	B	C	C	Z	P	H	W	S	G
Y	J	E	J	S	P	V	I	U	R	I	T	R	B	P	Q
Y	U	N	O	Q	M	T	N	F	I	Z	O	Z	E	J	M
K	X	Q	F	Z	O	P	A	S	T	R	Y	N	O	I	L
T	R	O	M	B	O	C	I	T	O	W	I	O	N	Y	H

Hemoglobina   Coagulación   Anemia
Plaquetas   Hematocrito   Leucocito
Trombocito

Traumatología

S	N	K	H	F	F	S	E	F	S	G	O	O	Q	S	E	S
N	J	O	I	R	H	O	E	B	X	G	M	D	A	I	W	S
F	J	D	I	A	R	R	I	V	A	U	H	T	S	V	Z	E
D	A	T	L	C	R	R	S	C	F	A	S	D	Y	O	F	Q
F	F	B	C	T	A	T	E	N	D	I	N	I	T	I	S	B
W	R	E	Y	U	U	L	N	E	D	P	T	S	Z	U	M	I
M	X	F	S	R	E	Q	U	E	I	A	W	K	X	B	I	P
R	T	T	R	A	K	S	P	C	U	R	J	R	W	V	M	N
L	X	B	V	J	L	O	C	I	I	E	A	D	P	Y	M	H
C	E	Z	A	P	T	U	W	O	K	T	O	A	W	F	J	U
U	E	P	S	R	R	S	X	J	L	O	R	L	U	J	R	Y
B	V	G	O	C	E	W	G	A	J	I	D	A	I	D	W	R
V	M	A	U	H	C	U	O	V	C	S	O	Q	Y	E	D	V
Z	D	U	R	E	J	P	M	X	A	I	Y	S	X	F	J	H
I	P	A	I	P	O	T	H	I	R	F	O	F	I	D	Y	O
U	G	W	I	O	G	I	G	R	S	O	U	N	Q	S	N	Y
L	G	U	K	U	C	O	K	H	M	N	A	Y	A	O	X	L

Fractura   Articulación   Luxación
Fisioterapia   Escoliosis   Ortopedista
Tendinitis

Farmacología

F	P	M	Q	Q	C	O	D	Z	D	V	F	Q	A	W	N	Q
G	V	N	I	Z	F	G	A	H	M	G	Y	F	F	Q	L	A
J	N	X	Z	U	I	O	H	Z	B	B	Z	Q	J	H	I	L
A	Q	S	Q	M	L	D	B	P	N	X	B	Y	L	F	X	N
K	F	Z	S	N	A	H	S	W	P	V	I	L	G	G	W	I
R	A	J	O	T	O	D	I	T	N	A	T	X	A	S	I	A
M	E	E	T	J	T	F	J	T	H	W	E	G	D	R	C	U
H	X	C	C	D	N	A	B	N	O	X	E	R	E	L	H	S
A	C	G	E	N	E	R	I	C	O	H	I	R	H	K	R	K
D	S	S	F	T	M	M	Q	A	K	K	E	A	D	Z	M	Q
T	K	N	E	N	A	A	L	F	N	D	T	J	V	F	R	Z
H	V	Y	J	Q	C	C	T	H	C	E	N	V	J	A	Q	G
H	I	X	E	G	I	I	G	V	X	S	N	D	W	J	G	S
N	F	Q	P	S	D	A	A	M	R	W	V	O	K	M	X	G
W	O	G	P	R	E	S	C	R	I	P	C	I	O	N	V	D
W	Z	X	E	N	M	I	X	Z	V	R	P	I	C	Y	L	H
K	M	B	E	C	L	S	N	F	W	A	V	J	B	G	D

Receta   Medicamento   Genérico
Farmacia   Efectos   Antídoto
Prescripción

Cardiología

N	B	X	R	I	V	P	E	A	Y	X	Q	M	B	Z	A	G	Q	A	C	P	P	N
S	J	J	Q	E	F	F	H	U	X	H	A	N	T	W	L	I	N	Y	G	O	C	R
A	W	K	E	D	F	T	B	P	T	F	Y	S	G	G	E	L	Z	Z	X	A	G	P
I	R	F	N	L	M	Y	T	D	R	M	K	X	B	H	W	Y	X	Z	Z	N	Y	T
V	U	C	I	T	E	S	V	R	H	K	F	E	K	V	W	K	O	H	H	G	I	X
N	G	A	W	Z	Q	C	T	O	A	C	C	O	U	L	Q	Q	E	F	D	I	S	U
B	B	Q	G	O	C	R	T	W	Y	W	A	V	C	M	P	M	L	F	K	O	N	D
R	P	X	B	K	E	G	B	R	B	P	Y	D	O	X	F	I	E	M	K	P	O	A
D	X	H	C	S	J	R	S	A	O	H	I	A	Q	X	W	J	F	P	K	L	U	M
Z	Y	U	J	P	D	N	D	L	G	C	Q	C	V	F	Q	K	P	L	A	A	F	G
W	I	C	H	E	R	U	U	H	R	G	A	P	B	P	V	L	E	U	X	S	J	U
G	O	N	Z	K	F	J	C	S	B	N	E	R	N	N	Z	I	L	H	Q	T	B	I
L	C	E	Q	O	I	F	I	K	G	A	Y	H	D	W	H	I	L	I	F	I	D	U
K	S	Y	T	F	Q	U	U	F	Z	B	T	S	N	I	R	J	R	Y	S	A	N	N
N	M	Z	U	C	W	W	X	S	S	B	F	I	E	X	O	G	Z	M	K	N	N	J
A	S	I	S	T	O	L	E	N	Q	R	M	S	U	X	Y	G	I	X	N	P	M	T
Q	L	O	W	S	A	L	C	P	U	D	P	O	K	F	O	G	R	K	T	R	C	W
F	Q	C	U	T	O	L	P	A	F	T	X	N	W	D	P	T	O	A	I	F	R	A
E	Z	U	N	T	D	A	A	B	Y	T	O	E	T	Y	X	Z	J	X	M	Z	P	I
X	F	F	S	V	L	J	B	S	B	J	A	T	A	R	R	I	T	M	I	A	N	E
B	O	A	I	C	N	E	I	C	I	F	U	S	N	I	O	A	A	V	S	I	X	E
D	I	B	G	H	I	P	B	F	G	M	K	E	D	R	P	J	C	Y	X	E	W	T
D	R	H	F	W	I	U	X	K	X	A	H	A	B	P	L	T	T	M	P	C	K	J

Arritmia **Insuficiencia** **Electrocardiograma**
Angioplastia **Sístole** **Diástole**
Estenosis

Urología

Y	S	A	R	A	B	Z	X	X	B	M	I	I	K	G	G	M	U	W	F	F	S
R	N	M	C	J	P	J	O	S	X	U	R	A	G	X	N	U	W	K	J	R	H
M	X	N	L	M	R	Q	F	I	S	O	X	I	D	F	X	G	D	L	K	R	I
M	V	Z	R	I	T	L	R	N	A	F	U	O	W	F	E	E	E	E	U	E	L
B	A	H	F	T	P	Z	Y	Q	F	Y	L	K	W	I	Y	F	F	O	R	O	H
N	Q	U	J	D	R	P	X	U	T	Z	C	A	L	O	D	P	X	N	E	M	W
H	N	U	T	T	O	O	B	X	C	P	C	F	H	R	Q	L	M	B	E	G	L
O	Y	C	R	L	S	R	M	F	U	S	C	C	P	V	D	I	V	T	O	B	O
Z	D	D	N	L	T	Y	H	B	E	J	P	M	S	R	B	U	I	F	Y	S	J
K	N	A	L	Y	A	Z	J	P	O	Q	H	X	B	Q	X	W	N	M	I	I	T
O	L	E	A	T	T	P	V	O	S	D	L	J	A	E	I	V	C	D	S	T	C
C	Y	O	F	D	I	M	K	N	S	I	T	I	R	F	E	N	O	L	E	I	P
C	A	U	A	R	C	I	G	F	V	F	B	W	P	Y	R	X	N	O	R	R	H
I	J	K	G	L	O	M	E	R	U	L	O	N	E	F	R	I	T	I	S	T	H
W	Q	L	I	W	B	P	N	I	S	H	A	R	R	K	Q	L	I	J	R	E	H
I	I	H	T	H	Q	D	A	D	R	U	U	N	Y	P	S	N	N	E	K	R	S
F	N	T	I	L	M	W	W	T	Y	J	C	H	X	X	F	V	E	N	N	U	Q
M	V	Y	S	I	T	I	T	S	I	C	B	X	B	P	O	H	N	G	F	Q	Q
C	B	U	P	J	D	D	A	W	I	A	D	Q	I	S	W	W	C	T	Y	Q	V
L	Y	O	N	Q	R	M	Y	D	D	Z	Z	S	R	E	C	D	I	Z	A	G	V
G	H	M	M	Z	U	V	A	V	T	P	Q	O	W	J	W	M	A	M	B	S	R
Y	D	J	X	N	M	M	X	Q	L	L	F	S	I	M	O	C	F	Z	H	A	M

Incontinencia **Prostático** **Nefropatía**
Cistitis **Glomerulonefritis** **Pielonefritis**
Uretritis

Neurología

V	H	C	C	G	L	B	Y	B	H	Z	Y	D	S	S	K	O
V	D	P	S	N	M	S	I	S	P	A	N	I	S	W	W	E
N	R	L	U	U	Q	M	L	M	U	C	V	P	D	I	A	W
P	Q	C	I	F	P	T	Z	A	L	I	G	X	T	M	I	W
W	D	H	V	W	A	P	A	R	K	I	N	S	O	N	G	F
Y	G	T	Y	I	N	Y	E	I	M	T	K	V	V	S	U	D
P	O	X	L	D	A	J	C	J	S	F	F	J	A	T	R	C
D	I	P	S	G	R	I	B	B	W	P	K	I	R	M	I	H
Y	N	U	C	O	G	O	L	O	R	U	E	N	E	G	C	Y
J	L	V	A	E	I	L	W	F	O	S	M	L	M	O	O	B
F	V	G	E	C	M	I	Y	P	Q	C	C	Y	I	Z	R	M
Z	Z	M	Y	K	C	U	F	A	N	B	O	D	E	P	U	E
X	Y	R	Z	V	Z	H	O	W	B	S	Y	L	H	G	E	P
W	A	X	A	B	T	F	B	G	X	B	E	A	Z	K	N	E
Y	E	S	I	W	Z	E	V	S	U	F	N	E	L	M	M	H
E	J	Y	F	U	R	F	X	R	A	H	S	S	A	B	F	M
V	L	M	E	F	E	X	K	G	D	W	Y	K	S	I	I	V

Epilepsia **Parkinson** **Alzheimer**
Migraña **Neurocirugía** **Sinapsis**
Neurólogo

Salud Reproductiva

E	C	J	O	V	I	T	P	E	C	N	O	C	I	T	N	A	U	L
S	B	F	Q	P	S	Z	P	Z	V	S	V	D	N	B	K	Z	Y	I
P	F	A	E	B	F	X	W	E	P	P	H	A	S	I	D	G	B	A
I	T	P	I	R	D	A	I	G	O	L	O	C	E	N	I	G	C	A
J	O	K	G	C	B	O	F	J	S	I	Y	S	M	F	X	A	F	J
V	N	D	D	C	I	G	B	J	R	B	Y	V	I	T	T	B	D	Z
E	P	J	P	O	K	R	Z	I	E	L	K	G	N	W	E	T	L	F
P	L	U	N	N	A	H	T	U	Q	M	R	P	A	X	M	F	E	A
B	H	P	O	P	B	O	E	E	T	R	L	U	C	N	P	O	A	R
M	K	V	N	L	A	Q	U	B	T	B	Z	E	I	O	D	K	Q	U
X	J	O	B	A	W	S	S	Q	N	S	V	K	O	I	V	M	M	I
N	U	B	S	Q	V	P	T	Q	X	W	B	U	N	C	M	Y	L	S
G	P	T	B	B	D	X	G	O	N	Y	C	O	X	A	T	R	T	M
N	G	K	P	B	U	P	P	A	L	I	S	A	A	D	C	U	E	W
W	Z	Z	C	X	V	Z	R	J	S	A	O	O	P	N	W	O	B	B
N	H	S	Z	L	H	C	A	B	R	E	D	N	P	U	Q	B	X	S
D	V	H	H	T	Z	X	P	T	P	L	V	S	B	C	S	M	R	K
R	I	F	E	R	T	I	L	I	D	A	D	R	O	E	L	J	R	E
F	L	U	B	S	A	U	R	X	B	W	X	H	F	F	E	V	J	F

Anticonceptivo **Fertilidad** **Obstetricia**
Ginecología **Ultrasonido** **Inseminación**
Fecundación

Psicología

M	C	H	E	N	B	A	J	U	I	E	G	H	T	G	F	L	E	Y	S
F	O	N	N	E	C	T	Q	W	J	Q	W	S	T	F	E	O	U	K	M
C	X	V	J	Z	G	U	X	F	J	V	B	P	R	Q	O	G	W	K
R	E	E	G	X	C	E	C	N	D	D	X	V	T	A	S	C	T	A	W
O	S	P	G	A	X	P	K	O	D	K	T	K	N	L	V	I	Y	G	H
O	X	G	C	L	Z	A	M	S	L	W	U	P	D	O	L	J	P	J	N
Z	B	M	V	D	O	R	P	U	Y	E	L	Z	X	X	B	Y	F	J	G
M	Z	B	K	M	T	E	D	D	A	C	J	H	Z	I	F	P	W	G	Z
Y	R	W	J	H	K	T	Z	O	Y	Y	S	K	G	H	C	S	Z	X	P
A	U	C	M	C	Q	W	Q	F	T	G	X	B	K	O	E	I	P	H	F
O	R	T	L	X	U	P	R	O	V	I	T	I	N	G	O	C	D	L	P
Y	H	L	O	Q	G	I	A	D	Q	P	T	D	T	F	Y	O	M	Y	M
S	T	D	K	Y	G	V	S	N	I	P	U	W	Q	I	H	A	Y	G	U
F	N	Z	A	P	D	E	M	Q	A	C	B	F	T	L	F	N	F	I	A
B	Q	V	E	I	U	R	G	V	T	I	C	U	U	A	U	A	I	M	L
U	S	X	P	Q	T	J	L	A	U	I	P	V	G	H	X	L	Y	W	O
M	L	D	L	T	E	R	A	P	I	A	F	A	M	I	L	I	A	R	G
X	H	L	A	K	W	G	F	R	B	Q	W	R	F	M	S	K	Q	W
V	G	W	P	X	C	K	B	N	O	I	C	O	M	E	V	I	Y	J	T
C	Y	X	Y	Y	P	X	Q	N	B	I	H	V	T	X	T	S	R	H	C

Terapia **Conducta** **Terapeuta**
Psicoanálisis **Cognitivo** **TerapiaFamiliar**
Emoción

Genética

C	J	H	H	E	R	E	N	C	I	A	V	W	G
L	O	D	G	C	F	H	R	Z	C	M	H	M	E
Y	P	X	N	R	H	Y	D	T	U	S	D	U	N
I	P	X	I	O	R	P	W	N	T	S	R	T	O
W	R	D	Y	M	I	X	D	Y	H	O	F	A	M
Y	I	A	H	O	W	C	F	V	J	N	S	C	A
D	G	E	G	S	S	T	A	P	G	B	F	I	C
I	D	S	V	O	B	I	D	N	N	G	V	O	Q
K	H	G	V	M	M	I	N	N	O	D	U	N	Y
B	D	E	B	A	Z	G	H	A	I	L	I	X	X
H	L	N	O	Z	G	E	N	E	T	I	C	O	H
J	Z	S	G	T	D	L	S	A	H	W	K	W	K
Y	E	L	K	M	M	D	Z	Y	H	Y	I	I	G
G	J	P	Q	M	H	E	R	Y	G	Y	W	G	R

ADN **Genoma** **Herencia**
Clonación **Mutación** **Cromosoma**
Genético

DICCIONARIO:

Abdominoplastia: La abdominoplastia, o cirugía de abdominoplastia, se realiza para remodelar y fortalecer el área abdominal.

Acné: El acné es una afección cutánea común que ocurre cuando los folículos pilosos se obstruyen con aceite y células muertas.

Acupresión: Técnica terapéutica que implica la aplicación de presión en puntos específicos del cuerpo para aliviar molestias, mejorar el flujo de energía y promover el bienestar.

Acupuntura: Práctica medicinal tradicional china que utiliza agujas delgadas para estimular puntos específicos en el cuerpo, con el objetivo de aliviar el dolor y mejorar la salud.

ADN: Ácido desoxirribonucleico, molécula que lleva la información genética. Es la base molecular de la herencia y determina las características de los organismos.

Adrenarquia: Inicio del desarrollo de las glándulas suprarrenales durante la adolescencia, marcando el inicio de cambios físicos y hormonales.

Agua Potable: El acceso a agua potable segura es fundamental para prevenir enfermedades transmitidas por el agua.

Alergógeno: Un alergógeno es una sustancia que puede desencadenar una reacción alérgica en personas sensibles.

Alergología: La alergología se dedica al estudio y tratamiento de las alergias.

Alimentación: La alimentación adecuada es esencial para mantener la salud y prevenir enfermedades relacionadas con la dieta.

Alzheimer: Enfermedad neurodegenerativa progresiva que afecta la memoria, el pensamiento y el comportamiento debido a la acumulación de placas de proteínas en el cerebro.

AMA (Asociación Médica Americana): Organización profesional de médicos en los Estados Unidos que se dedica a promover la ética médica y la mejora de la atención médica.

Amamantar: Alimentar al bebé directamente con leche materna de la madre. La lactancia materna es beneficiosa para el desarrollo del bebé.

Amígdala(Sistema Linfático): Término a menudo utilizado para referirse a las tonsilas palatinas, las cuales están ubicadas en la parte posterior de la garganta y desempeñan un papel en la respuesta inmunológica.

Amigdalectomía: La amigdalectomía es la extirpación quirúrgica de las amígdalas para tratar diversas afecciones.

Anafilaxia: La anafilaxia es una reacción alérgica grave y potencialmente mortal que afecta todo el cuerpo.

Analgésico: Medicamento utilizado para aliviar el dolor sin perder la conciencia ni la sensibilidad.

Análisis de Sangre: Procedimiento médico que implica la toma de una muestra de sangre para evaluar la salud y diagnosticar condiciones médicas.

Anatomía: Rama de la biología que estudia la estructura y organización de los seres vivos, incluyendo órganos, tejidos y sistemas.

Andrología: Rama de la medicina que se ocupa de la salud masculina y del sistema reproductor masculino.

Anemia(Hematología): Condición caracterizada por una disminución de glóbulos rojos o hemoglobina en la sangre, lo que puede causar fatiga y palidez.

Anemia: Condición en la cual el cuerpo no produce suficientes glóbulos rojos sanos o hemoglobina, lo que resulta en una disminución del transporte de oxígeno a los tejidos. Puede ser causada por deficiencias nutricionales, pérdida de sangre o problemas genéticos.

Anestesia: Proceso médico utilizado para insensibilizar una parte del cuerpo o al paciente en su totalidad antes de una intervención quirúrgica u otro procedimiento médico.

Aneurisma (Cirugía Vascular): Dilatación anormal de una arteria que puede provocar debilidad en la pared vascular y, en casos graves, ruptura. La cirugía vascular puede ser necesaria para corregir aneurismas peligrosos.

Aneurisma Aórtico: Un aneurisma aórtico es una dilatación anormal de la aorta que puede ser peligrosa si se rompe.

Angina: Dolor o molestia en el pecho causado por la falta de flujo sanguíneo al músculo cardíaco. Puede ser un síntoma de enfermedad cardíaca.

Angiografía Vascular (Cirugía Vascular): Procedimiento de imagenología médica que utiliza un medio de contraste y rayos X para visualizar los vasos sanguíneos. La angiografía ayuda a los cirujanos vasculares a evaluar el flujo sanguíneo y diagnosticar problemas vasculares.

Angiografía: Procedimiento de diagnóstico que utiliza imágenes de rayos X para visualizar los vasos sanguíneos después de la administración de un medio de contraste.

Angioplastia: La angioplastia es un procedimiento médico en el que se utiliza un catéter y un balón para abrir arterias estrechas o bloqueadas y mejorar el flujo sanguíneo, generalmente en el corazón.

Anorexia: Trastorno alimentario caracterizado por una restricción extrema de la ingesta de alimentos, llevando a una pérdida de peso significativa y preocupación obsesiva por la figura corporal.

Ansiedad(Salud Mental): Estado emocional caracterizado por preocupación excesiva, nerviosismo y temor. Los trastornos de ansiedad pueden interferir con la vida diaria.

Antibiótico: Sustancia utilizada para tratar infecciones bacterianas inhibiendo el crecimiento o destruyendo las bacterias.

Anticonceptivo: Método o sustancia destinada a prevenir el embarazo. Puede incluir píldoras, parches, dispositivos intrauterinos, entre otros.

Anticonceptivos: Métodos o dispositivos utilizados para prevenir el embarazo, controlando la fertilidad de manera temporal o permanente.

Antidepresivo: Medicamento utilizado para tratar la depresión y otros trastornos del estado de ánimo, actuando sobre los neurotransmisores en el cerebro.

Antídoto: Sustancia utilizada para contrarrestar los efectos de un veneno o intoxicación.

Antihistamínico: Los antihistamínicos son medicamentos que bloquean los efectos de la histamina y se utilizan para aliviar los síntomas alérgicos.

Antiinflamatorio: Sustancia o medicamento que reduce la inflamación en el cuerpo, aliviando síntomas como hinchazón, enrojecimiento y dolor.

Antioxidante: Sustancia que protege las células del daño causado por los radicales libres, contribuyendo a la salud celular y previniendo enfermedades.

Antropología: En el contexto forense, la antropología forense se centra en la identificación de individuos a través del análisis de restos humanos, incluyendo el estudio de huesos y características físicas.

Aorta(Sistema Cardiovascular): Principal arteria del cuerpo que se origina en el ventrículo izquierdo del corazón y distribuye sangre oxigenada a todas las partes del organismo.

Apéndice: Órgano pequeño ubicado en el intestino grueso, cuya función específica no es completamente comprendida, pero su inflamación puede causar apendicitis.

Aromaterapia: Práctica terapéutica que utiliza aceites esenciales aromáticos para mejorar el bienestar emocional y físico.

Arritmia: Alteración en el ritmo cardíaco, que puede manifestarse como latidos irregulares, rápidos o lentos.

Arteria(Sistema Cardiovascular): Vaso sanguíneo que transporta sangre desde el corazón hacia los tejidos del cuerpo. Las arterias llevan sangre oxigenada, excepto la arteria pulmonar.

Arterias (Cirugía Vascular): Vasos sanguíneos que transportan sangre oxigenada desde el corazón hacia los tejidos y órganos. La cirugía vascular puede abordar enfermedades arteriales como la arteriosclerosis y la obstrucción arterial.

Articulación: Unión entre dos o más huesos que permite el movimiento y la flexibilidad.

Artritis Reumatoide: Enfermedad autoinmune que afecta las articulaciones, causando inflamación y daño articular.

Artritis: Inflamación de las articulaciones que puede causar dolor, hinchazón y rigidez. Existen diferentes tipos de artritis, siendo la osteoartritis y la artritis reumatoide las más comunes.

Artroscopia: La artroscopia es un procedimiento quirúrgico en el cual se utiliza un pequeño tubo con cámara (artroscopio) para visualizar y tratar problemas dentro de una articulación.

Asma Infantil: El asma es una enfermedad crónica de las vías respiratorias que puede afectar a los niños.

Asma: Enfermedad crónica de las vías respiratorias que provoca dificultad para respirar debido a la inflamación y constricción de los bronquios. Puede ser desencadenada por alérgenos.

ATM (Articulación Temporomandibular): La articulación temporomandibular (ATM) es la articulación que conecta la mandíbula con el cráneo. Problemas en esta articulación pueden causar dolor, dificultad para masticar y otros síntomas, siendo tratados a menudo por cirujanos orales.

Atracón: Patrón de comer en exceso de manera descontrolada, a menudo acompañado por sentimientos de culpa.

Atresia Esofágica: La atresia esofágica es una malformación congénita en la que el esófago no se desarrolla correctamente, resultando en un bloqueo o cierre de una parte de este conducto. Requiere intervención quirúrgica para corregir la obstrucción.

Autismo: Trastorno del neurodesarrollo que afecta la comunicación, el comportamiento social y la interacción interpersonal.

Autopsia: Procedimiento médico que consiste en examinar detalladamente un cadáver para determinar la causa de la muerte, identificar posibles enfermedades o lesiones, y recopilar información forense.

Ayurveda: Sistema tradicional de medicina originario de la India que se centra en la armonía del cuerpo, la mente y el espíritu.

Bacteria: Microorganismos unicelulares y procariotas que pueden tener formas variadas. Algunas bacterias son beneficiosas y cumplen funciones importantes en la naturaleza, mientras que otras pueden causar enfermedades.

Bazo: Órgano situado en el abdomen que desempeña un papel en el sistema inmunológico y la eliminación de células sanguíneas viejas.

Bebés: Individuos en la primera etapa de la vida, generalmente desde el nacimiento hasta el año de edad.

Bioética: Campo ético que aborda cuestiones morales relacionadas con la biología, la medicina y la tecnología.

Biopsia: Procedimiento médico que implica la extracción de tejido para su examen y diagnóstico.

Bipolar(Salud Mental): Trastorno afectivo caracterizado por cambios extremos en el estado de ánimo, desde la depresión hasta la manía.

Bipolaridad: Trastorno del estado de ánimo que se caracteriza por cambios extremos entre episodios de manía y depresión.

Blefaritis: Inflamación de los párpados, que puede causar picazón, enrojecimiento y molestias oculares.

Blefaroplastia: La blefaroplastia es una cirugía para rejuvenecer los párpados, eliminando el exceso de piel y grasa.

Botox: Nombre comercial de la toxina botulínica, una sustancia utilizada en medicina estética para reducir temporalmente las arrugas faciales. Se aplica mediante inyecciones para, entre otras cosas, relajar los músculos responsables de las líneas de expresión.

Bradicardia: Ritmo cardíaco anormalmente lento, que puede causar fatiga y mareos.

Bronco: Tubo que se ramifica desde la tráquea hacia los pulmones, dividiéndose en bronquios más pequeños y conduciendo el aire hacia los pulmones.

Broncoscopia: La broncoscopia es un procedimiento que utiliza un tubo delgado para examinar las vías respiratorias.

Bronquiolitis: La bronquiolitis es una inflamación de los bronquiolos común en lactantes, a menudo causada por virus.

Bronquitis: Inflamación de los bronquios, que puede ser aguda o crónica, y se manifiesta con tos y dificultad para respirar.

Bulimia: Trastorno alimentario caracterizado por episodios de ingesta excesiva de alimentos seguidos por comportamientos compensatorios, como el vómito.

Bullying(Salud Mental Niños): Conducta repetitiva y negativa que implica un desequilibrio de poder, ejercida por un individuo o grupo contra otro. Puede tener impactos graves en la salud mental.

Bursitis: La bursitis es la inflamación de las bursas, sacos llenos de líquido que amortiguan las articulaciones.

Bypass Gástrico: En este procedimiento, se crea una pequeña bolsa en la parte superior del estómago y se conecta directamente al intestino delgado, reduciendo la cantidad de alimentos que se pueden consumir y absorber.

Cadáver: El cuerpo sin vida de un ser humano.

Caídas: Las caídas son eventos en los cuales una persona pierde el equilibrio y termina en el suelo u otra superficie a menor altura. Las caídas son una preocupación especialmente en la población geriátrica, ya que pueden tener consecuencias graves.

Cálculo Renal: Acumulación de minerales y sales que forman piedras en el sistema urinario, causando dolor y malestar.

Caloría: Unidad de medida de energía que se obtiene de los alimentos consumidos.

Cáncer: Enfermedad caracterizada por el crecimiento y la proliferación descontrolada de células anormales.

Cánceres Comunes: Tipos frecuentes de cáncer, como el de mama, colon, próstata, pulmón, entre otros.

Carbohidrato: Tipo de nutriente que proporciona energía y se encuentra en alimentos como pan, arroz y frutas.

Cardiología: La cardiología es la rama de la medicina que se ocupa del estudio, diagnóstico y tratamiento de las enfermedades relacionadas con el corazón y el sistema cardiovascular. Algunos términos relacionados incluyen:

Cardiólogo: Médico especializado en el diagnóstico y tratamiento de enfermedades del corazón y del sistema cardiovascular.

Cardiovascular: Relativo al sistema circulatorio y al corazón.

Cataratas: Opacificación del cristalino del ojo, que afecta la visión y puede requerir cirugía.

Catéter(Cirugía Vascular): Tubo delgado y flexible que se inserta en los vasos sanguíneos para administrar medicamentos, realizar angiografías o realizar procedimientos como la angioplastia. Los catéteres son herramientas comunes en la cirugía vascular.

CDC (Centros para el Control y la Prevención de Enfermedades): Agencia federal de los Estados Unidos que se centra en la promoción de la salud y la prevención de enfermedades.

Centelleografía: La centelleografía es una técnica que utiliza radiactividad para obtener imágenes funcionales de los órganos internos.

Cerebro: Órgano central del sistema nervioso, responsable del pensamiento, la memoria, las emociones y el control del cuerpo.

Cervix (Cánceres Comunes): Cáncer cervical, que se origina en las células del cuello uterino. Es prevenible mediante la detección temprana a través de pruebas como la citología cervical (Papanicolaou).

Cesárea: Procedimiento quirúrgico mediante el cual se realiza el parto extrayendo al bebé a través de incisiones en el abdomen y el útero, generalmente cuando el parto vaginal no es posible o seguro.

Circulatorio: Relativo al sistema circulatorio, que incluye el corazón y los vasos sanguíneos, encargado de transportar sangre y nutrientes por todo el cuerpo.

Cirugía (Cirugía Vascular): Intervención médica que involucra procedimientos invasivos para tratar enfermedades, lesiones o afecciones. En el contexto vascular, la cirugía puede abordar problemas específicos en arterias o venas.

Cirugía Bariátrica: La cirugía bariátrica se enfoca en el tratamiento de la obesidad.

Cirugía Da Vinci: El sistema Da Vinci es un sistema robótico utilizado en cirugías mínimamente invasivas.

Cirugía Láser: La cirugía láser utiliza haces de luz enfocados para cortar, coagular o vaporizar tejidos.

Cirugía No Invasiva: La cirugía no invasiva se realiza sin incisiones importantes, reduciendo el tiempo de recuperación.

Cirugía Oral: La cirugía oral es una especialidad quirúrgica que se enfoca en el diagnóstico y tratamiento de condiciones y patologías que afectan la boca y las estructuras faciales. Incluye procedimientos como extracciones dentales, cirugía preprotésica y correcciones quirúrgicas para mejorar la función oral.

Cirugía Pediátrica: La cirugía pediátrica es una especialidad quirúrgica que se dedica al diagnóstico y tratamiento quirúrgico de condiciones médicas en niños y adolescentes.

Cirugía Plástica: La cirugía plástica se centra en mejorar la apariencia estética.

Cirugía Vascular: La cirugía vascular aborda una variedad de trastornos relacionados con el sistema circulatorio y puede involucrar técnicas quirúrgicas o procedimientos mínimamente invasivos.

Cirugía Vascular: La cirugía vascular se ocupa de las enfermedades de los vasos sanguíneos.

Cirugía: Intervención médica que implica la manipulación de tejidos u órganos con el objetivo de diagnosticar, tratar o curar una enfermedad o afección.

Cirujano: Profesional de la medicina especializado en realizar intervenciones quirúrgicas para tratar diversas condiciones médicas.

Cistitis(Urología): Inflamación de la vejiga, comúnmente causada por infecciones.

Clonación: Proceso de reproducción asexual que crea copias genéticamente idénticas de un organismo. Puede ser natural o inducida en laboratorio.

Coagulación: La coagulación es el proceso mediante el cual la sangre forma coágulos para detener el sangrado. Trastornos en este proceso pueden llevar a problemas de coagulación.

Codeína: La codeína es un opiáceo que se utiliza para tratar el dolor moderado.

Cognitivo conductual: Enfoque terapéutico que combina estrategias para modificar patrones de pensamiento (cognitivos) y comportamientos para tratar trastornos mentales.

Cognitivo(Psicología): Relacionado con los procesos mentales, como el pensamiento, la percepción, la memoria y el aprendizaje.

Colon (Cánceres Comunes): Cáncer colorrectal que se desarrolla en el colon o en el recto. Es uno de los cánceres más frecuentes y puede surgir a partir de pólipos precancerosos.

Colon: Parte del sistema digestivo que comprende el intestino grueso, donde se absorben agua y nutrientes de los alimentos no digeridos.

Compatibilidad: Capacidad de coexistir o trabajar juntos sin conflictos, también se refiere a la idoneidad de órganos o tejidos para trasplantes.

Conducta(Psicología): Conjunto de acciones, reacciones y comportamientos observables de un individuo en respuesta a estímulos internos o externos.

Conjuntivitis: Inflamación de la conjuntiva, la membrana que cubre la superficie del ojo y el interior del párpado, comúnmente conocida como "ojo rojo".

Contraste: Sustancia utilizada en procedimientos médicos de diagnóstico por imagen para mejorar la visibilidad de estructuras internas.

Corazón: Órgano muscular central del sistema cardiovascular que impulsa la sangre a través de los vasos sanguíneos para suministrar oxígeno y nutrientes a los tejidos del cuerpo.

COVID: Acrónimo de "Coronavirus Disease 2019", enfermedad causada por el virus SARS-CoV-2 que puede afectar los pulmones y otros sistemas del cuerpo.

Crecimiento: Proceso biológico que implica el aumento de tamaño y desarrollo del cuerpo, particularmente relevante en la infancia y adolescencia.

Crioterapia: Tratamiento médico que utiliza el frío para aliviar el dolor, reducir la inflamación o destruir tejido anormal.

Crohn: Enfermedad inflamatoria del intestino que puede afectar cualquier parte del tracto digestivo, provocando dolor abdominal y otros síntomas.

Cromosoma: Estructura compuesta de ADN y proteínas que lleva genes. Los humanos tienen 23 pares de cromosomas en el núcleo de sus células.

Cromoterapia: Terapia que utiliza colores para influir en el estado de ánimo y la salud, a menudo como complemento de otros tratamientos.

Cuidados Intensivos Neonatales: Los cuidados intensivos neonatales se brindan a bebés que necesitan atención médica especializada.

Cuidados: Los cuidados se refieren a las acciones y medidas tomadas para preservar, mantener o mejorar la salud y el bienestar de una persona. En el contexto geriátrico, los cuidados pueden incluir aspectos médicos, de enfermería y de apoyo social.

Cultivo: Proceso de cultivar microorganismos, como bacterias o hongos, en condiciones controladas para su estudio o identificación.

Cuna: Cama pequeña y segura diseñada para bebés y niños pequeños. La elección de una cuna segura es fundamental para el bienestar del bebé.

De Revisión: En casos específicos, puede realizarse una revisión de procedimientos previos de cirugía bariátrica.

Delirium: El delirium es un estado agudo de confusión mental que se manifiesta con cambios repentinos en la cognición, la atención y la conciencia. Puede ser causado por diversas condiciones médicas y es especialmente relevante en la población geriátrica.

Demencia Senil: La demencia senil es un trastorno neurodegenerativo que afecta principalmente a personas mayores, caracterizado por la pérdida progresiva de funciones cognitivas, como la memoria, el pensamiento y la capacidad para realizar actividades diarias.

Demencia: Síndrome caracterizado por la pérdida progresiva de funciones cognitivas, como la memoria y la capacidad de razonamiento.

Dengue: Enfermedad viral transmitida por mosquitos Aedes. Se caracteriza por fiebre alta, dolor de cabeza, dolores musculares y articulares. En casos graves, puede llevar a dengue grave o hemorrágico.

Dentista: Profesional de la salud oral especializado en el cuidado y tratamiento de los dientes y las encías.

Deporte: El ámbito deportivo abarca diversos aspectos relacionados con la actividad física y el rendimiento.

Depresión (estrés): El estrés crónico se asocia con un mayor riesgo de desarrollar depresión.

Depresión Mayor: Forma más grave de depresión, que afecta la capacidad de la persona para llevar a cabo actividades diarias.

Depresión(Salud Mental Niños): Trastorno del estado de ánimo que causa una sensación persistente de tristeza y pérdida de interés en actividades cotidianas.

Depresión(Salud Mental): Trastorno del estado de ánimo que se manifiesta con sentimientos persistentes de tristeza y pérdida de interés en actividades cotidianas.

Depresión: Trastorno del estado de ánimo que provoca sentimientos persistentes de tristeza y pérdida de interés en actividades cotidianas.

Dermatitis: La dermatitis es una inflamación de la piel que puede tener diversas causas, como alergias o irritantes.

Dermatología: Rama de la medicina que se ocupa del diagnóstico y tratamiento de enfermedades de la piel, cabello y uñas.

Dermatólogo: Médico especializado en el diagnóstico y tratamiento de enfermedades de la piel, cabello y uñas.

Dermatomiositis: Enfermedad autoinmune que afecta la piel y los músculos, causando inflamación y debilidad muscular.

Dermis: La dermis se encuentra debajo de la epidermis y contiene estructuras como folículos pilosos y glándulas sebáceas.

Desnutrición: La desnutrición es una condición que resulta de la ingesta insuficiente de nutrientes esenciales.

Diabetes: Trastorno metabólico caracterizado por niveles elevados de glucosa en la sangre debido a la incapacidad del cuerpo para producir o utilizar adecuadamente la insulina. La diabetes tipo 1 y la diabetes tipo 2 son las formas más comunes.

Diagnóstico Imagen: Técnicas de diagnóstico que utilizan imágenes, como radiografías o resonancias magnéticas, para visualizar estructuras internas.

Diagnóstico: Identificación de una enfermedad o condición a través de síntomas, pruebas médicas y evaluación clínica.

Diálisis Peritoneal: La diálisis peritoneal es un método de purificación de la sangre que se realiza a través del revestimiento del abdomen.

Diálisis: Procedimiento médico que implica la filtración artificial de la sangre cuando los riñones no pueden realizar adecuadamente esta función.

Diástole: Fase del ciclo cardíaco en la que el corazón se relaja y se llena de sangre antes de iniciar una nueva contracción. Es el período de menor presión en las arterias.

Dientes: Estructuras duras en la boca que desempeñan un papel crucial en la masticación de alimentos. Los dientes descomponen los alimentos en partículas más pequeñas para facilitar la digestión.

Digestivo: Relativo al sistema digestivo, que se encarga de la ingesta, descomposición y absorción de alimentos.

Dislocación: Una dislocación ocurre cuando los huesos de una articulación se separan. Es una emergencia médica que requiere atención inmediata.

Dolor de Cabeza: El estrés puede desencadenar o empeorar dolores de cabeza tensionales o migrañas.

Dopaje: Uso de sustancias prohibidas para mejorar el rendimiento deportivo, considerado trampa y violación de las reglas deportivas.

Doping: El doping implica el uso de sustancias prohibidas para mejorar el rendimiento, siendo un comportamiento ilegal en el deporte.

Dosificación: Cantidad específica de un medicamento o sustancia que se administra en un intervalo de tiempo determinado.

Dosis: Cantidad específica de un medicamento o sustancia administrada en una única toma.

Ebola: Enfermedad viral grave causada por el virus del Ébola. Se caracteriza por fiebre alta, hemorragias internas y externas, y tiene el potencial de provocar brotes epidémicos.

Eccema: El eccema es una afección cutánea caracterizada por inflamación, enrojecimiento y picazón.

Ecocardiografía: Procedimiento de diagnóstico por imagen que utiliza ultrasonidos para crear imágenes detalladas del corazón, permitiendo evaluar su estructura y función.

Ecografía Doppler: Variante de la ecografía que mide y muestra el flujo sanguíneo en el interior de los vasos, útil para evaluar el sistema vascular.

Ecografía: Técnica de diagnóstico por imagen que utiliza ondas sonoras para crear imágenes en tiempo real de estructuras internas del cuerpo, siendo comúnmente utilizada durante el embarazo.

Efectos del Estrés: El estrés puede tener impactos significativos en la salud.

Efectos Secundarios: Respuestas no deseadas o inesperadas a un tratamiento médico o medicamento, además de sus efectos principales.

Efectos(Farmacología) : Respuestas, tanto deseadas como no deseadas, que un medicamento produce en el organismo.

Ejercicio: Actividad física planificada y repetitiva realizada para mejorar o mantener la salud y la aptitud física.

Ejercicios(Rehabilitación): Actividades físicas específicas diseñadas para mejorar la fuerza, la flexibilidad y la función motora.

ELA (Esclerosis Lateral Amiotrófica): Enfermedad neurodegenerativa que afecta las células nerviosas en el cerebro y la médula espinal, conduciendo a la pérdida progresiva de la función muscular.

Electro(Sistema Cardiovascular): Prefijo relacionado con la electricidad o la actividad eléctrica en el cuerpo. Puede referirse a la electrocardiografía (ECG), que registra la actividad eléctrica del corazón.

Electrocardiografía: La electrocardiografía (ECG o EKG) es una técnica que registra la actividad eléctrica del corazón a través de electrodos colocados en la piel.

Electrocardiograma: Registro gráfico de la actividad eléctrica del corazón, utilizado para evaluar su ritmo y detectar posibles problemas cardíacos.

Electrocauterio: Instrumento médico que utiliza corriente eléctrica para cortar tejido o coagular vasos sanguíneos durante procedimientos quirúrgicos.

Electroencefalografía (EEG): El EEG mide la actividad eléctrica en el cerebro y se utiliza para evaluar la función cerebral.

Electroencefalograma: Registro de la actividad eléctrica del cerebro, útil en el diagnóstico de trastornos neurológicos.

Elevación (Cirugía Oral): Procedimiento quirúrgico que implica levantar o elevar los senos maxilares para crear espacio antes de realizar un implante dental en la parte posterior del maxilar superior.

EMA (Agencia Europea de Medicamentos): Organización que evalúa y supervisa la seguridad y eficacia de los medicamentos en la Unión Europea.

Embarazo: Estado de gestación en el cual una mujer lleva un feto en su útero, generalmente con una duración de aproximadamente 40 semanas.

Emergencia Médica: Una emergencia médica implica una situación crítica que requiere atención médica inmediata.

Emoción: Respuesta psicofisiológica a estímulos que implican experiencias subjetivas, expresiones faciales y cambios en el estado de ánimo.

Encías: Tejido blando que rodea los dientes y recubre los maxilares. La cirugía oral puede involucrar procedimientos para tratar enfermedades de las encías o mejorar su apariencia.

Endocrino: Relativo a las glándulas endocrinas, que producen y liberan hormonas en el torrente sanguíneo para regular diversas funciones corporales.

Endocrinología: Rama de la medicina que se ocupa del estudio de las glándulas endocrinas, las hormonas y sus efectos en el cuerpo.

Endocrinólogo: Médico especializado en el diagnóstico y tratamiento de trastornos hormonales y del sistema endocrino.

Endodoncia: Rama de la odontología que se centra en el tratamiento de los conductos radiculares y las enfermedades de la pulpa dental.

Endoscopia Robótica: La endoscopia robótica implica el uso de sistemas robóticos para procedimientos endoscópicos.

Endoscopia: Procedimiento médico que utiliza un endoscopio para visualizar el interior de órganos o cavidades del cuerpo, generalmente para diagnóstico o tratamiento.

Enf. Infecciosas (Enfermedades Infecciosas): Rama de la medicina que se ocupa del estudio, diagnóstico y tratamiento de enfermedades causadas por agentes infecciosos como bacterias, virus, hongos y parásitos.

Enf. Sist. Inmune (Enfermedades del Sistema Inmunológico): Trastornos que afectan el sistema inmunológico, debilitándolo o provocando respuestas inmunológicas anormales.

Enfermedad Congénita: Condición médica presente desde el nacimiento, resultado de anomalías en la estructura o función del cuerpo.

Enfermedad: Alteración de la salud que causa un trastorno en el funcionamiento normal del cuerpo.

Enfermedades: Conjunto de trastornos o condiciones médicas que afectan la salud de los individuos.

Enfermera: Profesional de enfermería encargada de proporcionar cuidados y asistencia a los pacientes, colaborando con otros profesionales de la salud.

Enfermería: Disciplina que se centra en el cuidado de la salud, abarcando la promoción, prevención y atención de enfermos.

Enfisema: Enfermedad pulmonar obstructiva crónica caracterizada por la destrucción de los sacos de aire en los pulmones, dificultando la respiración.

Ensayo Clínico: Investigación médica que evalúa la eficacia y seguridad de nuevos tratamientos o procedimientos, a menudo realizados en pacientes voluntarios.

Entrenador: El entrenador es la persona encargada de guiar y supervisar el desarrollo físico y técnico de los atletas.

Envejecimiento: Proceso natural de cambio y desarrollo que ocurre a medida que las personas envejecen, afectando la salud y funciones del cuerpo.

Enzimas: Proteínas que facilitan y aceleran las reacciones químicas en el cuerpo. En el sistema digestivo, las enzimas descomponen los alimentos en nutrientes más simples para su absorción.

Epidemias y Pandemias: Las epidemias son brotes de enfermedades que afectan a un número inusualmente grande de personas en una población específica o área. Las pandemias son epidemias que se extienden a nivel global, afectando a múltiples países o continentes.

Epidemiología: Estudio de la distribución y determinantes de la salud en poblaciones humanas, con el objetivo de prevenir y controlar enfermedades.

Epidermis: La epidermis es la capa más externa de la piel, proporcionando protección contra el entorno.

Epilepsia: Trastorno neurológico caracterizado por la actividad eléctrica anormal en el cerebro, que provoca convulsiones y cambios en el comportamiento. Puede tener diversas causas, como lesiones cerebrales, malformaciones congénitas o factores genéticos.

EPOC (Enfermedad Pulmonar Obstructiva Crónica): Condición pulmonar crónica caracterizada por la obstrucción del flujo de aire, dificultando la respiración.

ERC (Enfermedad Renal Crónica): La enfermedad renal crónica es una pérdida progresiva de la función renal a lo largo del tiempo.

Erradicación: La erradicación se refiere a la eliminación completa de una enfermedad en una población o área geográfica.

Escala de Dolor: Instrumento que ayuda a medir la intensidad del dolor experimentado por un individuo, generalmente en una escala numérica.

Escáner: Dispositivo utilizado para obtener imágenes detalladas del interior del cuerpo. Incluye tecnologías como la tomografía computarizada (TC) y la resonancia magnética (RM), que permiten diagnósticos precisos y visualización de estructuras internas.

Escintigrafía: La escintigrafía implica la administración de radiofármacos para obtener imágenes detalladas de órganos y funciones.

Escoliosis: Curvatura anormal de la columna vertebral, que puede afectar la postura y el equilibrio.

Esfigmomanómetro: Dispositivo utilizado para medir la presión arterial, consta de un brazalete inflable y un manómetro.

Esófago: Conducto muscular que conecta la garganta con el estómago, encargado de transportar los alimentos ingeridos.

Esp. Veterinarias (Especialidades Veterinarias): Áreas de especialización en medicina veterinaria, que pueden incluir dermatología, cirugía, cardiología, entre otras.

Especialidades: Campos específicos de la medicina que se centran en áreas particulares de la salud, como cardiología, dermatología, etc.

Espectro Autista(Salud Mental Niños): Término que engloba diversos trastornos del espectro autista, caracterizados por desafíos en la comunicación y el comportamiento social.

Espirometría: La espirometría mide la función pulmonar y es útil en el diagnóstico de enfermedades respiratorias.

Espondilitis: La espondilitis se refiere a la inflamación de las vértebras y puede estar asociada a condiciones como la espondilitis anquilosante.

Esporas: Estructuras reproductivas resistentes producidas por ciertos microorganismos, incluyendo hongos y bacterias. Las esporas les permiten sobrevivir en condiciones adversas y germinar cuando las condiciones son propicias para el crecimiento.

Esquizofrenia: Trastorno mental grave que afecta el pensamiento, las emociones y el comportamiento de una persona.

Estenosis Pilórica: La estenosis pilórica es un estrechamiento del canal que conecta el estómago con el intestino delgado (píloro). Es más común en lactantes y puede requerir cirugía para corregir la obstrucción alimentaria.

Estenosis: La estenosis se refiere al estrechamiento anormal de un conducto, tubo o vaso sanguíneo. En cardiología, puede afectar las válvulas cardíacas y los vasos sanguíneos.

Esterilización: Procedimiento que impide la capacidad reproductiva, tanto en hombres como en mujeres, como método anticonceptivo permanente.

Estética: Rama de la medicina que se enfoca en mejorar la apariencia física y corregir imperfecciones estéticas.

Estetoscopio: Instrumento médico utilizado para escuchar sonidos internos del cuerpo, especialmente los del corazón y los pulmones.

Estiramientos: Actividad física que busca aumentar la flexibilidad de los músculos y mejorar el rango de movimiento de las articulaciones.

Estómago: Órgano muscular del sistema digestivo que se encuentra entre el esófago y el intestino delgado. En el estómago, los alimentos se mezclan con jugos gástricos para iniciar el proceso de digestión.

Estrabismo: Condición ocular en la cual los ojos no están alineados correctamente y apuntan en direcciones diferentes.

Estrés Postraumático: Trastorno de ansiedad que puede desarrollarse después de experiencias traumáticas, manifestándose con síntomas persistentes.

Estrés(Salud Mental): Respuesta física y mental a situaciones que generan presión o demanda. El estrés puede tener efectos en la salud mental y física. En definitiva, es una respuesta del cuerpo a situaciones que demandan adaptación, pudiendo tener efectos tanto positivos como negativos.

Extracción: La extracción es un procedimiento quirúrgico en el cual se retira un diente de la boca. Puede realizarse por diversas razones, como caries dental, enfermedad periodontal, o para facilitar tratamientos ortodónticos.

Farmacéutico: Profesional de la salud especializado en medicamentos, su dispensación y asesoramiento sobre su uso.

Farmacia: Establecimiento donde se dispensan medicamentos y se brinda asesoramiento sobre su uso seguro y efectivo.

Fármaco: Sustancia química que tiene efectos biológicos en el cuerpo, utilizada para el tratamiento, prevención o diagnóstico de enfermedades.

Farmacocinética: Estudio de cómo el cuerpo absorbe, distribuye, metaboliza y elimina los fármacos.

Farmacología: Rama de la ciencia que estudia los fármacos, sus propiedades y sus efectos en el cuerpo.

FDA (Administración de Alimentos y Medicamentos): Agencia federal de los Estados Unidos responsable de la regulación de alimentos, medicamentos y cosméticos.

Fecundación: Proceso en el cual el espermatozoide se une al óvulo para formar un cigoto, marcando el inicio del desarrollo embrionario.

Fentanilo: El fentanilo es un potente analgésico opiáceo utilizado para tratar el dolor intenso.

Fertilidad: Capacidad de concebir y llevar a término un embarazo. La salud reproductiva incluye la evaluación y el tratamiento de problemas de fertilidad.

Fertilización: Proceso de unión de un óvulo y un espermatozoide para formar un cigoto, dando inicio al desarrollo de un nuevo organismo.

Férula: Una férula es un dispositivo ortopédico que se utiliza para inmovilizar una parte del cuerpo y facilitar la recuperación de lesiones.

Fibra: Componente de los alimentos de origen vegetal que contribuye a la salud digestiva y previene problemas como el estreñimiento.

Fibra: En el contexto médico, la fibra puede referirse a las fibras ópticas utilizadas en endoscopios para visualizar áreas internas del cuerpo. También se refiere a la fibra dietética, importante para la salud digestiva.

Fibromialgia: La fibromialgia se caracteriza por dolor musculoesquelético generalizado y sensibilidad.

Fibrosis Pulmonar: Enfermedad pulmonar crónica que involucra la formación de tejido cicatricial en los pulmones, afectando la capacidad respiratoria,

Fibrosis Quística: La fibrosis quística es una enfermedad genética que afecta principalmente los pulmones y el sistema digestivo.

Filtración: Proceso de pasar un líquido a través de un filtro para separar partículas no deseadas o sustancias.

Fimosis: La fimosis es una condición en la cual, el prepucio no puede ser retractado sobre el glande, dificultando la higiene y en algunos casos, requiriendo cirugía para corregir la estrechez del prepucio.

Fisioterapia: Tratamiento que utiliza ejercicios y técnicas manuales para restaurar la función y aliviar el dolor, especialmente en el sistema musculoesquelético. Se centra en prevenir y tratar lesiones a través de técnicas físicas, ejercicios y masajes.

Flebectomía: La flebectomía es la extirpación quirúrgica de venas varicosas.

Fluoroscopia: Técnica de diagnóstico por imagen que utiliza rayos X en tiempo real, comúnmente utilizada para visualizar estructuras

Folículo Piloso: El folículo piloso es la estructura de la piel desde la cual crece el cabello.

Fortalecer (Rehabilitación): Mejorar la fuerza muscular a través de ejercicios y actividades específicas.

Fototerapia: La fototerapia utiliza luz para tratar la ictericia en los recién nacidos al descomponer la bilirrubina.

Fractura Mandibular: La fractura mandibular es una ruptura en los huesos de la mandíbula. Puede ocurrir debido a traumatismos, como golpes o accidentes, y generalmente requiere intervención quirúrgica para la reparación.

Fractura (Traumatología): Rotura en el hueso, generalmente causada por un trauma o fuerza excesiva.

Fractura: Una fractura es una rotura en un hueso. Puede ser cerrada (sin romper la piel) o abierta (con la piel rota).

Gammagrafía: La gammagrafía es una técnica de imagen que utiliza trazadores radiactivos para visualizar órganos y tejidos.

Ganglio (Sistema Linfático): Pequeño órgano ovalado que filtra la linfa y ayuda en la detección y respuesta a infecciones. Los ganglios linfáticos son parte integral del sistema inmunológico.

Gases: Sustancias en estado gaseoso presentes en el aire, como oxígeno y dióxido de carbono, que desempeñan un papel crucial en los procesos respiratorios.

Gastrectomía de Revisión: En casos específicos, puede realizarse una revisión de procedimientos previos de cirugía bariátrica.

Gastroenterología: es la rama de la medicina que se especializa en el estudio, diagnóstico y tratamiento de los trastornos del sistema digestivo, Esto incluye órganos como el esófago, el estómago, el intestino delgado, el intestino grueso, el hígado, la vesícula biliar y el páncreas. Los gastroenterólogos tratan una amplia gama de afecciones.

Gastrosquisis: La gastrosquisis es una anomalía congénita en la que parte del intestino del feto protruye a través de un agujero en la pared abdominal. Se trata quirúrgicamente después del nacimiento.

Genérico: Versión de un medicamento que contiene los mismos ingredientes activos que el medicamento de marca, pero es vendido bajo su nombre qui mico sin la marca.

Genético: Relativo a la genética, que estudia la herencia y la variación en los organismos.

Genoma: Conjunto completo de genes de un organismo, que incluye todas las secuencias de ADN.

Geriatría: La geriatría es la rama de la medicina que se especializa en el estudio, prevención, diagnóstico y tratamiento de las enfermedades y problemas de salud asociados al envejecimiento y a la vejez.

Gerontología: La gerontología es la rama de la ciencia que se enfoca en el estudio del envejecimiento y los problemas relacionados con la vejez. Se ocupa de comprender los cambios físicos, mentales y sociales que ocurren a medida que las personas envejecen, así como de proporcionar cuidados y mejorar la calidad de vida en la vejez.

Ginecología: Especialidad médica que se centra en la salud del sistema reproductivo femenino, incluyendo órganos como el útero, ovarios y vagina.

Glándula Sebácea: Las glándulas sebáceas producen sebo, una sustancia que ayuda a lubricar la piel y el cabello.

Glaucoma: El glaucoma es una enfermedad ocular que afecta al nervio óptico y puede resultar en pérdida de visión. Se caracteriza por un aumento de la presión intraocular, lo que puede dañar el nervio óptico y afectar la visión periférica.

Glomérulo: En anatomía y fisiología renal, el glomérulo es una red de pequeños vasos sanguíneos en los riñones donde tiene lugar la filtración de la sangre para formar la orina. Es una estructura clave en la función renal y la eliminación de desechos del cuerpo.

Glomerulonefritis: La glomerulonefritis es la inflamación de los glomérulos, estructuras en los riñones responsables de filtrar la sangre.

Glucosa: La glucosa es un tipo de azúcar que sirve como fuente principal de energía para las células del cuerpo. Su nivel en la sangre está regulado por la insulina y es crucial para el funcionamiento adecuado del cuerpo.

Gota: La gota es una forma de artritis causada por la acumulación de cristales de ácido úrico en las articulaciones.

Grasa: En el contexto de la salud, las grasas son nutrientes esenciales que desempeñan un papel vital en la absorción de vitaminas, el desarrollo celular y la producción de energía. Sin embargo, un exceso de grasas saturadas puede contribuir a problemas de salud como enfermedades cardíacas.

Gripe: La gripe, o influenza, es una infección viral respiratoria que puede causar síntomas graves y complicaciones. La vacunación anual es una medida comúnmente recomendada para prevenir la propagación de la gripe.

Gusto: El sentido del gusto es fundamental para la percepción de los sabores. La gustación implica la detección de sustancias químicas en los alimentos a través de las papilas gustativas, contribuyendo a la experiencia sensorial de la alimentación. Los receptores gustativos en la lengua detectan distintos estímulos químicos, como dulce, salado, ácido, amargo y umami.

Hematocrito(Hematología): Proporción de la sangre que está ocupada por glóbulos rojos, medida en porcentaje.

Hematología: La hematología es la rama de la medicina que se ocupa del estudio de la sangre y los trastornos relacionados con la sangre. Esto incluye la investigación de enfermedades como la anemia, la leucemia y los trastornos de la coagulación.

Hemodiálisis: La hemodiálisis es un procedimiento médico utilizado para purificar la sangre en casos de insuficiencia renal. Implica el uso de una máquina para filtrar y limpiar la sangre, sustituyendo la función de los riñones.

Hemodinámica: La hemodinámica se refiere al estudio de la circulación sanguínea y cómo fluye la sangre a través del sistema cardiovascular. Comprende la evaluación de la presión arterial, el gasto cardíaco y otros parámetros relacionados con la función cardíaca.

Hemofilia: La hemofilia es un trastorno genético que afecta la capacidad de la sangre para coagularse normalmente.

Hemoglobina(Hematología): Proteína en los glóbulos rojos que transporta oxígeno desde los pulmones hacia los tejidos del cuerpo.

Hepatitis: Inflamación del hígado que puede ser causada por infecciones virales, consumo de alcohol, toxinas o trastornos autoinmunes. Los tipos más comunes son la hepatitis A, B y C.

Hepatitis: La hepatitis es la inflamación del hígado, que puede ser causada por virus, alcohol, drogas o trastornos autoinmunes. Existen varios tipos de hepatitis, siendo los virus de la hepatitis A, B y C los más comunes.

Herencia: Transmisión de características genéticas de padres a hijos. Los genes determinan rasgos y predisposiciones biológicas.

Herramienta Cirugía: En el ámbito médico, las herramientas de cirugía son instrumentos específicos utilizados por los cirujanos durante procedimientos quirúrgicos. Estas herramientas pueden incluir bisturís, tijeras, pinzas y otros dispositivos especializados para realizar intervenciones precisas.

Hidrocefalia: La hidrocefalia es una condición caracterizada por la acumulación anormal de líquido cefalorraquídeo en el cerebro, lo que puede causar aumento de la presión intracraneal y afectar el desarrollo del sistema nervioso central.

Hígado: El hígado es un órgano vital que desempeña funciones cruciales en el metabolismo, la detoxificación y la producción de sustancias como la bilis. Es esencial para la digestión y el mantenimiento del equilibrio químico en el cuerpo.

Hipertensión (Estrés): El estrés crónico puede contribuir al aumento de la presión arterial.

Hipertensión: La hipertensión, o presión arterial alta, es una condición en la cual la fuerza ejercida por la sangre contra las paredes arteriales es persistente y elevada. Puede aumentar el riesgo de enfermedades cardíacas y accidentes cerebrovasculares.

Hipófisis: La hipófisis, también conocida como la glándula pituitaria, es una glándula endocrina en el cerebro que regula la liberación de hormonas clave que afectan el crecimiento, el metabolismo y otras funciones corporales.

Hipotiroidismo: Condición médica en la que la glándula tiroides produce cantidades insuficientes de hormonas tiroideas, afectando el metabolismo y el crecimiento.

Histamina: La histamina es una sustancia liberada en respuesta a una reacción alérgica y es responsable de síntomas como picazón y congestión.

Holter Cardíaco: El Holter cardíaco es un dispositivo portátil que registra continuamente la actividad eléctrica del corazón durante un período prolongado, generalmente 24 horas, para evaluar ritmos cardíacos irregulares.

Homeopatía: La homeopatía es un enfoque médico alternativo que se basa en la idea de que pequeñas cantidades de sustancias que causan síntomas similares a la enfermedad pueden estimular el cuerpo para curar esas mismas enfermedades. Es objeto de debate en la comunidad médica convencional.

Hongo: En microbiología, un hongo es un organismo eucariota que puede ser unicelular o multicelular y se caracteriza por absorber nutrientes del entorno. Incluye mohos, levaduras y setas. Algunos hongos pueden causar infecciones en humanos, mientras que otros tienen usos beneficiosos, como en la producción de alimentos y medicamentos.

Hormona: Las hormonas son mensajeros químicos del cuerpo que regulan diversas funciones, como el crecimiento, el metabolismo, la reproducción y el equilibrio hídrico. Son secretadas por las glándulas endocrinas y tienen efectos en células y órganos específicos.

IA (Inteligencia Artificial): En el contexto médico, la inteligencia artificial se refiere a la aplicación de algoritmos y técnicas computacionales avanzadas para analizar datos médicos, diagnosticar enfermedades y mejorar la toma de decisiones clínicas.

Ibuprofeno: El ibuprofeno es un antiinflamatorio no esteroideo (AINE) que alivia el dolor y reduce la inflamación.

Íleon: El íleon es la última parte del intestino delgado, donde tiene lugar la absorción final de nutrientes antes de que los desechos pasen al intestino grueso.

Imagenología: La imagenología es una disciplina médica que utiliza diversas técnicas de imagen, como radiografías, tomografías y resonancias magnéticas, para visualizar estructuras internas del cuerpo y diagnosticar enfermedades.

Implante(Cirugía Oral): Dispositivo médico colocado quirúrgicamente en el hueso maxilar o mandibular para servir como base para prótesis dentales. Los implantes dentales son utilizados para reemplazar dientes perdidos.

Implantes Mamarios: La colocación de implantes mamarios es un procedimiento para aumentar el tamaño o mejorar la forma de los senos.

Implantes: Los implantes son dispositivos médicos que se colocan quirúrgicamente en el cuerpo para reemplazar o mejorar la función de una estructura. En odontología, los implantes dentales se utilizan para sustituir dientes perdidos.

Impresión 3D: La impresión 3D en medicina se refiere a la fabricación de estructuras anatómicas, prótesis y dispositivos médicos utilizando tecnologías de impresión tridimensional. Se ha utilizado para crear modelos personalizados y facilitar procedimientos quirúrgicos.

In Vitro: Proceso de fertilización que ocurre fuera del cuerpo, en un laboratorio, como en la fecundación in vitro (FIV).

Incisión(Cirugía Oral): Corte quirúrgico realizado en tejidos para acceder a estructuras subyacentes durante procedimientos de cirugía oral. Las incisiones son esenciales para realizar intervenciones con precisión.

Incontinencia: La incontinencia se refiere a la pérdida involuntaria de control sobre la vejiga o los intestinos. Puede ser causada por diversas condiciones, como debilidad muscular, daño nervioso o enfermedades subyacentes, afectando la calidad de vida de quienes la padecen.

Incubadora: Una incubadora es un equipo médico que proporciona un entorno controlado para recién nacidos prematuros o enfermos.

Infancia: Etapa inicial de la vida que incluye la niñez temprana y media, marcada por el crecimiento y desarrollo rápido.

Infarto: El infarto, también conocido como ataque al corazón, ocurre cuando el flujo sanguíneo hacia una parte del músculo cardíaco se bloquea, resultando en daño o muerte celular. Es una emergencia médica que requiere atención inmediata.

Inmovilidad: La inmovilidad se refiere a la incapacidad o limitación para moverse o realizar actividades físicas. Puede estar asociada a diversas condiciones médicas, lesiones o enfermedades.

Inmunidad: Capacidad del cuerpo para defenderse contra infecciones y enfermedades. El sistema linfático desempeña un papel central en la respuesta inmunológica, produciendo células y anticuerpos para combatir patógenos. Puede ser innata o adquirida, y involucra la acción de células y moléculas del sistema inmunológico.

Inmunización: La inmunización es el proceso de fortalecer el sistema inmunológico, normalmente, mediante la administración de vacunas. Estas deben contener antígenos que estimulen la producción de defensas, proporcionando protección contra enfermedades infecciosas.

Inmunológico: Relativo al sistema inmunológico, que comprende células, tejidos y órganos que trabajan juntos para defender el cuerpo contra patógenos y sustancias extrañas.

Inmunoprevenibles: Las enfermedades inmunoprevenibles son aquellas que se pueden prevenir mediante vacunación.

Inseminación: Introducción artificial de espermatozoides en el tracto reproductivo de la mujer, con el objetivo de lograr la fertilización.

Insomnio: El estrés puede dificultar el sueño, contribuyendo al insomnio.

Instrumentos: En el contexto médico, los instrumentos son herramientas y dispositivos utilizados por profesionales de la salud para llevar a cabo procedimientos, cirugías y exámenes clínicos. Ejemplos incluyen bisturís, estetoscopios y equipos de diagnóstico.

Insuficiencia (Cardíaca): La insuficiencia cardíaca se produce cuando el corazón no puede bombear suficiente sangre para satisfacer las necesidades del cuerpo. Es una condición crónica que puede tener múltiples causas.

Insuficiencia Renal: La insuficiencia renal ocurre cuando los riñones no pueden filtrar adecuadamente los desechos y el exceso de líquidos de la sangre. Puede ser aguda o crónica, y requiere tratamiento médico, incluida la diálisis o el trasplante renal.

Insuficiencia Vascular: La insuficiencia vascular implica un flujo sanguíneo insuficiente que puede llevar a problemas de salud.

Insuficiencia: La insuficiencia se refiere a la incapacidad de un órgano o sistema para realizar adecuadamente sus funciones. Puede afectar diversos órganos, como el corazón, los riñones o los pulmones.

Interacciones: En medicina, las interacciones se refieren a los efectos que dos o más sustancias, como medicamentos, tienen cuando se toman simultáneamente. Pueden potenciar o disminuir los efectos esperados y generar reacciones adversas.

Intestino: Parte del sistema digestivo que se divide en intestino delgado e intestino grueso. El intestino delgado absorbe nutrientes, mientras que el intestino grueso absorbe agua y forma las heces.

Investigación: La investigación en medicina implica la búsqueda de nuevos conocimientos y avances en la comprensión de enfermedades, tratamientos y procesos biológicos. Contribuye al desarrollo de terapias más efectivas y mejora la atención médica.

Iodoterapia: La iodoterapia implica el uso de yodo radiactivo en el tratamiento de enfermedades tiroideas.

Isótopos Radiactivos: Los isótopos radiactivos emiten radiación y se utilizan en diversos procedimientos médicos para el diagnóstico y tratamiento.

Juegos: Actividades lúdicas y educativas diseñadas para estimular el desarrollo físico y cognitivo de los niños pequeños.

Ketorolaco: El ketorolaco es un AINE que se utiliza para aliviar el dolor a corto plazo, como el dolor postoperatorio.

Laberintitis: La laberintitis es la inflamación del laberinto, causando mareos, pérdida de audición y otros síntomas.

Lactancia: La lactancia se refiere a la alimentación del recién nacido con leche materna.

Lactante: Bebé que se alimenta principalmente de leche, ya sea materna o de fórmula, durante los primeros meses de vida.

Laparoscopia: La laparoscopia es una técnica quirúrgica mínimamente invasiva que utiliza pequeñas incisiones y una cámara, laparoscopio, para realizar procedimientos dentro del abdomen. Permite una recuperación más rápida y menos dolor postoperatorio.

Laparoscópica: La cirugía laparoscópica utiliza pequeñas incisiones y un laparoscopio para realizar procedimientos quirúrgicos con menos invasión.

Laringoscopio: El laringoscopio es un instrumento utilizado para examinar la laringe y la entrada a la tráquea.

Láser: Dispositivo que emite luz coherente y concentrada, utilizada en medicina para diversas aplicaciones, como cirugía láser, eliminación de lesiones cutáneas o corrección de problemas oculares, entre otros.

Lengua: La lengua es un órgano muscular en la cavidad bucal que desempeña un papel crucial en la masticación, deglución y el habla. También es un importante órgano sensorial para el gusto. Contiene papilas gustativas que detectan diferentes sabores.

Lesión Cutánea: Una lesión cutánea es cualquier daño o cambio en la piel, que puede ser causado por diversas razones, como traumatismos o enfermedades.

Lesión: Una lesión es un daño o alteración en la estructura o función de los tejidos del cuerpo. Puede ser causada por accidentes, traumatismos, ejercicio, práctica deportiva o condiciones médicas, y su tratamiento varía según la gravedad.

Leucemia: Cáncer que afecta los tejidos que producen la sangre, como la médula ósea y el sistema linfático. Se caracteriza por la producción excesiva de células sanguíneas anormales.

Leucocito: Glóbulo blanco que desempeña un papel crucial en el sistema inmunológico, defendiendo contra infecciones.

Lifting Facial: Un lifting facial es un procedimiento para tensar y levantar la piel facial para reducir los signos de envejecimiento.

Lifting: También conocido como ritidectomía, es una intervención quirúrgica diseñada para rejuvenecer el rostro y el cuello, eliminando el exceso de piel y tensando los tejidos faciales para reducir arrugas y líneas de expresión.

Ligamento: Los ligamentos son tejidos conectivos que conectan los huesos entre sí en una articulación. Las lesiones de ligamentos son comunes en traumatología.

Linfa: La linfa es un líquido claro que circula por el sistema linfático y transporta células inmunológicas, nutrientes y desechos. Juega un papel vital en la respuesta inmunológica y la eliminación de toxinas.

Linfoma: El linfoma es un tipo de cáncer que afecta las células del sistema linfático, como los ganglios linfáticos y las células del sistema inmunológico. Existen varios tipos de linfomas, algunos de los cuales son Hodgkin y no Hodgkin.

Linterna médica: La linterna médica es una herramienta utilizada por profesionales de la salud para iluminar áreas del cuerpo durante exámenes clínicos. Puede ser útil en la exploración visual de cavidades, oídos u ojos.

Liposucción: Procedimiento mediante el cual se elimina el exceso de grasa localizada mediante la aspiración, utilizando una cánula conectada a un sistema de succión. La liposucción se realiza con el objetivo de mejorar la contorno corporal.

Livideces: Manchas de coloración púrpura o azul que aparecen en la piel de un cadáver debido a la acumulación de sangre en las áreas más bajas del cuerpo después de la muerte.

Lupus: El lupus es una enfermedad autoinmune en la que el sistema inmunológico ataca los tejidos del cuerpo. Puede afectar la piel, las articulaciones, los riñones y otros órganos, presentando síntomas variados.

Luxación: Desplazamiento anormal de los huesos en una articulación.

Malaria: La malaria es una enfermedad transmitida por mosquitos que causa fiebre, escalofríos y síntomas similares a la gripe. Es causada por parásitos del género Plasmodium y puede ser potencialmente mortal si no se trata adecuadamente.

Malrotación: La malrotación es una anomalía en la posición del intestino durante el desarrollo embrionario. Puede causar complicaciones y requerir cirugía para corregir la disposición anormal de los intestinos.

Mama (Cánceres Comunes): Tipo de cáncer que se origina en las células del tejido mamario. Es el cáncer más común entre las mujeres, pero también puede afectar a los hombres.

Mama: La mama es una glándula mamaria en el pecho que produce leche en las mujeres. Es un área de interés en la detección temprana del cáncer de mama a través de mamografías y autoexámenes.

Mamografía: La mamografía es un tipo de radiografía de las mamas utilizada para detectar tempranamente el cáncer de mama. Es una herramienta importante en la prevención y el diagnóstico precoz de esta enfermedad.

Manga Gástrica: La manga gástrica implica la eliminación de una parte del estómago para reducir su capacidad y limitar la ingesta de alimentos.

Marcapasos: Un marcapasos es un dispositivo médico implantable que regula el ritmo cardíaco al emitir impulsos eléctricos. Se utiliza para tratar trastornos del ritmo cardíaco como la bradicardia.

Masaje: El masaje es una práctica terapéutica que implica la manipulación de los tejidos blandos del cuerpo para mejorar la circulación, reducir el estrés y aliviar el dolor. Puede ser realizado con fines médicos o de relajación.

Maxilofacial: La cirugía maxilofacial se especializa en la corrección de problemas y lesiones en la cara, la mandíbula y las estructuras relacionadas. Incluye procedimientos reconstructivos, estéticos y de corrección de malformaciones.

Medicamento: Sustancia utilizada para prevenir, tratar o aliviar síntomas de una enfermedad. Puede ser de origen químico, biológico o natural.

Medicamentos: Los medicamentos son sustancias utilizadas para prevenir, aliviar o tratar enfermedades. Puede ser de origen químico, biológico o natural. Pueden incluir fármacos recetados, de venta libre o terapias farmacológicas específicas.

Medicina Alternativa: La medicina alternativa comprende enfoques terapéuticos que se utilizan en lugar de las prácticas médicas convencionales. Incluye terapias como la acupuntura, la homeopatía y la medicina herbal.

Medicina de Emergencia: La medicina de emergencia aborda situaciones médicas urgentes.

Medicina de Precisión: Similar a la medicina personalizada, la medicina de precisión utiliza información detallada sobre la genética, la biología y el estilo de vida de un paciente para personalizar el tratamiento y mejorar los resultados clínicos.

Medicina Deportiva: La medicina deportiva se centra en la prevención y tratamiento de lesiones relacionadas con la actividad física y el rendimiento deportivo. Incluye la atención a atletas, la rehabilitación y la optimización de la salud para el rendimiento atlético.

Medicina Interna: La medicina interna es una especialidad médica que se enfoca en el diagnóstico, tratamiento y manejo de enfermedades en adultos. Los médicos internistas, también conocidos como internistas, abordan una amplia gama de condiciones médicas.

Medicina Nuclear: La medicina nuclear es una rama de la medicina que utiliza materiales radioactivos y técnicas de imagen molecular para diagnosticar y tratar enfermedades. En el diagnóstico, se emplean sustancias radiactivas (radiotrazadores) que emiten radiación gamma y se detecta su distribución en el cuerpo mediante equipos de imagen, como la gammagrafía. En el tratamiento, se utiliza la radiactividad para destruir tejido enfermo o controlar procesos patológicos, como en la terapia con yodo radiactivo para tratar enfermedades de la tiroides.

Medicina Personal: La medicina personalizada se basa en adaptar el tratamiento médico a las características genéticas, moleculares y ambientales específicas de cada paciente. Busca lograr tratamientos más efectivos y personalizados.

Médico: Un médico es un profesional de la salud capacitado para diagnosticar, tratar y prevenir enfermedades. Puede especializarse en diversas áreas, como pediatría, cirugía, medicina interna, entre otras.

Meditación: La meditación es una práctica que involucra la concentración y el enfoque mental con el objetivo de alcanzar la relajación, la claridad mental y el bienestar emocional. Se utiliza en el manejo del estrés y como complemento terapéutico.

Melanina: La melanina es el pigmento responsable del color de la piel, cabello y ojos.

Melanoma: El melanoma es un tipo de cáncer de piel que se origina en las células productoras de melanina.

Meningitis: La meningitis es la inflamación de las membranas que rodean el cerebro y la médula espinal. Puede ser causada por infecciones virales o bacterianas y presenta síntomas graves que requieren tratamiento médico urgente.

Menopausia: Etapa en la vida de una mujer en la que cesa la menstruación y termina la capacidad reproductiva.

Menstruación: La menstruación es el ciclo fisiológico mensual en el cual el revestimiento del útero se desprende en ausencia de embarazo. Forma parte del ciclo reproductivo femenino.

Mentón: La cirugía de mentón, o mentoplastia, busca mejorar la apariencia del mentón, ya sea mediante el aumento o la reducción del tamaño. Puede realizarse para lograr un perfil facial más armónico.

Metabólica: La cirugía metabólica se enfoca en mejorar las condiciones asociadas con la obesidad, como la diabetes tipo 2.

Métodos Diagnósticos: Los métodos diagnósticos son técnicas utilizadas por profesionales de la salud para identificar enfermedades y condiciones médicas. Incluyen pruebas de laboratorio, imágenes médicas y evaluaciones clínicas.

Microorganismo: Organismo de tamaño microscópico, como bacterias, virus, hongos o protozoos.

Microscopio: El microscopio es una herramienta utilizada para ampliar y visualizar objetos pequeños que no son visibles a simple vista. Es esencial en áreas como la microbiología y la histología.

Migraña(Neurología): Tipo de dolor de cabeza recurrente que suele ir acompañado de síntomas como náuseas, sensibilidad a la luz y al sonido.

Miocardio: El miocardio es el músculo cardíaco. Las enfermedades que afectan el miocardio pueden tener implicaciones graves para la salud cardíaca.

Miopía: La miopía es un trastorno de la visión en el cual los objetos cercanos se ven claramente, pero los distantes aparecen borrosos. Suele corregirse con lentes o cirugía refractiva.

Modelo Animal: Los modelos animales son organismos no humanos utilizados en la investigación científica para estudiar procesos biológicos, enfermedades y probar tratamientos. Pueden incluir ratones, ratas y otros animales.

Monitor Cardíaco: El monitor cardíaco es un dispositivo que registra y muestra la actividad eléctrica del corazón, como el electrocardiograma (ECG). Se utiliza para evaluar la función cardíaca y detectar posibles problemas.

Morfina: La morfina es un analgésico opiáceo que se utiliza para tratar el dolor moderado a severo.

Movilidad(Rehabilitación): Capacidad de moverse o ser movido de manera eficiente. La rehabilitación a menudo se centra en mejorar la movilidad después de una lesión o enfermedad.

Movilización: En el ámbito médico, la movilización se refiere al proceso de mejorar o restaurar la movilidad de una articulación o tejido, a menudo a través de terapia física o ejercicios.

MRI (Resonancia Magnética): La resonancia magnética proporciona imágenes detalladas del cerebro y otras estructuras nerviosas.

MSF (Médicos Sin Fronteras): Médicos Sin Fronteras es una organización internacional médico-humanitaria que brinda asistencia médica de emergencia en áreas afectadas por conflictos, desastres naturales y epidemias.

Muelas: Dientes posteriores utilizados para moler los alimentos durante la masticación. La cirugía oral puede abordar problemas como las extracciones de muelas del juicio.

Muscular: Relativo al sistema muscular del cuerpo, que incluye músculos esqueléticos, cardiacos y lisos. La medicina muscular se ocupa de condiciones como distrofias musculares y lesiones musculares.

Musicoterapia: La musicoterapia utiliza la música como herramienta terapéutica para mejorar la salud mental y física. Se aplica en contextos clínicos para abordar el estrés, la ansiedad y otras condiciones.

Mutación: Cambio en la secuencia de ADN que puede dar lugar a variaciones genéticas. Puede ser espontánea o inducida por factores externos.

Nanotecnología: La nanotecnología se centra en la manipulación de estructuras a nivel nanométrico. En medicina, se utiliza para desarrollar tratamientos avanzados, sistemas de liberación de fármacos y dispositivos médicos.

Nariz: La nariz es un órgano sensorial y respiratorio que contribuye al sentido del olfato y facilita la respiración. Filtra y humidifica el aire inhalado antes de que llegue a los pulmones y también detecta moléculas en el aire y envía señales al cerebro para interpretar y reconocer distintos olores.

Natalidad: Tasa de nacimientos en una población durante un período específico de tiempo.

Naturopatía: La naturopatía es un enfoque de tratamiento que utiliza terapias naturales y prácticas holísticas para estimular el proceso de curación del cuerpo. Incluye cambios en la dieta, hierbas y otras modalidades naturales.

Nebulizador: Un nebulizador se utiliza para administrar medicamentos en forma de vapor para tratar enfermedades respiratorias.

Nefrología Pediátrica: La nefrología pediátrica se ocupa de los trastornos renales en niños.

Nefrología: La nefrología es la rama de la medicina que se especializa en el estudio y tratamiento de las enfermedades del riñón. Los nefrólogos abordan condiciones como la insuficiencia renal y la hipertensión.

Nefrón: El nefrón es la unidad funcional básica del riñón, responsable de la filtración y reabsorción de sustancias en la formación de la orina.

Nefropatía(Urología): Enfermedad que afecta a los riñones, alterando su estructura y función.

Neonato: Un neonato es un recién nacido en sus primeros 28 días de vida. La atención neonatal se centra en garantizar la salud y el desarrollo adecuados durante este período.

Neonatología: La neonatología es una rama de la medicina que se especializa en el cuidado y tratamiento de recién nacidos, especialmente aquellos que nacen prematuramente o presentan condiciones médicas complicadas. Esta disciplina aborda aspectos como la respiración, nutrición, control de infecciones y otras condiciones médicas que pueden afectar a los recién nacidos.

Nervioso: Relativo al sistema nervioso, que incluye el cerebro, la médula espinal y los nervios. Las especialidades como la neurología y la neurocirugía se ocupan de las condiciones nerviosas.

Neumología: La neumología es la especialidad médica dedicada al estudio y tratamiento de las enfermedades respiratorias y del sistema respiratorio.

Neumonía: La neumonía es una infección pulmonar que puede ser causada por bacterias, virus u hongos. Se caracteriza por la inflamación de los pulmones y puede ser grave, especialmente en poblaciones vulnerables.

Neumonología Pediátrica: La neumonología pediátrica se centra en las enfermedades respiratorias en niños.

Neurociencia: La neurociencia es la disciplina científica que estudia la estructura, función, desarrollo, genética, bioquímica y patología del sistema nervioso y del cerebro. Incluye diversas ramas, como la neurobiología, la neuroanatomía y la neurofisiología, y utiliza enfoques multidisciplinarios para comprender los mecanismos que subyacen al comportamiento, la cognición y las funciones mentales. La neurociencia tiene aplicaciones en la medicina, la psicología, la inteligencia artificial y otras áreas relacionadas con el estudio del sistema nervioso.

Neurocirugía: Rama de la medicina que se ocupa de las intervenciones quirúrgicas en el sistema nervioso, incluyendo el cerebro y la médula espinal. Se ocupa de trastornos del sistema nervioso, como tumores cerebrales, malformaciones y lesiones.

Neuroimagen: La neuroimagen abarca diversas técnicas para visualizar la estructura y función del sistema nervioso.

Neurología: La neurología es la especialidad médica que se enfoca en el estudio y tratamiento de trastornos del sistema nervioso, incluyendo el cerebro, la médula espinal y los nervios.

Neurólogo: Médico especializado en el diagnóstico y tratamiento de trastornos del sistema nervioso central y periférico, como enfermedades cerebrales, neuropatías y trastornos neuromusculares.

Neuroplasticidad: La neuroplasticidad se refiere a la capacidad del cerebro para cambiar y adaptarse en respuesta a la experiencia.

Neurotransmisor: Los neurotransmisores son sustancias químicas que transmiten señales entre las neuronas y otras células.

Niñez: Período que abarca desde la infancia temprana hasta la adolescencia, caracterizado por el crecimiento y desarrollo físico, emocional e intelectual.

NLM (National Library of Medicine): La National Library of Medicine es una institución estadounidense que alberga una extensa colección de recursos y literatura biomédica. Proporciona acceso a información vital para profesionales de la salud e investigadores.

Nuevas Tecnologías: En medicina, las nuevas tecnologías se refieren a avances y herramientas innovadoras, como inteligencia artificial, telemedicina, robótica y dispositivos médicos avanzados.

Nutrición: La nutrición se ocupa del estudio de los alimentos y su impacto en la salud. Los profesionales de la nutrición asesoran sobre dietas equilibradas y personalizadas para mantener la salud y prevenir enfermedades.

Nutricionista: El nutricionista se especializa en asesorar sobre la alimentación adecuada para mejorar el rendimiento deportivo y la salud.

Nutriente: Un nutriente es una sustancia esencial que el cuerpo necesita para funcionar correctamente, como vitaminas, minerales, proteínas, grasas e hidratos de carbono.

Obsesivo Compulsivo: El trastorno obsesivo-compulsivo (TOC) es un trastorno de salud mental caracterizado por pensamientos obsesivos y comportamientos compulsivos repetitivos. Se aborda mediante terapia y, en algunos casos, medicamentos.

Obstetricia: La obstetricia es la rama de la medicina que se especializa en el cuidado de la mujer embarazada y el parto. Los obstetras brindan atención prenatal, asisten en el parto y cuidan de la madre y el recién nacido.

Odontología(Técnica forense): Aplicación de conocimientos dentales en el ámbito forense para identificar individuos mediante el análisis de registros dentales, restauraciones y características odontológicas únicas.

Odontología: La odontología se centra en el estudio y tratamiento de las enfermedades y condiciones relacionadas con la boca y los dientes. Incluye odontología preventiva, restauradora y cirugía oral.

Odontopediatría: Odontopediatría es la rama de la odontología que se especializa en el cuidado dental de niños y adolescentes. Los odontopediatras se centran en la prevención y tratamiento de problemas dentales específicos de esta población.

Oftalmología: La oftalmología es la especialidad médica que se ocupa del estudio y tratamiento de las enfermedades relacionadas con el ojo. Los oftalmólogos realizan exámenes oculares, diagnósticos y procedimientos quirúrgicos oculares.

Oído Medio: El oído medio es la parte del oído que incluye la membrana timpánica y los huesecillos que transmiten el sonido.

Oído: El oído es el órgano sensorial responsable de la audición y el equilibrio. Se compone del oído externo, medio e interno, cada uno desempeñando un papel crucial en la función auditiva.

Ojo: Órgano visual que capta la luz y la convierte en señales eléctricas que el cerebro interpreta como imágenes. Incluye diversas estructuras como la córnea, la retina y el cristalino. La visión es fundamental para la percepción del entorno.

OMS (Organización Mundial de la Salud): La Organización Mundial de la Salud es una agencia especializada de las Naciones Unidas encargada de promover la salud global, brindar asesoramiento sobre políticas de salud y coordinar respuestas a emergencias sanitarias.

Oncología: La oncología se dedica al estudio y tratamiento del cáncer. Los oncólogos abordan la prevención, diagnóstico, tratamiento y seguimiento de pacientes con diferentes tipos de cáncer.

Oral: Relativo a la boca y las estructuras dentro de ella. La salud oral se centra en el cuidado de los dientes, las encías y otras estructuras orales.

Orejas: La otoplastia es una intervención quirúrgica diseñada para corregir deformidades o irregularidades en la forma de las orejas. Se realiza para mejorar la estética o corregir malformaciones congénitas.

Organizaciones: En el contexto médico, las organizaciones pueden referirse a entidades dedicadas a la atención de la salud, investigación médica, educación médica o defensa de los derechos de los pacientes.

Órganos Sensoriales: Los órganos sensoriales son estructuras especializadas, como ojos, oídos, nariz, lengua y piel, que permiten la percepción de estímulos del entorno, como luz, sonido, olor, sabor y tacto.

Ortesis: Una ortesis es un dispositivo médico diseñado para brindar apoyo, corrección o mejorar la función de una parte del cuerpo.

Ortodoncia Quirúrgica: La ortodoncia quirúrgica es una disciplina que combina procedimientos ortodónticos y cirugía maxilofacial para corregir deformidades dentofaciales significativas. Se realiza en colaboración entre ortodoncistas y cirujanos maxilofaciales.

Ortodoncia: La ortodoncia se ocupa del diagnóstico, prevención y corrección de las malposiciones dentales y maxilares. Utiliza aparatos ortodónticos para alinear los dientes y mejorar la función masticatoria.

Ortognática: La cirugía ortognática es un procedimiento quirúrgico que corrige deformidades faciales y maxilofaciales para mejorar la función y la estética facial. Se realiza en colaboración con ortodoncistas para lograr resultados óptimos.

Ortopedia: La ortopedia se centra en el diagnóstico y tratamiento de trastornos del sistema musculoesquelético. Incluye condiciones como fracturas, lesiones deportivas y problemas de columna.

Ortopedista: Especialista en el diagnóstico y tratamiento de trastornos del sistema musculoesquelético y del sistema locomotor, incluyendo huesos, articulaciones, músculos, tendones y ligamentos.

Ortorexia: La ortorexia es un trastorno alimenticio caracterizado por una obsesión poco saludable con comer alimentos considerados saludables, a menudo llevando a restricciones dietéticas extremas.

Osteoartritis: La osteoartritis es el desgaste del cartílago en las articulaciones, común en el envejecimiento.

Osteoporosis: La osteoporosis es una condición en la cual los huesos se vuelven frágiles y propensos a fracturas debido a la pérdida de densidad ósea.

Otoplastia: La otoplastia es una cirugía para corregir la forma, posición o proporción de las orejas.

Otorrino: La otorrinolaringología se ocupa de las enfermedades del oído, nariz y garganta.

Otoscopio: El otoscopio es un instrumento médico utilizado para examinar el canal auditivo y el tímpano. Es comúnmente utilizado por médicos y otólogos para diagnosticar problemas del oído.

Ovario (Cánceres Comunes): Cáncer que se forma en los ovarios, órganos reproductores femeninos. A menudo se detecta en etapas avanzadas debido a la falta de síntomas tempranos específicos.

Ovario: El ovario es un órgano reproductor femenino que produce óvulos y hormonas, como estrógeno y progesterona. Juega un papel crucial en la fertilidad y el ciclo menstrual.

Oxígeno: Gas esencial para la respiración y el proceso metabólico en las células. Se inhala desde el aire y es transportado por la sangre hacia los tejidos del cuerpo.

Paciente: Un paciente es una persona que busca atención médica o está recibiendo tratamiento de profesionales de la salud. La relación médico-paciente es fundamental en la atención médica.

Paladar: Parte superior de la boca que forma el techo de la cavidad oral. La cirugía oral puede abordar condiciones como el paladar hendido mediante procedimientos reconstructivos.

Páncreas: El páncreas es un órgano situado detrás del estómago que desempeña un papel vital en la regulación de los niveles de azúcar en sangre mediante la producción de insulina y enzimas digestivas.

Paracetamol: El paracetamol es un analgésico y antipirético comúnmente utilizado para aliviar el dolor y reducir la fiebre.

Parásito: Un parásito es un organismo que vive a expensas de otro organismo, llamado huésped, alimentándose de él y causándole daño. En medicina, los parásitos pueden causar diversas enfermedades.

Parásitos: Organismos que viven a expensas de otro organismo, conocido como huésped, obteniendo nutrientes y causando daño. Los parásitos pueden ser protozoos, helmintos (gusanos) u otros organismos.

Parkinson: Enfermedad neurodegenerativa que afecta el sistema nervioso central, causando temblores, rigidez muscular y problemas de coordinación. Se relaciona con la pérdida de células productoras de dopamina en el cerebro.

Paro Cardíaco: El paro cardíaco es la detención repentina del corazón, y la RCP es esencial para intentar restablecer el ritmo cardíaco normal.

Párpado (Cirugía Plástica): La cirugía de párpados, o blefaroplastia, es un procedimiento estético que corrige la flacidez o la acumulación de piel y grasa alrededor de los párpados superiores e inferiores, mejorando la apariencia de la mirada.

Parto: El parto es el proceso fisiológico mediante el cual una mujer da a luz a su bebé. Incluye las etapas de dilatación, expulsión y alumbramiento.

Patógenos: Los patógenos son organismos, como bacterias, virus, hongos y parásitos, que causan enfermedades en sus hospedadores. La patología se ocupa del estudio de los patógenos y las enfermedades que provocan.

Patologías Cardíacas: Las patologías cardíacas se refieren a las enfermedades y trastornos que afectan al corazón. Incluyen condiciones como enfermedad coronaria, insuficiencia cardíaca y arritmias.

Pediatra: Médico especializado en el cuidado de la salud de niños y adolescentes.

Pediatría: La pediatría se dedica al cuidado de la salud de niños y adolescentes. Los pediatras realizan exámenes de rutina, vacunaciones y tratan una amplia gama de condiciones pediátricas.

Pelo: El pelo es una estructura filiforme que se origina en los folículos pilosos y se encuentra en la dermis.

Pérdida de Peso: Estos procedimientos están diseñados para ayudar a las personas con obesidad a perder peso y mejorar su salud general.

Periodoncia: La periodoncia se especializa en el diagnóstico y tratamiento de enfermedades de las encías y los tejidos que sostienen los dientes. Incluye tratamientos para la gingivitis y la periodontitis.

Peritoneo: El peritoneo es una membrana serosa que recubre la cavidad abdominal y cubre los órganos internos. Juega un papel crucial en la protección y el soporte de los órganos abdominales.

PET (Tomografía por Emisión de Positrones): La tomografía por emisión de positrones es una técnica de imagen médica que utiliza trazadores radiactivos para detectar la actividad metabólica en tejidos. Se emplea en la detección temprana de enfermedades, incluido el cáncer.

Pica: La pica es un trastorno alimenticio caracterizado por el consumo persistente de sustancias no nutritivas, como tierra, pelo o tiza. Puede tener consecuencias para la salud.

Piel: Órgano sensorial más extenso del cuerpo humano, que proporciona información táctil, de temperatura y dolor. Además, actúa como una barrera protectora contra patógenos y otros agentes externos. Está involucrada en la regulación de la temperatur

Pielonefritis(Urología): Infección renal, que afecta los tejidos del riñón.

Pinza Hemostática: Una pinza hemostática es un tipo de pinza utilizada para detener el sangrado al comprimir vasos sanguíneos durante procedimientos quirúrgicos.

Pinza: Una pinza es un instrumento quirúrgico utilizado para sujetar, comprimir o manipular tejidos durante procedimientos médicos. Viene en diferentes formas y tamaños según su función específica.

Placebo: Un placebo es una sustancia sin propiedades farmacológicas activas que se utiliza en estudios clínicos para evaluar el efecto de un tratamiento real. A menudo se utiliza como grupo de control.

Placenta: La placenta es un órgano temporal que se forma durante el embarazo y proporciona nutrientes y oxígeno al feto, así como ayuda en la eliminación de desechos.

Plaquetas: Fragmentos celulares en la sangre que participan en la coagulación y reparación de vasos sanguíneos.

Plástica: En medicina, el término "plástica" se refiere a procedimientos quirúrgicos reconstructivos o estéticos que buscan mejorar la apariencia o restaurar la función de una parte del cuerpo.

Policitemia: La policitemia es un aumento anormal de los glóbulos rojos en la sangre.

Polifarmacia: La polifarmacia es el uso simultáneo de múltiples medicamentos por parte de un paciente. Puede estar asociada a la prescripción excesiva de medicamentos, especialmente en personas mayores, y conlleva riesgos de interacciones y efectos adversos.

Polio: La poliomielitis, o polio, es una enfermedad viral causada por el poliovirus. Afecta principalmente al sistema nervioso y puede provocar parálisis irreversible.

Poliquistosis Renal: La poliquistosis renal es una condición genética caracterizada por la formación de quistes en los riñones.

Política de Salud: La política de salud aborda las decisiones gubernamentales y estrategias relacionadas con la organización, financiamiento y prestación de servicios de atención médica en una sociedad.

Portátil: En el contexto médico, "portátil" se refiere a dispositivos médicos o equipos que son fácilmente transportables, lo que permite su uso en diferentes lugares o entornos.

Potencial de Acción: El potencial de acción es el cambio rápido en la polarización de una célula nerviosa, esencial para la transmisión de señales.

Prematuro: Un prematuro es un bebé que nace antes de completar 37 semanas de gestación.

Preparación Física: La preparación física implica el acondicionamiento del cuerpo a través de ejercicios y entrenamiento para mejorar la resistencia, la fuerza y la capacidad física general.

Preprotésica: La cirugía preprotésica es un conjunto de procedimientos quirúrgicos realizados antes de la colocación de prótesis dentales o dispositivos similares. Busca preparar el área oral para una adecuada adaptación de las prótesis.

Prescripción(Traumatología): Instrucciones escritas por un profesional de la salud autorizado para la dispensación y administración de medicamentos.

Presión Arterial: La presión arterial es la fuerza ejercida por la sangre contra las paredes de las arterias. Se mide con dos valores: la presión sistólica (durante la contracción del corazón) y la diastólica (durante el reposo del corazón).

Prevención: La prevención se refiere a las medidas tomadas para evitar o reducir el riesgo de enfermedades, lesiones u otras condiciones de salud. Incluye la promoción de estilos de vida saludables y la inmunización.

Prión: Los priones son proteínas mal plegadas que pueden causar enfermedades neurodegenerativas al inducir a otras proteínas a adoptar la misma forma anormal. Ejemplos incluyen la enfermedad de Creutzfeldt-Jakob.

Priones: Partículas de proteínas mal plegadas que tienen la capacidad de inducir cambios similares en otras proteínas normales. Se asocian con enfermedades neurodegenerativas en humanos y animales, como la enfermedad de Creutzfeldt-Jakob.

Procedimientos: Los procedimientos médicos son acciones o intervenciones realizadas por profesionales de la salud para diagnosticar, tratar o prevenir una enfermedad o condición. Pueden ser quirúrgicos o no quirúrgicos.

Profesionales de la Salud: Los profesionales de la salud son individuos capacitados en disciplinas relacionadas con la atención médica, como médicos, enfermeros, farmacéuticos, terapeutas y otros.

Promoción de la Salud: La promoción de la salud se centra en mejorar la salud y prevenir enfermedades mediante la educación, la concientización y la creación de entornos propicios para estilos de vida saludables.

Próstata (Cánceres Comunes): Cáncer que se origina en la glándula prostática, una parte del sistema reproductor masculino. Es común en hombres mayores y generalmente crece lentamente.

Próstata: La próstata es una glándula del sistema reproductor masculino que produce parte del líquido seminal. Problemas comunes incluyen la hiperplasia prostática benigna y el cáncer de próstata.

Prostático(Urología): Relativo a la próstata, una glándula en el sistema reproductivo masculino.

Proteína: Las proteínas son macromoléculas esenciales para la estructura y función celular. Se componen de aminoácidos y desempeñan roles cruciales en el cuerpo, como la construcción de tejidos y enzimas.

Prótesis (Cirugía Oral): Dispositivos artificiales diseñados para reemplazar dientes ausentes. La cirugía oral puede incluir la colocación de prótesis dentales, como dentaduras o implantes.

Prótesis Dental: Una prótesis dental es un dispositivo artificial diseñado para reemplazar dientes perdidos, restaurando la función masticatoria y mejorando la apariencia estética.

Protozoo: Los protozoos son organismos unicelulares, generalmente móviles, que pertenecen al reino Protista. Algunos pueden causar enfermedades en humanos, como la malaria (Plasmodium) o la giardiasis (Giardia).

Prueba: Procedimiento o análisis médico realizado para evaluar la presencia de una enfermedad, la función de un órgano o la respuesta del organismo a un tratamiento. Las pruebas médicas abarcan desde análisis de sangre hasta estudios de imágenes y evaluaciones clínicas.

Psicoanálisis(Psicología): Enfoque terapéutico desarrollado por Sigmund Freud que explora los procesos inconscientes y la influencia de la infancia en la vida adulta.

Psicólogo: Un psicólogo es un profesional de la salud mental que estudia el comportamiento humano, las emociones y los procesos mentales. Brinda terapia y asesoramiento para abordar problemas psicológicos.

Psicosis(Salud Mental): Condición mental que afecta la percepción de la realidad, pudiendo incluir alucinaciones o delirios.

Psicoterapia: La psicoterapia es un tratamiento psicológico que implica la conversación entre un terapeuta y un paciente para abordar problemas emocionales, mentales o de comportamiento.

Psiquiatría: La psiquiatría es la rama de la medicina que se ocupa del diagnóstico, tratamiento y prevención de trastornos mentales.

Psoriasis: La psoriasis es una enfermedad autoinmune que afecta la piel, causando la formación de placas rojas y escamosas. Es crónica y puede variar en gravedad.

Pubertad Precoz: Desarrollo sexual que ocurre antes de la edad considerada normal, impactando el crecimiento y desarrollo físico.

Publicación: En el contexto médico, una publicación se refiere a la presentación de hallazgos, investigaciones o estudios en revistas científicas, libros u otros medios para compartir conocimientos en la comunidad científica.

Puerperio: El puerperio es el periodo que sigue al parto, durante el cual el cuerpo de la mujer se recupera gradualmente de los cambios asociados con el embarazo y el parto. Suele durar aproximadamente seis semanas.

Pulmón (Cánceres Comunes): Cáncer que comienza en los pulmones y suele estar relacionado con el tabaquismo. Puede ser de células pequeñas o no pequeñas, siendo este último el más común.

Pulmón: Los pulmones son órganos esenciales del sistema respiratorio encargados de la oxigenación de la sangre y la eliminación del dióxido de carbono. Forman parte del proceso de respiración.

Pulsómetro: Un pulsómetro mide la frecuencia cardíaca, proporcionando información crucial durante el ejercicio.

Púrpura: La púrpura se refiere a trastornos que causan hematomas o manchas en la piel debido a la fragilidad de los vasos sanguíneos.

Queratosis: La queratosis es una lesión cutánea caracterizada por el engrosamiento de la capa externa de la piel.

Quiropraxia: La quiropraxia es una disciplina de la medicina alternativa que se enfoca en el diagnóstico y tratamiento de trastornos del sistema musculoesquelético, especialmente en la columna vertebral.

Radiografía: La radiografía es una técnica de imagen médica que utiliza rayos X para obtener imágenes de estructuras internas del cuerpo. Es comúnmente utilizada para diagnosticar fracturas y evaluar la salud pulmonar.

Radioisótopos: Los radioisótopos son formas inestables de elementos que emiten radiación y se utilizan en medicina nuclear.

Radiología: La radiología es la especialidad médica que se centra en el uso de técnicas de imagen, como radiografías, tomografías y resonancias magnéticas, para diagnosticar y tratar diversas condiciones médicas.

Radios: Equipos de radiografía utilizados para obtener imágenes médicas mediante la exposición a radiación ionizante. Las radiografías son herramientas comunes para diagnosticar fracturas, identificar anomalías óseas y evaluar órganos internos.

Radioterapia: La radioterapia es un tratamiento médico que utiliza radiación ionizante para destruir células cancerosas o frenar su crecimiento. Se emplea comúnmente en el tratamiento del cáncer.

Raynaud: El fenómeno de Raynaud afecta a los vasos sanguíneos en los dedos y las extremidades, causando cambios de color.

Rayos X: Los rayos X son una forma de radiación electromagnética que se utiliza en medicina para obtener imágenes de estructuras internas del cuerpo. Son fundamentales en diagnósticos médicos.

RCP (Reanimación Cardiopulmonar): La RCP es un conjunto de maniobras para salvar vidas que incluyen compresiones torácicas y respiración artificial.

Realidad Virtual: La realidad virtual es una tecnología que crea un entorno simulado mediante el uso de dispositivos digitales, permitiendo experiencias inmersivas. En medicina, se utiliza para entrenamiento y terapia.

Receta: Una receta médica es una prescripción escrita por un profesional de la salud que indica los medicamentos y sus dosis recomendadas para el tratamiento de una condición específica.

Recetar: El acto de recetar implica la emisión de una receta médica por parte de un profesional de la salud, autorizando el uso de ciertos medicamentos para el tratamiento de un paciente.

Recuperar: Proceso de restablecimiento de la salud y la función después de una enfermedad, lesión o cirugía.

Reflexología: La reflexología es una terapia alternativa que se basa en la estimulación de ciertos puntos en los pies, manos u orejas para mejorar la salud en otras partes del cuerpo.

Reflujo: El reflujo gastroesofágico es una condición en la cual el contenido del estómago regresa al esófago, causando síntomas como acidez estomacal. Puede tratarse con cambios en la dieta y medicamentos.

Rehabilitación: La rehabilitación es el proceso de recuperación y fortalecimiento de la función física y mental después de una enfermedad, lesión o cirugía. Incluye terapias físicas y ocupacionales.

Rehabilitar: Restaurar la función y la independencia a través de intervenciones terapéuticas después de una lesión o enfermedad.

Reiki: El Reiki es una forma de terapia alternativa que implica la canalización de energía a través de las manos para promover la relajación y el bienestar. Se utiliza en enfoques holísticos de curación.

Residencia: En el ámbito médico, la residencia es un programa de entrenamiento supervisado que los graduados de medicina deben completar para especializarse en una disciplina particular.

Resistencia: La resistencia se refiere a la capacidad del cuerpo para mantener el rendimiento físico o resistir la fatiga durante actividades prolongadas. Es un componente clave de la aptitud física.

Resonancia: La resonancia magnética es una técnica de imagen médica que utiliza campos magnéticos y ondas de radio para obtener imágenes detalladas de las estructuras internas del cuerpo.

Respiratorio: Relativo al sistema respiratorio, que incluye los pulmones y las vías respiratorias. La medicina respiratoria se ocupa de las enfermedades y trastornos respiratorios.

Reumatología: La reumatología es la especialidad médica que se ocupa del diagnóstico y tratamiento de trastornos del sistema musculoesquelético y tejidos conectivos, como la artritis.

Revascularización: La revascularización implica restaurar el flujo sanguíneo en vasos sanguíneos obstruidos.

Rigidez Cadavérica: Fenómeno postmortem en el que los músculos del cuerpo se vuelven rígidos debido a la coagulación de proteínas musculares, un indicador temporal clave en la determinación del tiempo de fallecimiento.

Rinitis Alérgica: La rinitis alérgica es la inflamación de la mucosa nasal debido a alergias, causando estornudos y congestión nasal.

Rinofaringitis: La rinofaringitis es la inflamación de la nariz y la garganta, a menudo asociada con infecciones virales.

Rinoplastia: La rinoplastia es una cirugía para cambiar la forma o mejorar la función de la nariz.

Rinoplastia: Procedimiento quirúrgico que busca modificar la forma y estructura de la nariz con el objetivo de mejorar su apariencia estética o corregir problemas funcionales, como dificultades para respirar.

Riñón: Los riñones son órganos del sistema urinario que filtran la sangre para eliminar desechos y exceso de líquidos, produciendo la orina. También desempeñan un papel clave en la regulación de la presión arterial.

RM Funcional (Resonancia Magnética Funcional): La RM funcional es una técnica de imagen que mide la actividad cerebral mediante la detección de cambios en el flujo sanguíneo. Se utiliza en investigaciones neurológicas.

Robot Cirujano: Un robot cirujano asiste o realiza procedimientos quirúrgicos bajo la dirección de un cirujano.

Ronquidos: Los ronquidos son ruidos producidos durante el sueño debido a la vibración de tejidos en la garganta.

Rubéola: La rubéola es una enfermedad viral causada por el virus de la rubéola. Se caracteriza por la presencia de erupciones cutáneas, fiebre leve y ganglios linfáticos inflamados. Aunque suele ser una infección leve en niños, la rubéola puede ser peligrosa durante el embarazo, ya que puede causar defectos congénitos graves si la madre se infecta durante el primer trimestre.

Rumiación: En medicina, la rumiación es un trastorno gastrointestinal que involucra la regurgitación repetitiva de alimentos, que luego son vuelto a masticar y retragados. Puede ser un comportamiento involuntario.

Salud Comunitaria: La salud comunitaria se centra en mejorar la salud de una población en su conjunto, abordando factores sociales, económicos y ambientales que afectan la salud de la comunidad.

Salud Global: La salud global aborda cuestiones de salud a nivel mundial.

Salud Mental: La salud mental se refiere al bienestar emocional, psicológico y social de una persona. Incluye la capacidad de manejar el estrés, las relaciones saludables y la toma de decisiones informada.

Salud Pública: La salud pública es la disciplina que se ocupa de proteger y mejorar la salud de la población en general. Involucra la prevención de enfermedades, la promoción de estilos de vida saludables y la gestión de epidemias.

Saneamiento: El saneamiento se refiere a las condiciones y prácticas que promueven la salud pública, incluyendo el suministro de agua limpia, el manejo adecuado de desechos y la prevención de enfermedades transmitidas por el agua.

Sarampión: El sarampión es una infección viral. Se transmite a través de las gotas respiratorias y provoca síntomas como fiebre, erupciones cutáneas y tos. Las complicaciones pueden incluir neumonía y encefalitis.

SARS (Síndrome Respiratorio Agudo Severo): El SARS es una enfermedad respiratoria causada por un coronavirus. Los síntomas incluyen fiebre, tos y dificultad para respirar.

SDR (Síndrome de Dificultad Respiratoria): El síndrome de dificultad respiratoria es una afección en la que los pulmones del recién nacido no se expanden completamente.

Serología(Microbiología): Estudio de sueros sanguíneos para diagnosticar enfermedades mediante la detección de anticuerpos, antígenos u otras sustancias.

Shock: El shock es una condición médica grave que ocurre cuando el cuerpo no recibe suficiente flujo sanguíneo.

SHU (Síndrome Hemolítico Urémico): El síndrome hemolítico urémico es una afección que afecta los riñones y puede causar insuficiencia renal.

SIDA (Síndrome de Inmunodeficiencia Adquirida): El SIDA es una etapa avanzada de la infección por el VIH. Se caracteriza por una supresión severa del sistema inmunológico, lo que hace que el cuerpo sea vulnerable a infecciones oportunistas y cánceres.

Sinapsis(Neurología): Conexión funcional entre las neuronas, donde se transmiten señales nerviosas.Pueden ser eléctricas y químicas.

Síndrome Sjögren: El síndrome de Sjögren es un trastorno autoinmune que afecta las glándulas exocrinas, como las glándulas salivales y lagrimales, causando sequedad en la boca y los ojos.

Síndrome Turner: Trastorno genético que afecta a las mujeres, caracterizado por la ausencia parcial o completa de uno de los cromosomas X, con implicaciones en el desarrollo sexual y la estatura.

Síntoma: Un síntoma es una manifestación subjetiva o objetiva de una enfermedad o condición médica. Puede ser descrito por el paciente, observado por un médico o medido mediante pruebas.

Sistema Endocrino: El sistema endocrino comprende glándulas productoras de hormonas, como la tiroides y las glándulas suprarrenales, que regulan funciones corporales como el metabolismo, el crecimiento y el equilibrio hormonal.

Sistema Inmune: El estrés prolongado puede debilitar el sistema inmunológico, haciendo que el cuerpo sea más susceptible a enfermedades.

Sistema Linfático: El sistema linfático es parte del sistema inmunológico y ayuda a combatir infecciones y enfermedades. Incluye ganglios linfáticos, vasos linfáticos y órganos como el bazo y las amígdalas.

Sistema Linfático:: Desempeña un papel esencial en la defensa del cuerpo contra enfermedades y la mantenimiento de la homeostasis.

Sistema Renal: El sistema renal está formado por los riñones y las vías urinarias, encargados de filtrar la sangre para eliminar desechos y regular el equilibrio de líquidos y electrolitos en el cuerpo.

Sistema Reproductivo: El sistema reproductivo incluye los órganos y tejidos involucrados en la reproducción, como los órganos genitales y las glándulas sexuales. En hombres y mujeres, facilita la reproducción y la función hormonal.

Sistema Respiratorio: El sistema respiratorio está formado por órganos como los pulmones, la tráquea y los bronquios, que facilitan el intercambio de gases (oxígeno y dióxido de carbono) entre el cuerpo y el ambiente.

Sistema Tegumentario: El sistema tegumentario es el sistema que comprende la piel y sus estructuras asociadas.

Sistemas: En medicina, se refiere a sistemas corporales interconectados, como el sistema cardiovascular, el sistema nervioso, el sistema digestivo, etc., que trabajan juntos para mantener la homeostasis.

Sístole: Fase del ciclo cardíaco en la que el corazón se contrae y bombea sangre hacia las arterias. Representa el momento de mayor presión en las arterias.

Sonda: Instrumento médico utilizado para la exploración o medición de cavidades internas del cuerpo. Puede ser flexible o rígida y se emplea en procedimientos como la endoscopia o la cateterización.

SPECT (Tomografía Computarizada de Emisión Monofotónica): La SPECT es una técnica de imagen que combina la gammagrafía con la tomografía computarizada para obtener imágenes tridimensionales.

Spiroqueta: Tipo de bacteria en forma de espiral, algunas de las cuales pueden causar enfermedades en humanos, como la sífilis.

Suprarrenal: Las glándulas suprarrenales son órganos pequeños ubicados sobre los riñones y producen hormonas importantes, como el cortisol y la adrenalina, que afectan el metabolismo y la respuesta al estrés.

Sutura: Material utilizado para coser o unir tejidos durante procedimientos quirúrgicos o para cerrar heridas. Pueden ser absorbibles o no absorbibles, y la sutura contribuye a la cicatrización y cierre adecuado de la piel o tejidos internos.

Tacto: El tacto es uno de los sentidos fundamentales que permite percibir la presión, la temperatura y la textura. Es esencial para la interacción social y la exploración del entorno.

Tai Chi: El Tai Chi es una antigua práctica china que combina movimientos suaves y meditación. Se utiliza para mejorar la salud física y mental, promover la relajación y aumentar la energía vital.

Taquicardia: La taquicardia es un ritmo cardíaco anormalmente rápido, generalmente con una frecuencia cardíaca superior a 100 latidos por minuto. Puede ser causada por diversos factores, incluyendo problemas cardíacos o situaciones de estrés.

TDAH(Salud Mental Niños): Trastorno por déficit de atención e hiperactividad, que afecta la capacidad de concentración y control de impulsos.

Tecnología: En medicina, la tecnología se refiere al uso de dispositivos, equipos y avances tecnológicos para mejorar el diagnóstico, tratamiento y gestión de enfermedades. Incluye herramientas como resonancias magnéticas, equipos de laboratorio avanzados, entre otros.

Telemedicina: La telemedicina implica el uso de tecnologías de la información y comunicación para proporcionar servicios de atención médica a distancia. Incluye consultas virtuales, monitoreo remoto y el intercambio de información médica a través de plataformas digitales.

Telesalud: La telesalud utiliza tecnologías de comunicación para proporcionar atención médica a distancia.

Tendinitis: Inflamación de un tendón, generalmente causada por sobreuso o lesiones repetitivas.

Tensión Renovascular: La tensión renovascular se refiere a la presión arterial elevada causada por problemas en los vasos sanguíneos renales.

Terapeuta(Psicología): Profesional de la salud mental capacitado para proporcionar tratamiento psicológico y apoyo emocional a individuos que enfrentan dificultades.

Terapeuta: Un terapeuta es un profesional de la salud mental o física que utiliza diversas técnicas y enfoques terapéuticos para ayudar a los individuos a superar problemas emocionales, físicos o conductuales.

Terapia de Juego(Salud Mental Niños): Enfoque terapéutico que utiliza el juego para ayudar a los niños a expresar emociones, mejorar habilidades sociales y abordar problemas emocionales.

Terapia Familiar(Psicología): Enfoque terapéutico que aborda los problemas desde la perspectiva de las relaciones familiares y busca mejorar la comunicación y la dinámica familiar.

Terapia Familiar(Salud Mental Niños): Enfoque terapéutico que involucra a la familia en el tratamiento para abordar dinámicas y problemas que afectan a los niños y adolescentes.

Terapia Génica: La terapia génica es un enfoque médico que implica la introducción, modificación o corrección de material genético en las células de un individuo para tratar o prevenir enfermedades genéticas.

Terapia(Psicología): Proceso de tratamiento psicológico que implica la conversación y el apoyo emocional para abordar problemas emocionales, de comportamiento o mentales.

Terapia(Rehabilitación): Intervención dirigida a mejorar la salud, la función y la calidad de vida. Puede incluir terapia física, ocupacional o del habla.

Terapia(Salud Mental): Intervención psicológica destinada a abordar y tratar problemas emocionales o mentales. Puede incluir terapia cognitivo-conductual, psicoterapia, entre otras.

Terapia: La terapia es un tratamiento destinado a mejorar la salud y el bienestar de un individuo. Puede incluir terapia física, ocupacional, del habla, psicológica, entre otras, dependiendo de la condición.

Termografía: La termografía es una técnica de imagen que utiliza la detección de radiación térmica para crear imágenes que representan la temperatura de una superficie o región del cuerpo.

Termómetro: Un termómetro es un instrumento utilizado para medir la temperatura. En medicina, se utiliza comúnmente para medir la temperatura corporal como parte de la evaluación clínica.

Termoterapia: La termoterapia es un tipo de tratamiento médico que utiliza el calor para aliviar el dolor, reducir la inflamación y promover la curación en ciertas condiciones, como lesiones musculares.

Testículo: El testículo es un órgano reproductor masculino que produce espermatozoides y hormonas, como la testosterona. Se encuentra en el escroto, fuera del cuerpo.

Tétanos: El tétanos es una infección bacteriana grave causada por la bacteria Clostridium tetani, que se encuentra comúnmente en el suelo. La bacteria produce una toxina que afecta al sistema nervioso central, causando rigidez muscular y espasmos. La vacuna antitetánica es esencial para prevenir esta enfermedad.

Tetralogía de Fallot: La tetralogía de Fallot es una enfermedad cardíaca congénita que incluye cuatro defectos en el corazón, afectando el flujo sanguíneo. Requiere corrección quirúrgica para mejorar la función cardíaca.

Tijera: En medicina, las tijeras son instrumentos quirúrgicos utilizados para cortar tejidos durante procedimientos médicos, como la cirugía.

Timo: El timo es un órgano linfático ubicado en la parte superior del pecho. Juega un papel crucial en el desarrollo del sistema inmunológico, especialmente durante la infancia, en la maduración de los linfocitos T.

Tinnitus: El tinnitus es la percepción de sonidos en los oídos sin una fuente externa, comúnmente conocido como "zumbido en los oídos".

Tiroides: La tiroides es una glándula endocrina en el cuello que produce hormonas que regulan el metabolismo, el crecimiento y la función de otros órganos.

Tomografía: La tomografía es una técnica de imagen médica que utiliza rayos X o energía de radiofrecuencia para obtener imágenes detalladas de estructuras internas del cuerpo.

Tomosíntesis: La tomosíntesis es una técnica de imagen médica que utiliza rayos X para obtener imágenes tridimensionales de estructuras internas, especialmente útil en la detección del cáncer de mama.

Tonsilas: Masas de tejido linfoide ubicadas en la garganta, conocidas comúnmente como amígdalas. Las tonsilas ayudan en la defensa contra infecciones al atrapar patógenos que ingresan por la boca y la nariz.

Torácica: Relativo al tórax o región torácica del cuerpo. Puede referirse a estructuras como el corazón, los pulmones y las costillas.

Tos: Reflejo natural del sistema respiratorio que expulsa aire de los pulmones de manera súbita y explosiva para eliminar irritantes, mucosidad o partículas extrañas de las vías respiratorias.

Tosferina: La tosferina, o pertussis, es una infección bacteriana del sistema respiratorio causada por Bordetella pertussis. Se caracteriza por ataques intensos de tos seguidos de un sonido agudo al inhalar. La vacuna contra la difteria, el tétanos y la tosferina (DTP) se administra en la infancia y es fundamental para prevenir la tosferina.

Toxicología: Rama de la medicina forense que se ocupa del estudio de sustancias tóxicas, venenos y drogas, evaluando su presencia y efectos en el cuerpo humano.

Tramadol: El tramadol es un analgésico opiáceo sintético que se utiliza para tratar el dolor moderado a severo.

Tráquea: Conducto tubular que conecta la laringe con los bronquios, permitiendo el paso del aire hacia y desde los pulmones.

Trasplante Renal: El trasplante renal implica la implantación de un riñón donado para reemplazar un riñón dañado o no funcional.

Trastorno Alimentario: Los trastornos alimentarios son condiciones de salud mental que afectan los hábitos alimenticios y la percepción del cuerpo. Ejemplos incluyen la anorexia nerviosa, la bulimia nerviosa y la vigorexia.

Trastorno Bipolar: El trastorno bipolar es una enfermedad mental caracterizada por cambios extremos en el estado de ánimo, que incluyen episodios de depresión y manía.

Trastorno(Salud Mental): Término general que se refiere a cualquier condición médica o de salud mental que causa alteraciones en el funcionamiento normal.

Tratamiento: En medicina, el tratamiento se refiere a las intervenciones y enfoques utilizados para abordar una enfermedad, lesión o condición médica con el objetivo de aliviar síntomas, mejorar la salud o prevenir complicaciones.

Tratamientos Alternativos: Los tratamientos alternativos son enfoques terapéuticos que se utilizan fuera de los métodos médicos convencionales. Pueden incluir terapias complementarias, medicina alternativa y prácticas como la acupuntura o la homeopatía.

Trauma: El trauma se refiere a lesiones físicas causadas por fuerza externa o impacto.

Traumatología: La traumatología se ocupa de las lesiones traumáticas del sistema musculoesquelético.

Triage: El triaje es el proceso de clasificar y priorizar la atención médica en situaciones de emergencia.

Trocar: Un trocar es un instrumento quirúrgico que se utiliza para realizar punciones en cavidades corporales, como el abdomen, para introducir otros instrumentos, como endoscopios.

Trombocito(Hematología): También conocido como plaqueta, es un componente sanguíneo esencial para la coagulación.

Trombocitopenia: La trombocitopenia es una condición en la cual hay un número anormalmente bajo de plaquetas en la sangre, lo que puede afectar la coagulación.

Trombosis (Cirugía Vascular): Formación de un coágulo sanguíneo en una vena o arteria, lo que puede obstruir el flujo sanguíneo. La cirugía vascular puede abordar la trombosis y restaurar el flujo sanguíneo.

Trombosis: La trombosis es la formación de coágulos sanguíneos que pueden obstruir los vasos sanguíneos.

Tuberculosis: La tuberculosis es una enfermedad infecciosa causada por la bacteria Mycobacterium tuberculosis. Afecta principalmente los pulmones, pero puede afectar otros órganos. Los síntomas incluyen tos persistente, fiebre y pérdida de peso.

Úlceras Gástricas: El estrés prolongado puede aumentar el riesgo de desarrollar úlceras gástricas.

Ultrasonido Doppler: El ultrasonido Doppler es una técnica de imagen médica que utiliza ultrasonidos para evaluar el flujo sanguíneo en el cuerpo. Es comúnmente utilizado para estudiar la circulación en arterias y venas.

Ultrasonido: Técnica de diagnóstico por imágenes que utiliza ondas sonoras de alta frecuencia para visualizar estructuras internas del cuerpo, especialmente en el monitoreo del embarazo.

Uña: La uña es una placa córnea que cubre y protege la parte dorsal de los dedos.

Uretra: La uretra es el conducto que transporta la orina desde la vejiga hacia el exterior del cuerpo. En hombres, también cumple la función de transportar el semen durante la eyaculación.

Uretritis(Urología): Inflamación de la uretra, el conducto que transporta la orina desde la vejiga hacia el exterior.

Urticaria: La urticaria es una erupción cutánea elevada y enrojecida que provoca picazón y a menudo es causada por alergias.

Utero: El útero, también conocido como matriz, es el órgano muscular en el que se desarrolla y crece el feto durante el embarazo. Está ubicado en la pelvis de la mujer.

Uveítis: La uveítis es la inflamación de la úvea, la capa intermedia del ojo. Puede afectar la vista y causar dolor ocular. Puede ser causada por diversas condiciones, incluyendo enfermedades autoinmunes.

Vacuna: Una vacuna es una sustancia biológica que debe estimular el sistema inmunológico para producir una respuesta protectora contra enfermedades infecciosas. Si es eficaz, contribuye a la prevención de enfermedades al crear inmunidad.

Vacunación: La vacunación es el proceso de administrar vacunas para inducir inmunidad a una enfermedad específica.

Valoración Integral: La valoración integral es un proceso evaluativo que considera diversos aspectos de la salud y el bienestar de un individuo, abarcando aspectos físicos, psicológicos, sociales y funcionales. Es fundamental en la atención geriátrica para proporcionar un cuidado holístico.

Válvulas(Sistema Linfático): Estructuras que se encuentran en los vasos linfáticos, ayudando a prevenir el retroceso de la linfa y facilitando su movimiento en una dirección específica a lo largo del sistema linfático.

Varicela: La varicela es una enfermedad infecciosa causada por el virus varicela-zóster. Se caracteriza por una erupción cutánea pruriginosa y fiebre. La vacunación ha contribuido a reducir su incidencia.

Vascular: Relativo a los vasos sanguíneos. La medicina vascular se ocupa del diagnóstico y tratamiento de enfermedades de los vasos sanguíneos, como arterias y venas.

Vena (Sistema Cardiovascular): Vaso sanguíneo que transporta la sangre desde los tejidos del cuerpo de vuelta hacia el corazón. Las venas llevan sangre desoxigenada, excepto las venas pulmonares.

Venas (Cirugía Vascular): Vasos sanguíneos que transportan sangre desoxigenada desde los tejidos hacia el corazón. La cirugía vascular puede involucrar procedimientos para tratar venas varicosas u otras afecciones venosas.

Vendaje: Un vendaje es un material utilizado para cubrir y proteger heridas o lesiones. Puede tener propósitos terapéuticos, como la compresión o inmovilización de una parte del cuerpo.

Ventilador: En medicina, un ventilador es un dispositivo mecánico utilizado para asistir o reemplazar la función respiratoria en pacientes que tienen dificultades para respirar por sí mismos.

Vesícula Biliar: La vesícula biliar es un órgano pequeño en forma de pera ubicado debajo del hígado. Almacena la bilis producida por el hígado y la libera en el intestino delgado para ayudar en la digestión de las grasas.

Vesícula: Órgano pequeño en forma de bolsa que almacena y libera la bilis producida por el hígado. La bilis es esencial para la digestión de las grasas.

Veterinario: Un veterinario es un profesional de la salud animal que diagnostica, trata y previene enfermedades en animales. Puede trabajar con mascotas, animales de granja o en investigación.

Vía Aérea: Mantener una vía aérea permeable es crucial en situaciones de emergencia para garantizar la respiración.

Vigorexia: La vigorexia es un trastorno psicológico caracterizado por una obsesión patológica con el desarrollo muscular y la apariencia física, llevando a la realización excesiva de ejercicio y una percepción distorsionada del propio cuerpo.

Virus: Agentes infecciosos microscópicos compuestos por material genético, ya sea ADN o ARN, rodeado por una cubierta o cápside proteica. Los virus requieren células huésped para reproducirse y pueden causar diversas enfermedades en humanos, animales y plantas.

Visión: Sentido proporcionado por los ojos, que permite interpretar la luz y las imágenes. La visión es esencial para la orientación, reconocimiento de objetos y percepción del color.

Vitiligo: Enfermedad de la piel caracterizada por la pérdida de pigmentación, lo que lleva a la aparición de manchas blancas en diferentes partes del cuerpo. Se cree que es causada por la destrucción de las células que producen melanina.

Zika: Enfermedad viral transmitida por mosquitos, principalmente del género Aedes que puede causar infecciones leves en algunos casos. Sin embargo, durante el embarazo, puede estar asociado con malformaciones congénitas graves, como la microcefalia.

BlessedPapers

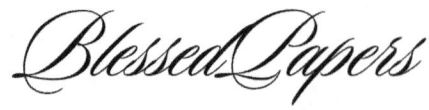

Libros de esta colección:

Mundo Marino

Mitología

Astronomía

Tierra

Medicina

Biología

Arte

Cocina Mundial

Música

Inteligencia Artificial

Geología

La Biblia

Química

Derecho

Física

Historia

Y muchos más!

www.ingramcontent.com/pod-product-compliance
Lightning Source LLC
Chambersburg PA
CBHW082211290526
45794CB00009B/3507